普通高等教育"十二五"规划教材

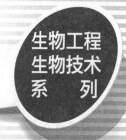
生物工程
生物技术
系　列

ANALYSIS AND TESTING
OF BIOLOGICAL MEDICINES

生物药物分析与检验

第二版

吴晓英　范一文　周世水 | 编著

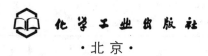
化学工业出版社
·北京·

图书在版编目（CIP）数据

生物药物分析与检验/吴晓英，范一文，周世水编著. —2版. —北京：化学工业出版社，2011.7（2022.11重印）
普通高等教育"十二五"规划教材
ISBN 978-7-122-11348-1

Ⅰ.生… Ⅱ.①吴…②范…③周… Ⅲ.①生物制品-药物分析-高等学校-教材②生物制品-药品检定-高等学校-教材 Ⅳ.①R917②R392-33

中国版本图书馆CIP数据核字（2011）第094854号

责任编辑：赵玉清　　　　　　　　　文字编辑：张春娥
责任校对：郑　捷　　　　　　　　　装帧设计：尹琳琳

出版发行：化学工业出版社（北京市东城区青年湖南街13号　邮政编码100011）
印　　刷：三河市航远印刷有限公司
装　　订：三河市宇新装订厂
787mm×1092mm　1/16　印张15　字数399千字　2022年11月北京第2版第10次印刷

购书咨询：010-64518888　　　　　　　售后服务：010-64518899
网　　址：http://www.cip.com.cn
凡购买本书，如有缺损质量问题，本社销售中心负责调换。

定　　价：30.00元　　　　　　　　　　　　　　　　　　　版权所有　违者必究

前 言

药物分析是一门研究与发展药物质量控制的方法学科，生物药物分析是其一个分支。药物分析的基本任务是检验药品质量，以保障人民用药安全、合理、有效。随着生命科学和生物技术的迅速发展，生物药物的品种与应用日益增多。生物药物是一类特殊的药品，它除用于临床治疗和诊断疾病以外，还用于健康人群特别是儿童的预防接种，以增强机体对疾病的抵抗力。因此，生物药物的质量与人的生命安全攸关，质量好的制品可增强人们的免疫力，治病救人，造福人民；质量差的制品不但不能保障人民的健康，还可能带来灾难、危害人民，例如许多基因工程药物，特别是细胞因子药物都可参与人体机能的精细调节，在极微量的情况下就会产生显著的效应，任何性质或数量上的偏差，都可能贻误病情甚至造成严重危害。因此，对生物药物及其产品进行严格的质量控制十分必要。

我们结合多年的教学和科研实践，并参考相关的教材、专著和文献资料，在2002年编写的第一版教材的基础上，重新编写了这本《生物药物分析与检验》。全书分十一章。绪论述及本学科的性质与任务，并强调了生物药物分析与检验的重要性；第二章至第六章论述分析生物药物的若干重要方法（包括酶法、免疫分析法、生物检定法、电泳法、高效液相色谱等）的基本原理、基本理论与基本技术；第七章至第十一章着重介绍各类生物药物（包括氨基酸、蛋白与多肽类、酶类、核酸类、糖类、脂类、抗生素、基因工程药物和疫苗等生物制品）的分析检验方法。该书编写上注重反映现代生物药物分析与检验的新技术和新进展，力求体现科学性、先进性和实用性。

《生物药物分析与检验》课程需在分析化学、生物化学、生化技术以及微生物学、生物制药工艺学等有关课程的基础上进行学习。通过本课程的学习，一方面可培养学生重视生物药物质量的观念，另一方面学生能掌握生物药物质量分析的基础理论知识和生物药物的基本分析检验方法，从而不断提高独立分析和解决实际问题的能力。

本书由吴晓英、范一文、周世水共同编著，杨汝德主审。在本书的编写过程中，得到了化学工业出版社的赵玉清编辑等同志的热情帮助和支持，在此表示衷心感谢。

该书适用于制药工程、生物工程以及药学等专业的大三、大四学生作为专业教材使用，也可作为研究生、高职学生的参考教材或者从事生物药物生产、研究和分析检验的人员的参考书。

限于编者的学识和水平，书中不当乃至错误之处，殷切希望广大学生、读者和同行批评指正。

编　者
2011年3月

目 录

第一章 绪论 ... 1

第一节 生物药物概述 ... 1
一、生物药物及其分类 ... 1
二、生物药物的性质 ... 3
三、生物药物的用途 ... 3

第二节 生物药物的质量及其控制 ... 4
一、生物药物质量的重要性与特殊性 ... 4
二、药典与生物药物的质量标准 ... 4
三、生物药物的质量控制与管理 ... 6

第三节 生物药物的分析检验 ... 6
一、药物分析与生物药物分析 ... 6
二、生物药物分析与检验的特点 ... 7
三、生物药物分析与检验的基本程序及内容 ... 7
四、生物药物常用的定量分析法 ... 8

本章小结 ... 9
思考题 ... 9

第二章 酶分析法 ... 10

第一节 酶活力测定法 ... 10
一、基本概念 ... 10
二、酶促反应的条件 ... 10
三、酶活力的测定方法 ... 11
四、测定过程中应注意的问题 ... 13

第二节 酶法分析 ... 15
一、终点测定法 ... 15
二、反应速度法 ... 19

本章小结 ... 20
思考题 ... 21

第三章 免疫分析法 ... 22

第一节 概述 ... 22

第二节 抗原 ... 23
一、全抗原和半抗原 ... 23
二、人工抗原的合成 ... 24

第三节 抗体 ... 31
一、抗体的制备 ... 31
二、抗体的纯化 ... 33
三、特异性抗体的筛选与效价测定 ... 36

第四节 免疫分析方法及其应用 ... 38
一、放射免疫分析法 ... 38
二、荧光免疫分析法 ... 40
三、克隆酶给予体免疫分析法 ... 42
四、酶联免疫吸附分析法 ... 42
五、应用示例 ... 46

第五节 免疫扩散法 ... 48

本章小结 ... 50
思考题 ... 50

第四章 电泳分析法 ... 51

第一节 概述 ... 51
一、电泳及电泳法 ... 51
二、电泳法分类 ... 52

第二节 基本理论 ... 52
一、迁移率 ... 52
二、影响迁移率的因素 ... 53

第三节 纸电泳法 ... 54
第四节 醋酸纤维素薄膜电泳法 ... 55
第五节 琼脂糖凝胶电泳法 ... 56
第六节 聚丙烯酰胺凝胶电泳法 ... 58
第七节 SDS-聚丙烯酰胺凝胶电泳法 ... 59
第八节 免疫电泳法 ... 62
第九节 毛细管电泳法 ... 63
一、概述 ... 63
二、基本原理 ... 64
三、基本技术 ... 65
四、毛细管电泳的分离模式 ... 66
五、毛细管电泳技术在药物分析中的应用 ... 67

本章小结 ... 68
思考题 ... 69

第五章　高效液相色谱法 ... 70
第一节　概述 ... 70
一、高效液相色谱法的概念及发展沿革 ... 70
二、高效液相色谱的分离过程 ... 70
三、高效液相色谱仪 ... 71
四、高效液相色谱法的特点 ... 72
第二节　基本理论 ... 73
一、色谱分离过程 ... 73
二、色谱流出曲线及相关术语 ... 75
三、色谱柱参数 ... 76
四、分离度及其影响因素 ... 77
五、速率理论及色谱峰扩大的影响因素 ... 78
第三节　高效液相色谱的定性和定量分析 ... 81
一、定性分析 ... 81
二、定量分析 ... 81
第四节　实际操作中的问题 ... 84
一、HPLC方法的建立 ... 84
二、溶剂的处理 ... 87
三、系统适用性试验 ... 88
四、无参比标准的纯度评价 ... 89
五、仪器的使用 ... 89
六、操作中常出现的问题及其解决方法 ... 90
第五节　高效液相色谱法在药物分析中的应用 ... 92
一、反相高效液相色谱法 ... 92
二、高效离子交换色谱法 ... 92
三、高效凝胶过滤色谱法 ... 93
本章小结 ... 94
思考题 ... 94

第六章　生物检定法 ... 95
第一节　概述 ... 95
一、生物检定的应用范围 ... 95
二、标准品 ... 95
三、效价检定的基本概念 ... 96
四、生物检定的常用方法 ... 98
第二节　胰岛素生物检定法 ... 103
一、供试用动物 ... 104
二、试剂准备（均用AR规格） ... 104
三、操作 ... 104
四、注意事项 ... 107
第三节　肝素生物检定法 ... 107
一、供试用动物 ... 107
二、操作 ... 107
三、注意事项 ... 110
第四节　抗生素的微生物检定法 ... 111
一、概述 ... 111
二、琼脂扩散法——管碟法 ... 111
三、浊度法 ... 124
第五节　生物制品的效力检定 ... 127
一、动物保护力试验 ... 127
二、活菌数和活病毒滴度测定 ... 128
三、类毒素和抗毒素的单位测定 ... 128
四、血清学试验 ... 128
五、其他有关效力的检定和评价 ... 128
本章小结 ... 129
思考题 ... 129

第七章　生物药物的杂质与安全性检查 ... 130
第一节　概述 ... 130
一、基本概念 ... 130
二、杂质的来源 ... 130
三、杂质的分类 ... 130
四、杂质的限量 ... 131
第二节　一般杂质检查方法 ... 131
一、氯化物检查法 ... 131
二、硫酸盐检查法 ... 132
三、铁盐检查法 ... 133
四、重金属检查法 ... 133
五、砷盐检查法 ... 134
六、溶液澄清度检查法 ... 136
七、溶液颜色检查法 ... 137
八、易炭化物检查法 ... 138
九、炽灼残渣检查法 ... 138
十、干燥失重测定法 ... 139
十一、热分析法 ... 139
十二、残留溶剂测定法 ... 139
第三节　特殊杂质检查方法 ... 140
一、物理分析法 ... 140
二、化学分析法 ... 140
三、光学分析法 ... 141
四、色谱法 ... 141
五、其他分析法 ... 141
第四节　安全性检查 ... 141
一、热原检查法 ... 142
二、细菌内毒素检查法 ... 143
三、无菌检查法 ... 143
四、异常毒性检查法 ... 144
五、过敏反应检查法 ... 144
六、降压物质检查法 ... 145
七、升压物质检查法 ... 145

本章小结 …… 145　　思考题 …… 145

第八章　氨基酸、肽类、蛋白质和酶类药物的分析 …… 146
第一节　氨基酸类药物的分析 …… 146
一、氨基酸的结构与物化性质 …… 146
二、鉴别试验 …… 147
三、检查 …… 148
四、含量测定 …… 148
第二节　肽类药物的分析 …… 149
一、概述 …… 149
二、鉴别试验 …… 150
三、检查 …… 150
四、含量或效价测定 …… 150
第三节　蛋白质类药物的分析 …… 153
一、概述 …… 153
二、鉴别试验 …… 153
三、检查 …… 153
四、含量或效价测定 …… 154
第四节　酶类药物的分析 …… 156
一、概述 …… 156
二、鉴别试验 …… 156
三、检查 …… 157
四、含量或效价测定 …… 158
本章小结 …… 164
思考题 …… 165

第九章　糖类、脂类和核酸类药物的分析 …… 166
第一节　糖类药物的分析 …… 166
一、概述 …… 166
二、物理常数测定 …… 166
三、鉴别试验 …… 166
四、检查 …… 167
五、含量测定方法 …… 167
第二节　脂类药物分析 …… 171
一、概述 …… 171
二、脂类药物的含量测定方法 …… 171
第三节　核酸类药物的分析 …… 172
一、概述 …… 172
二、常用核酸类药物的分析与检验 …… 172
本章小结 …… 177
思考题 …… 177

第十章　抗生素类药物分析 …… 178
第一节　概述 …… 178
一、定义与分类 …… 178
二、抗生素类药物分析的特殊性 …… 178
第二节　β-内酰胺类抗生素分析 …… 179
一、结构与性质 …… 179
二、鉴别试验 …… 180
三、特殊杂质的检查 …… 181
四、含量测定 …… 182
第三节　氨基糖苷类抗生素 …… 182
一、结构与性质 …… 182
二、鉴别试验 …… 183
三、特殊杂质检查及组分分析 …… 185
四、含量测定 …… 186
第四节　四环素类抗生素 …… 186
一、结构与性质 …… 186
二、鉴别试验 …… 188
三、特殊杂质检查 …… 188
四、含量测定 …… 189
本章小结 …… 190
思考题 …… 190

第十一章　基因工程药物检验 …… 191
第一节　基因工程药物概述 …… 191
一、基因工程药物及其种类 …… 191
二、基因工程药物的特点 …… 192
第二节　基因工程药物质量控制 …… 192
一、基因工程药物的质量要求 …… 192
二、基因工程药物的质控要点 …… 193
三、基因工程药物的制造及检定规程 …… 196
第三节　基因工程药物的检验 …… 198
一、基因工程药物常用检验方法 …… 198
二、基因工程药物的检验实例 …… 206
本章小结 …… 230
思考题 …… 231

参考文献 …… 232

第一章 绪 论

第一节 生物药物概述

一、生物药物及其分类

生物药物是利用生物体、生物组织或组成生物体的各种成分,综合应用多门学科的原理和方法,特别是采用现代生物技术,进行加工、制造而形成的一大类用于预防、治疗以及诊断疾病的药物。广义的生物药物包括:从动植物和微生物中直接制取的各种天然生理活性物质及人工合成或半合成的天然物质类似物。随着现代生物技术的快速发展,生物药物的组成和品种得到了极大的扩充。

生物药物可以按照其来源和制造方法、药物的化学本质和化学特性以及生理功能和临床用途等不同方法进行分类,而任何一种分类方法都有其不完善之处。通常是将三者结合进行综合分类,可将生物药物分为以下几大类。

1. 天然生化药物

天然生化药物是指从生物体(动物、植物和微生物)中获得的天然存在的生化活性物质。

(1) 氨基酸类药物 包括氨基酸及其衍生物。氨基酸的使用可以是单一氨基酸如谷氨酸用于肝昏迷、神经衰弱和癫痫等的治疗,胱氨酸用于抗过敏、肝炎及白细胞减少症的治疗;也可以使用复方氨基酸制剂如复方氨基酸注射液和要素膳,为重症病人提供营养。

(2) 多肽和蛋白质类药物

① 多肽药物 主要有多肽激素和多肽细胞生长调节因子,如催产素、促皮质素(ACTH)和表皮生长因子(EGF)等。

② 蛋白质类药物 包括单纯蛋白质(如人白蛋白、丙种球蛋白、胰岛素等)和结合蛋白类(如糖蛋白、脂蛋白、色蛋白等)。

(3) 酶与辅酶类药物

① 助消化酶类,如胃蛋白酶、胰酶和麦芽淀粉酶等。

② 消炎酶类,如溶菌酶、胰蛋白酶、木瓜蛋白酶等。

③ 心脑血管疾病治疗酶类,如尿激酶、弹性蛋白酶、纤溶酶等。

④ 抗肿瘤酶类,如天冬酰胺酶可治疗淋巴肉瘤和白血病,谷氨酰胺酶、蛋氨酸酶也有不同程度的抗肿瘤作用。

⑤ 其他酶类,如超氧化物歧化酶(SOD)用于治疗类风湿性关节炎和放射病等,青霉素酶可治青霉素过敏。

⑥ 辅酶类药物,多种酶的辅酶或辅基成分具有医疗价值,如辅酶Ⅰ、辅酶Ⅱ等广泛用于肝病和冠心病的治疗。

(4) 核酸类药物

① 具有天然结构的核酸类药物,包括RNA、DNA、核苷、核苷酸、多聚核苷酸等。

② 核酸类结构改造药物,如叠氮胸苷、阿糖腺苷、阿糖胞苷、聚肌胞等,它们是目前人类治疗病毒感染、肿瘤、艾滋病的重要药物。

(5) 多糖类药物　多糖类药物的来源包括动物、植物、微生物和海洋生物,它们在抗凝、降血脂、抗肿瘤、增强免疫功能和抗衰老方面具有较强的药理作用,如肝素有很强的抗凝作用,小分子肝素有降血脂、防治冠心病的作用;硫酸软骨素A在降血脂、防治冠心病方面有一定疗效;透明质酸具有健肤、抗皱、美容的作用。各种真菌多糖具有抗肿瘤、增强免疫力和抗辐射作用,主要有银耳多糖、蘑菇多糖、灵芝多糖等。

(6) 脂类药物

① 磷脂类,如卵磷脂、脑磷脂可用于治疗神经衰弱、肝病和冠心病等。

② 多价不饱和脂肪酸和前列腺素,如亚油酸、亚麻酸、前列腺素等。

③ 胆酸类,如去氧胆酸、猪去氧胆酸等。

④ 固醇类,如胆固醇、麦角固醇和 β-谷固醇等。

⑤ 卟啉类,如血红素、胆红素、血卟啉等。

2. 微生物药物

(1) 抗生素　抗生素是指"在低微浓度下即可对某些生物的生命活动有特异抑制作用的化学物质的总称"。抗生素的生产目前主要由微生物发酵法进行生物合成,很少数的抗生素如氯霉素、磷霉素等亦可用化学合成法生产。此外还可将生物合成法制得的抗生素用化学或生化方法进行分子结构改造而制成各种衍生物,称半合成抗生素,如氨苄青霉素就是半合成青霉素中的一种。

根据化学结构,抗生素可划分为:

① β-内酰胺类抗生素,包括青霉素类、头孢菌素类。

② 氨基糖苷类抗生素,如链霉素、庆大霉素。

③ 大环内酯类抗生素,如红霉素、麦迪霉素。

④ 四环类抗生素,如四环素、土霉素。

⑤ 多肽类抗生素,如多黏菌素、杆菌肽。

⑥ 多烯类抗生素,如制菌霉素、万古霉素等。

⑦ 苯羟基胺类抗生素,包括氯霉素等。

⑧ 蒽环类抗生素,包括氯红霉素、阿霉素等。

⑨ 环桥类抗生素,包括利福平等。

⑩ 其他抗生素,如磷霉素、创新霉素等。

(2) 酶抑制剂　由微生物来源的酶抑制剂主要有 β-内酰胺酶抑制剂,其代表是克拉维酸(又称棒酸),它与青霉素类抗生素具有很好的协同作用;β-羟基-β-甲基-戊二酰辅酶A(HMG-CoA)还原酶抑制剂,如洛伐他丁、普伐他丁等,它们是重要的降血脂、降胆固醇、降血压药物;亮氨酸氨肽酶抑制剂,如苯丁亮氨酸,可用于抗肿瘤。

(3) 免疫调节剂　包括免疫增强剂和免疫抑制剂。具有免疫增强作用的免疫调节剂如 picibanil (OK-432);具有免疫抑制作用的免疫调节剂如环孢菌素A,环孢菌素A的发现大大增加了器官移植的成功率。

3. 基因工程药物

(1) 重组多肽与蛋白质类激素　主要有重组人胰岛素、重组人生长素、绒毛膜促性腺激素等,还有重组人白蛋白和重组人血红蛋白。

(2) 重组溶栓类药物　如组织纤溶酶原激活剂(t-PA)、重组水蛭素等。

(3) 细胞因子类　如干扰素、白介素、促红细胞生成素等。

(4) 重组疫苗与单抗制品　主要有乙肝表面抗原疫苗、AIDS疫苗和流感疫苗等。

4. 基因药物

这类药物是以基因物质（DNA 或 RNA 及其衍生物）作为治疗的物质基础，包括基因治疗用的重组目的 DNA 片段、重组疫苗、反义药物和核酶等。

5. 生物制品

生物制品（biological product）一般指的是用微生物（包括细菌、噬菌体、立克次体、病毒等）、微生物代谢产物、原虫、动物毒素、人或动物的血液或组织等直接加工制成，或用现代生物技术方法制成，作为预防、治疗、诊断特定传染病或其他有关疾病的免疫制剂，包括各种疫苗、抗血清（免疫血清）、抗毒素、类毒素、免疫制剂（如胸腺肽、免疫核酸等）、诊断试剂等。

按用途划分，生物制品可分为：

（1）预防用制品

① 疫苗，由病毒、立克次体或螺旋体制成，如乙肝疫苗。

② 菌苗，由细菌制成，如卡介苗。

③ 类毒素，由细菌外毒素经甲醛脱毒而保留其抗原性，如白喉类毒素。

（2）治疗用制品

① 特异性治疗用制品，如狂犬病免疫球蛋白。

② 非特异性治疗用制品，如白蛋白。

（3）诊断用制品　主要指免疫诊断用品，如结核菌素及多种诊断用单克隆抗体。

二、生物药物的性质

与化学合成药物和中药相比，生物药物有其特殊性，主要性质如下所述。

① 在化学构成上，生物药物十分接近于体内的正常生理物质，进入体内后也更易为机体所吸收利用和参与人体的正常代谢与调节。

② 在药理学上，生物药物具有更高的生化机制合理性和特异治疗有效性。

③ 在医疗上，生物药物具有药理活性高、针对性强、毒性低、副作用小、疗效可靠及营养价值高等特点。

④ 生物药物的有效成分在生物材料中浓度都很低，杂质的含量相对比较高。

⑤ 生物药物常常是一些生物大分子，它们不仅分子量大，组成、结构复杂，而且具有严格的空间构象，以维持其特定的生理功能。

⑥ 生物药物对热、酸、碱、重金属及 pH 变化均较敏感，各种理化因素的变化易对生物活性产生影响。

三、生物药物的用途

生物药物广泛用作医疗用品，特别是在传染病的预防和某些疑难病的诊断和治疗上起着其他药物所不能替代的独特作用。随着预防医学和保健医学的发展，生物药物正日益渗入到人们生活的各个领域，大大扩展了其应用范围。

（1）作为治疗药物　对许多常见病和多发病，生物药物都有较好的疗效。对目前危害人类健康最严重的一些疾病如恶性肿瘤、艾滋病、糖尿病、心血管疾病、乙型肝炎、内分泌障碍、免疫性疾病、遗传病等，生物药物将发挥其他药物不可比拟的治疗作用。

（2）作为预防药物　许多疾病，尤其是传染病，预防比治疗更为重要。通过预防，许多传染病得以控制，直到根绝。常见的预防用生物药物包括各种疫苗、类毒素及冠心病防治药物等。

（3）作为诊断药物　生物药物用作诊断试剂是其突出又独特的另一临床用途，具有速度快、灵敏度高、特异性强等特点，绝大部分临床诊断试剂都来自生物药物。

诊断用药有体内（注射）和体外（试管）两大使用途径。诊断用品发展迅速，品种繁多，主要包括：免疫诊断试剂、酶诊断试剂、器官功能诊断药物、放射性核素诊断药物、单克隆抗体（McAb）诊断试剂和基因诊断药物等。

（4）其他用途　生物药物应用的另一个重要发展趋势就是渗入到生化试剂、生物医学材料、保健品、营养品、食品、日用化工和化妆品等各个领域。

第二节　生物药物的质量及其控制

一、生物药物质量的重要性与特殊性

生物药物是一类特殊的药品，它除用于临床治疗和诊断以外，还用于健康人群特别是儿童的预防接种，以增强机体对疾病的抵抗力。生物药物的质量与人们生命攸关，质量好的制品可增强人的免疫力，治病救人，造福于人；质量差的制品不但不能保障人们的健康，还可能带来灾难，危害人类。如许多基因工程药物，特别是细胞因子药物都可参与人体机能的精细调节，在极微量的情况下就会产生显著效应，任何性质或数量上的偏差，都可能贻误病情甚至造成严重危害。因此，对生物药物及其产品进行严格的质量控制就显得十分必要。

为了保证用药的安全、合理和有效，在药品的研制、生产、供应以及临床使用过程中都应该进行严格的质量控制和科学管理，并采用各种有效的分析检测方法，对药品进行严格的分析检验，从而对各个环节全面地控制、管理并研究提高药品的质量，实现药品的全面质量控制。

二、药典与生物药物的质量标准

药品质量标准是药品现代化生产和质量管理的重要组成部分，是药品生产、供应、使用和监督管理部门共同遵循的法定技术依据，也是药品生产和临床用药水平的重要标志。为了确保药品的质量，应该遵循国家规定的药品质量标准（药典、部颁标准、地方标准）进行药品检验和质量控制工作。国家卫生行政部门的药政机构和药品检验机构代表国家行使对药品的管理和质量监督。《中华人民共和国药品管理法》规定药品必须符合国家药品标准。《中华人民共和国标准化法实施条例》规定药品标准属于强制性标准。

1. 药典

药典记载着各种药品的标准，是一个国家关于药品标准的法典，是国家管理药品生产与质量的依据，一般由国家卫生行政部门主持编纂、颁布实施。药典和其他法令一样具有约束力。凡属药典的药品，其质量不符合规定标准的均不得出厂、不得销售、不得使用。

我国药典的全称为《中华人民共和国药典》，简称为《中国药典》，其后以括号注明是哪一年版，如《中国药典》（2010年版），英文写法：Chinese Pharmacopeia，缩写为Ch. P.。1949年以来，我国已先后出版了九版药典（1953年、1963年、1977年、1985年、1990年、1995年、2000年、2005年和2010年版）。《中国药典》从2005年版开始，全书分为三部，第一部收载药材、饮片、中成药及单味制剂；第二部收载化学药品、抗生素、生化药品、放射性药品及其各类制剂和药用辅料；第三部收载生物制品，首次将《中国生物制品规程》并入药典。

药典的内容分为凡例、正文、附录和索引四部分。

"凡例"是为正确使用《中国药典》进行质量检定的基本原则，是对药典正文、附录及与质量检定有关的共性问题的统一规定，并记载了药典中有关术语（如溶解度、温度以及度量衡单位等）的说明。

正文部分为所收载药品或制剂的质量标准，根据品种和剂型的不同，按顺序可分别列有：①药品的品名、②有机药物的结构式、③分子式与分子量、④来源或有机药物的化学名

称、⑤含量或效价规定、⑥处方、⑦制法、⑧性状、⑨鉴别、⑩检查、⑪含量或效价测定、⑫类别、⑬规格、⑭贮藏、⑮制剂等。有关临床用药问题，另有《中国药典临床用药须知》一书，以指导临床用药。

附录部分收载了制剂通则、通用检测方法（包括一般杂质检查法、一般鉴别试验、有关物理常数测定法、试剂配制法、分光光度法、色谱法、氧瓶燃烧法、微生物检定法等）及指导原则。

目前世界上已有数十个国家编制了国家药典，另外尚有区域性药典及世界卫生组织（WHO）编订的国际药典。在药物分析工作中可供参考的国外药典主要有：美国药典（The United States Pharmacopoeia，USP）、美国国家处方集（The National Formulary，NF）、英国药典（British Pharmacopoeia，BP）、日本药局方（Pharmacopoeia of Japan，JP）、欧洲药典（Ph. Eur）、国际药典（Ph. Int）等。

对于生物制品，其标准化也受到了人们的高度重视，因为标准化是组织生物制品生产和提高制品质量的重要手段，是科学管理和技术监督的重要组成部分。它主要包括两方面的工作：一是生物制品规程的制定和修订，二是国家标准品的审定。

2. 生物制品规程

各国都有生物制品规程。世界卫生组织早在20世纪60年代就开始陆续制定《世界卫生组织生物制品规程》，它是国际间生物制品生产和质量的最低要求。《中国生物制品规程》是我国生物制品的国家标准和技术法规。生物制品规程包括生产规程和检定规程两方面的内容，它是我国生物制品生产和检定的科学经验的总结，它来源于生产，反过来又指导生产。它不但规定了生产和检定的技术指标，还对原材料、工艺流程、检定方法等作了详细规定，对制品质量起保证作用，是国家对生物制品实行监督的准绳，也是国家对生物制品的最低要求。中国药典从2005年版开始，首次将《中国生物制品规程》写入药典，作为药典的第三部。

3. 标准物质

由于生物制品是不能单纯用理化方法来衡量其效力或活性的，而只能用生物学方法来衡量。但生物学测定往往由于试验动物个体差异、所用试剂或原材料的纯度或敏感性不一致等原因，导致试验结果的不一致性。为此，需要在进行测定的同时，用一已知效价的制品作为对照来校正试验结果，这种对照品就是标准品。国际上将标准品分为两类：国际标准品和国际生物参考试剂。

（1）标准物质的种类和定义　标准物质分为两类：国家标准品和国家参考品。前者系指用国际标准品标定的，或我国自行研制的（尚无国际标准品者）用于衡量某一制品效价或毒性的特定物质，其生物活性以国际单位或以单位表示。后者系指用国际参考品标定的，或我国自行研制的（尚无国际参考品者）用于微生物（或其产物）鉴定或疾病诊断的生物诊断试剂、生物材料或特异性抗血清以及用于某些不用国际单位表示的制品的定量检定用特定物质。

（2）标准物质的制备　标准物质的制备由国家药品检定机构负责。国际标准品、国际参考品由国家药品检定机构向WHO索取，并保管和使用。生物标准物质原材料应与待检样品同质，不应含有干扰性杂质，应有足够的稳定性和高度的特异性，并有足够的数量。根据各种标准物质的要求，进行配制、稀释。需要加保护剂等物质者，该类物质应对标准物质活性、稳定性和试验操作过程无影响，并且其本身在干燥时不挥发。经一般质量检定合格后，精确分装，精确度应在±1%以内。需要干燥保存者分装后立即进行冻干和熔封。冻干者水分含量应不高于3%。整个分装、冻干和熔封过程，必须密切注意各安瓿间效价和稳定性的一致性。

(3) 标准物质的标定　标准物质的标定也由国家药品检定机构负责。新建标准物质的研制或标定一般需有至少 3 个有经验的实验室协作进行。参加单位应采用统一的设计方案，统一的方法，统一的记录格式，标定结果须经统计学处理（标定结果至少需取得 5 次独立的有效结果）。活性值（效价单位或毒性单位）的确定一般用各协作单位结果的均值表示，由国家药品检定机构收集各协作单位标定结果，统一整理统计并上报国家药品监督管理局批准。研制过程应进行加速破坏试验，根据制品性质放置不同温度、不同时间，进行活性测定以评估其稳定情况。标准物质建立以后应定期与国际标准物质比较，观察活性是否下降。

三、生物药物的质量控制与管理

要确保药品的质量能符合药品质量标准的要求，在药物存在的各个环节加强管理是必不可少的，许多国家都根据本国的实际情况制定了一些科学管理规范和条例。对药品质量控制的全过程起指导作用的法令性文件有 GLP、GMP、GSP、GCP 四个科学管理规范，这些规范对加强药品的全面质量控制具有十分重要的意义和作用。

《良好药品实验研究规范》（good laboratory practice，GLP），任何科研单位或研究部门为了研制出安全、有效的药物，必须按照 GLP 的规定开展工作。GLP 从各个方面明确规定了如何严格控制药物研制的质量，以确保实验研究的质量与实验数据的准确可靠。

《良好药品生产规范》（good manufacture practice，GMP），在我国制药行业称之为"药品生产质量管理规范"。它是一套严密的药品生产和质量管理的规范，即涉及人员、厂房和设备、原材料采购、入库、检验、发料、加工、制品及半成品检验、分包装、成品检定、出品销售、运输、用户意见及反应处理等在内的全过程质量管理。药品生产企业为了生产出全面符合药品质量标准的药品，必须按照 GMP 的规定组织生产和加强管理。

《良好药品供应规范》（good supply practice，GSP），即药品供应部门为了保证药品在运输、贮存和销售过程中的质量和效力，必须按照 GSP 的规定进行工作。

《良好药品临床试验规范》（good clinical practice，GCP），为了保证药品临床试验资料的科学性、可靠性和重现性，涉及新药临床研究的所有人员都应明确责任，必须执行 GCP 的规定。本规范主要起两个作用：一是为了在新药研究中保护志愿受试者和病人的安全和权利，二是有助于生产厂家申请临床试验和销售许可时，能够提供有价值的临床资料。

除了药品研究、生产、供应和临床各环节的科学管理外，有关药品检验工作本身的质量管理更应重视；《分析质量管理》（analytical quality control，AQC），用于管理分析结果的质量。

第三节　生物药物的分析检验

一、药物分析与生物药物分析

任何药物都必须达到一定的质量标准，药物质量的好坏，不但直接影响着治疗与预防的成效，而且密切地关系到人们的健康与生命安全。为了控制药物的质量，保证用药安全、合理、有效，在药品的生产、保管、供应、调配及临床使用过程中都应该经过严格的分析检验。

药物分析学科是一门研究与发展药物质量控制的方法学科，是整个药学科学领域中一个重要的组成部分。药物分析的基本任务是检验药品质量，保障人们用药安全、合理、有效。哪里有药物，哪里就有药物分析。随着整个药学科学事业的发展，药物分析学科也随之产生了新的"分化"和"综合"，除了一般的药物分析（主要介绍小分子合成药）外，已逐步形成了体内药物分析、工业药物分析、计算药物分析以及药物色谱分析、药物光谱分析等一些新的分支学科，同样生物药物分析也是药物分析的一个新分支。生物药物目前在药品中所占的比例日趋增加。

生物药物分析是制药工程、生物工程专业设置的一门重要的专业课程。本课程的任务是培养学生具备强烈的生物药物全面质量控制的观念，使学生通过本课程的学习能胜任生物药物研究、生产、供应和临床使用过程中的分析检验工作，并能研究探索解决生物药品质量问题的一般规律和基本知识技能。

二、生物药物分析与检验的特点

1. 需进行相对分子质量的测定

生物药物除氨基酸、核苷酸、辅酶及甾体激素等属化学结构明确的小分子化合物外，大部分为大分子的物质，如蛋白质、多肽、核酸、多糖类等，其相对分子质量一般在几千至几十万。对大分子的生物药物而言，即使组分相同，往往由于相对分子质量不同而产生不同的生理活性。所以，生物药物常需进行相对分子质量的测定。

2. 需检查生物活性

在制备多肽或蛋白质类药物时，有时因工艺条件的变化，导致活性多肽或蛋白质失活。因此，对这类生物药物，除了用通常采用的理化法检验外，尚需用生物检定法进行检定，以证实其生物活性。

3. 需做安全性检查

由于生物药物的性质特殊，生产工艺复杂，易引入特殊杂质，故生物药物常需做安全性检查，如热原检查、过敏试验、异常毒性试验等。

4. 需做效价测定

生化药物多数可通过含量测定，以表明其主药的含量。但对某些药物需进行效价测定或酶活力测定，以表明其有效成分含量的高低。

5. 要用生化法确证结构

在大分子生物药物中，由于有效结构或分子量不确定，其结构的确证很难沿用元素分析、红外、紫外、核磁、质谱等方法加以证实，往往还要用生化法如氨基酸序列分析等方法加以证实。

三、生物药物分析与检验的基本程序及内容

生物药物检验工作的基本程序一般为取样、鉴别、检查、含量测定、写出检验报告。

1. 药物的取样

分析任何药品首先是取样，要从大量的样品中取出少量样品进行分析，应考虑取样的科学性、真实性和代表性，不然就失去了检验的意义。据此，取样的基本原则应该是均匀、合理。如生产规模的固体原料药的取样须采用取样探子。

2. 药物的鉴别试验

鉴别是采用化学法、物理法及生物学方法来确证生物药物的真伪。通常需用标准品或对照品在同一条件下进行对照试验。依据药物的化学结构和理化性质进行某些化学反应，测定某些理化常数或光谱特征，来判断药物及其制剂的真伪。药物的鉴别不是由一项试验就能完成的，而是采用一组试验项目全面评价一个药物，力求使结论正确无误。常用的鉴别方法有：化学反应法、紫外分光光度法、酶法、电泳法、生物法等。

3. 药物的杂质检查

可用来判定药物的优劣。药物在不影响疗效及人体健康的原则下，可以允许生产过程和贮藏过程中引入的微量杂质的存在。药物中的杂质限量的控制方法一般分为两种：一种为限量检查法（limit test），另一种是对杂质进行定量测定。药物的杂质检查又分为一般杂质检查和特殊杂质检查，后者主要是指从生产过程中引入或原料中带入的杂质。

4. 药物的安全性检查

生物药物应保证符合无毒、无菌、无热原、无致敏原和降压物质等一般安全性要求，故需进行安全性检查，主要包括热原检查、细菌内毒素检查、异常毒性检查、无菌检查、过敏反应试验等。

此外，某些生物药物还需要进行药代动力学和毒理学（致突变、致癌、致畸等）的研究。

5. 药物的含量（效价）测定

含量（效价）测定也可用于判定药物的优劣。含量测定就是测定药物中主要有效成分的含量。通常采用化学分析、理化分析或生物测定方法来测定，以确定药物的含量是否符合药品标准的规定要求。生物药物的含量表示方法通常有两种：一种用百分含量表示，适用于结构明确的小分子药物或经水解后变成小分子的药物；另一种用生物效价或酶活力单位表示，适用于多肽、蛋白质和酶类等药物。

所以，判断一个药物的质量是否符合要求，必须全面考虑鉴别、检查与含量测定三者的检验结果。除此之外，尚有药物的性状（外观、色泽、气味、晶形、物理常数等）也能综合地反映药品的内在质量。

6. 检验报告的书写

上述药品检验及其结果必须有完整的原始记录，实验数据必须真实，不得涂改，全部项目检验完毕后，还应写出检验报告，并根据检验结果做出明确的结论。药物分析工作者在完成药品检验工作，写出书面报告后，还应对不符合规定的药品提出处理意见，以便供有关部门参考，并尽快地使药品质量符合要求。

四、生物药物常用的定量分析法

1. 酶法

酶法通常包括两种类型：一种是酶活力测定法，是以酶为分析对象，目的在于测定样品中某种酶的含量或活性，测定方法有取样测定法和连续测定法；另一种是酶分析法，是以酶为分析工具或分析试剂，测定样品中酶以外的其他物质的含量，分析的对象可以是酶的底物、酶的抑制剂和辅酶活化剂，检测方法可采用动力学分析法和总变量分析法。两者检测的对象虽有所不同，但原理和方法都是以酶能专一而高效地催化某化学反应为基础，通过对酶反应速度的测定或对生成物等浓度的测定而检测相应物质的含量。

2. 电泳法

由于电泳法具有灵敏度高、重现性好、检测范围广、操作简便并兼备分离、鉴定、分析等优点，故已成为生物技术及生物药物分析的重要手段之一。电泳法的基本原理是：在电解质溶液中带电粒子或离子在电场作用下以不同的速度向其所带电荷相反方向迁移，电泳分离就是基于溶质在电场中的迁移速度不同而进行的。根据电泳的分离特点及工作方式，电泳可分为三大类：①自由界面电泳；②区带电泳；③高效毛细管电泳。常用的电泳法有纸电泳法、醋酸纤维素薄膜电泳法、聚丙烯酰胺凝胶电泳法、SDS-聚丙烯酰胺凝胶电泳法以及琼脂糖凝胶电泳法等。

3. 免疫分析法

免疫分析法是以特异性抗原-抗体反应为基础的分析方法，具有高特异性、高灵敏度的特点。免疫分析法主要包括放射免疫分析法、荧光免疫分析法、酶联免疫分析法等。

4. 理化测定法

（1）重量法 根据样品中分离出的单质或化合物的重量测定所含成分的含量。根据被测组分分离方法的不同，可分为提取法、挥发法、沉淀法。

（2）滴定法 根据样品中某些成分与标准溶液能定量地发生酸碱中和、氧化还原或络合反应等进行测定。

(3) 比色法　根据样品与显色剂可发生颜色反应，依颜色反应的强度测定含量。

(4) 紫外分光光度法　样品或转化后的产物在某一波长处有最大吸收，在一定的浓度范围内，其浓度与吸收度成正比，则可进行定量测定。

(5) 高效液相色谱法　高效液相色谱法（HPLC法）的种类很多，应用十分广泛，分析中的应用日益增多，在生物药物分析中常用的HPLC方法有：反相高效液相色谱法（RP-HPLC）、高效离子交换色谱法（HPIEC）以及高效凝胶过滤色谱法（HPGFC）等。

5. 生物检定法

生物检定法是利用药物对生物体（整体动物、离体组织、微生物等）的作用以测定其效价或生物活性的一种方法。它以药物的药理作用为基础，以生物统计为工具，运用特定的实验设计，通过供试品和相应的标准品或对照品在一定条件下比较产生特定生物反应的剂量比例，来测得供试品的效价。生物检定法的应用范围包括：药物的效价测定、微量生理活性物质的测定、某些有害杂质的限度检查和某些中药的质量控制等。

本 章 小 结

主要介绍生物药物的分类、性质、用途，生物药物的质量控制，药典简介，生物药物的分析与检验的重要性和特点及常用的分析方法。生物药物分析是药物分析学科的一个分支，药物分析学科是一门研究与发展药物质量控制的方法学科。药物分析的基本任务是检验药品质量，保障人们用药安全、合理、有效。药品质量标准是药品现代化生产和质量管理的重要组成部分，药典记载着各种药品的标准，是一个国家关于药品标准的法典，是国家管理药品生产与质量的法定技术依据，药典和其他法令一样具有约束力。生物药物检验工作的基本程序一般为取样、鉴别、检查、含量测定、写出检验报告。生物药物常用的定量分析方法包括酶法、电泳法、免疫分析法、理化测定法和生物检定法。

思 考 题

1. 名词解释：药物、生物药物、生化药物、生物技术药物、生物制品。
2. 药物分析的性质、任务是什么？生物药物分析与检验的特点有哪些？
3. 什么是药典？1949年以来，我国共出版了几版药典？我国药典的基本内容有哪些？可供参考的国外药典主要有哪些？
4. 简述药品检验工作的基本程序。

第二章 酶分析法

酶是具有催化功能的生物大分子，在一定的条件下，酶可催化各种生化反应，并且酶的催化作用具有专一性强、催化效率高和作用温和等特点，因此酶的应用非常广泛，大体可分为如下四个方面：①用以制造某些产品；②用以去除某些物质；③用以识别某种化合物；④用以测定某种物质。其中③和④属于"酶分析法"的范围。

酶分析法包括两种类型：一是以酶作为分析工具或分析试剂，用以测定样品中用一般化学方法难于检测的物质，这些物质可以是酶的底物，也可以是酶的抑制剂或是酶的辅助因子，通常将这类分析方法称为"酶法分析"；另一类是以酶作为分析对象，也就是根据需要对样品进行酶含量或活力的测定，这类分析称为"酶活力测定"。这两类酶分析方法从原理到操作等基本相同，但是，"用酶进行的定量分析"（即酶法分析）中，被检化合物（例如底物）应该是反应的限制因素；而在"酶活性测定法"中，使用的底物却应该过量。

第一节 酶活力测定法

一、基本概念

酶活力是指在一定条件下，酶所催化的反应初速度。酶催化反应的速度，可以用单位时间内反应底物的减少量或产物的增加量来表示，酶反应的速度愈快意味着酶活力愈高。

酶活力的大小，可用酶活力单位来表示。1961年国际生物化学与分子生物学联合会规定：在特定条件下（温度可采用25℃，pH值诸条件均采用最适条件），1min催化1μmol的底物转化产物的酶量定义为1个酶活力单位，这个单位称为国际单位（IU）。酶的比活力，是指每毫克酶蛋白所具有的活力单位数。

在实际工作中，为了简便，人们往往采用各自习惯沿用的单位，有时甚至可直接用测得的物理量表示，例如，以吸收度的变化值（$\Delta A/\Delta t$）表示酶单位。其他衍生单位包括：酶溶液的浓度通常以单位数/mL表示；在估计酶制剂纯度时则用比活力，即以单位质量的酶蛋白中酶的单位数〔单位数/mg 蛋白（或氮）〕表示；在酶高度纯净，而且酶的分子量已知，甚至每个酶分子上的活性中心数目也已知时，还可采用分子活力或转换率表示。它们分别表示在最适条件下每个酶分子或每个活性中心每分钟催化底物分子（或相关基团）转化的数目，这种单位的意义是它可用以进行催化效率的估计和比较。

二、酶促反应的条件

选择酶反应条件的基本要求是：所有待测定的酶分子都应该能够正常发挥它的作用。这就是说，反应系统中除了待测定的酶浓度是影响速度的唯一因素外，其他因素都处于最适于酶发挥催化作用的水平。确定反应条件时应考虑以下因素。

① 底物：为了便于测定，选用的底物（包括人工合成底物）最好在物理化学性质上和产物不同。关于测定用的底物浓度，为了不使酶反应速度受它的限制，反应系统应该使用足够高的底物的浓度，判别标准是底物浓度 $[S]$ 与 K_m 的关系（K_m 称为米氏常数，是重要的酶反应动力学常数）。例如，一般选用底物的浓度 $[S]=100K_m$，因为在这种情况下反

应速度可达最大速度的99%。大多数酶具有相对专一性,在可被它作用的各种底物中一般选择K_m小的作为测定的底物。

② pH值:氢离子浓度能对酶反应产生多种影响,它可能改变酶的活性中心的解离状况,升高或降低酶的活性;也可能破坏酶的结构与构象导致酶失效;还可能作用反应系统的其他组成成分而影响酶反应,甚至改变可逆反应进行的方向。例如,乳酸脱氢酶反应在pH 7时倾向于生成乳酸,而pH 10时则倾向于形成丙酮酸。因此在进行酶活力测定时要注意选择适宜的反应pH,并将反应维持在这一pH值。

酶反应通常借助缓冲系统来控制pH,因而有一个适宜的缓冲离子和离子强度问题。选择缓冲离子应考虑以下几个问题:a. 选择的离子的pK值须接近要调整的pH值,因为在这种情况下缓冲能力最强。b. 缓冲离子不同,即使是同一酶反应所表现出来的活性水平也可能各不相同,甚至最适pH也可能发生变化。c. 缓冲离子可能与酶活性的必需成分形成络合物而导致酶活性的抑制。例如,磷酸能与多价阳离子如Ca^{2+}等结合,硼酸能与多种有机化合物结合,从而抑制相应的酶活性。d. 缓冲体系常因稀释和温度等变化而改变其pH值。

③ 温度:酶反应对温度十分敏感,因为温度能直接影响化学反应速度本身,也能影响酶的稳定性,还可能影响酶的构象和酶的催化机制。一般而言,温度变化1℃,酶反应速度可能相差5%左右。

因此,实验中温度变动应控制在±0.1℃以内。酶反应的温度通常选用25℃、30℃或37℃。

④ 辅助因子:有些酶需要金属离子,有些酶则需要相应的辅酶物质。为了提高酶在反应系统中的稳定性,有些酶反应也需要加入某些相应的物质。例如,对巯基酶可加入二巯基乙醇、二巯基苏糖醇(DTT)等。

⑤ 空白和对照:每个酶反应通常都应该有适当的空白和对照。空白是指杂质反应和自发反应引起的变化量,它提供的是未知因素的影响。空白值可通过不加酶,或不加底物,或二者都加(但酶需预先经过失效处理)。对照是指用纯酶或标准酶制剂测得的结果,主要作为比较或标定的标准。

三、酶活力的测定方法

测定酶活力,可用物理法、化学法或酶分析法等方法。常用的方法主要有:① 在适当的条件下,把酶和底物混合,测定生成一定量产物所需的时间,此即终点测定法。② 将酶和底物混合后隔一定时间,间断地或连续地测定反应的连续变化,如吸收度的增加或减少。③ 将酶与底物混合后,让其反应一定时间,然后停止反应,定量测定底物减少或产物生成的量。后两种方法称为动力学法或反应速率法;按取样及检测的方式可称为取样测定法或连续测定法。

1. 取样测定法

取样测定法是在酶反应开始后不同的时间,从反应系统中取出一定量的反应液,并用适当的方法停止其反应后,再根据产物和底物在化学性质上的差别,选用适当的检测方法进行定量分析,求得单位时间内酶促反应变化量的方法。

在该方法中停止酶反应通常采用添加酶的变性剂的办法,如加5%的三氯醋酸、3%的高氯酸或其他酸、碱、醇类。三氯醋酸是一种高效专一的蛋白质变性剂和沉淀剂,其缺点是在紫外光区有吸收,而高氯酸没有此缺点,并且用氢氧化钾中和、冷却后,$KClO_4$还可沉淀除去,但它不适于对酸和氧化剂敏感的测定对象。用于停止反应的试剂应根据具体反应灵活掌握,例如,以对硝基酚的衍生物作底物的酶反应可用氢氧化钠或氢氧化钾停止反应,因为碱有利于硝基酚发色。另一种停止反应的办法是加热使酶失效。

2. 连续测定法

连续测定法则是基于底物和产物在物理化学性质上的不同，在反应过程中对反应系统进行直接、连续检测的方法。显然从准确性和测定效率看连续法均比较好。

3. 检测方法

常用的检测方法有紫外-可见分光光度法、荧光分析法、旋光度法等。

(1) 紫外-可见分光光度法　根据产物和底物在某一波长或波段上有明显的特征吸收差别而建立起来的连续检测方法。

吸收度测定应用的范围很广，几乎所有氧化还原酶都可用此法测定。例如，脱氢酶的辅酶 NAD(P)H 在 340nm 处有吸收高峰，而其氧化型则无；细胞色素氧化酶的底物为细胞色素 c，该物质在还原态时，在 550nm 处的摩尔吸收系数为 2.18×10^4，而氧化型的为 0.80×10^4，故可利用这种吸收差别来进行测定。

吸收度测定法的特点是灵敏度高（可检测到 10^{-9} mol 水平的变化）、简便易行，测定一般可在较短的时间内完成。

(2) 荧光分析法　它的原理是如果酶反应的底物与产物之一具有荧光，那么荧光变化的速度可代表酶反应速度。

应用此法测定的酶反应有两类：一类是脱氢酶等的反应，它们的底物本身在酶反应过程中有荧光变化，例如 NAD(P)H 的中性溶液发强的蓝白色荧光（460nm），而 NAD(P)$^+$ 则无。另一类是利用荧光源底物的酶反应，例如可用二丁酰荧光素测定脂肪酶，二丁酰荧光素不发荧光，但水解后释放荧光素。

荧光分析法测得的酶活性水平通常以单位时间内荧光强度的变化（$\Delta F/\Delta t$）表示。荧光测定法的主要缺点是：荧光读数与浓度间没有确切的比例关系，而且常因测定条件如温度、散射、仪器等而不同，所以如果要将酶活性以确定的单位表示时，首先要制备校正曲线，根据该曲线再进行定量。

荧光分析法的优点是灵敏度极高，它比光吸收测定法还要高 2~3 个数量级，因此特别适于酶量或底物量极低时的快速分析。

(3) 旋光度法　某些酶反应过程常伴随着旋光变化，在没有其他更好的方法可用时，可考虑采用旋光度测定法。

(4) 酶偶联测定法　酶偶联法是应用过量、高度专一的"偶联工具酶"，使被测酶反应能继续进行到某一可直接、连续、简便、准确测定阶段的方法。以和光学检测法相偶联的分析法为例。

① 被测酶反应的产物是某脱氢酶的底物。在这种情况下，可向反应测定系统中加入足够量的相应的脱氢酶和辅酶，使反应继续进行，然后通过 NAD(P)H 特征吸收变化而加以测定。例如，己糖激酶（HK）的测定就可在过量的葡萄糖-6-磷酸（G-6-P）脱氢酶（G6PDH）和 NADP$^+$ 存在的条件下进行：

被测反应　　　　　　　　G+ATP $\xrightleftharpoons{HK}$ G-6-P+ADP

偶联指示反应　　G-6-P+NADP $\xrightleftharpoons{G6PDH}$ NADPH+6-PGCOOH

其中 G 和 6-PGCOOH 分别代表葡萄糖和 6-磷酸葡萄糖酸。

大约有 50 种左右的脱氢酶可以利用 NAD$^+$ 和 NADH，20 多种脱氢酶能利用 NADP$^+$ 和 NADpH 用作偶联指示酶。

有些情况下，被测反应不能直接和上述脱氢酶反应连接起来，此时可再插入一个起联结作用的辅助酶反应。例如为了测定肌激酶就可用如下的系统：

被测反应　　　　　　　　AMP+ATP $\xrightleftharpoons{\text{肌激酶}}$ 2ADP

辅助反应　　　　　　　　ADP+PEP $\xrightleftharpoons{\text{丙酮酸激酶}}$ ATP+Pyr

指示反应 $\qquad$ Pyr+NADH+H$^+$ $\xrightleftharpoons{\text{乳酸脱氢酶}}$ L+NAD$^+$

其中 PEP、Pyr 和 L 分别代表磷酸烯醇式丙酮酸、丙酮酸和乳酸；AMP、ADP 和 ATP 分别为一磷酸腺苷、二磷酸腺苷和三磷酸腺苷。

② 被测反应物和其他有光学性质改变的酶反应偶联。如腺苷酸脱氨酶在催化 AMP 脱氨过程中对 265nm 的光伴随有吸收度的降低，此酶专一于 AMP，不作用 ADP 和 ATP。因此在测定某些合成酶或激酶反应时，它可用作偶联指示酶；也可用于肌激酶的测定，其反应机制如下：

被测反应 $\qquad$ AMP+ATP $\xrightarrow{\text{AR 激酶}}$ 2ADP

指示反应 $\qquad$ AMP $\xrightarrow{\text{AMP 脱氨酶}}$ HMP+NH$_3$

应用酶偶联测定法最重要的问题是，加入的偶联工具酶应该高度纯净、专一而且过量，使测得的反应速度和酶浓度间有线性关系。偶联指示酶的用量一般应为被测酶的 100 倍左右。

（5）其他检测法　其他检测法有电化学测定法；离子选择性电极测定法，适用于产酸反应中 pH 变化的测定；放射化学法，其特点是灵敏度极高，可直接用于酶活性测定，缺点是操作繁而费时。

四、测定过程中应注意的问题

1. 产物的测定

和一般化学反应一样，酶反应速度可用单位时间内反应物（底物）的减少或产物的增加来表示：

$$v=\pm dc/dt(-ds/dt \text{ 或 } dp/dt) \tag{2-1}$$

式中，c 表示物质的浓度；s 和 p 分别表示底物或产物浓度；t 表示时间。一般情况下，产物和底物的改变量是一致的，但是由于反应系统中使用的底物往往是足够过量的，而反应时间通常又很短，底物的减少量仅为总量的很小的百分数，因此测定不易准确；反之，产物从无到有，只要测定方法灵敏，准确度可以很高，故以分析产物为好。

2. 反应速度的测定

反应速度可以单位时间内底物的变化量表示。如果将测得的产物或底物变化量对时间作图，可获得"酶反应进程曲线"，这条曲线的斜率就代表酶反应的速度。

大多数酶的反应进程曲线表明，在酶反应的最初阶段，底物或产物的变化量一般随反应时间而线性地增加，反应速度恒定；但是反应时间延长，这条曲线会逐渐地弯曲下来，斜率发生改变，反应速度下降。其原因是，底物浓度在下降，产物在增加，逆反应从无到有逐渐变得显著起来；同时酸、碱、热等也在慢慢地使酶失效。因此，这种情况下测得的反应速度已是一种表观的、多种因素影响下的综合结果，不能代表酶的真正活性。真正能代表酶催化活性的是反应初始阶段的速度，即反应初速度。

要求得初速度，一般先要给一条酶反应进程曲线，并取其直线线段的斜率代表反应初速度（v_0）；如果这条直线线性不明显，那么就应沿曲线的最初部分画出通过零点的切线，并以这条切线构成的斜率代表酶反应初速度。

进程曲线可以通过连续测定得到，也可通过在间隔时间取样测定绘制，它至少应由三个时间点组成：零时点、适当选择的时间间隔（取决于具体的反应和测定方法）以及二倍于这个间隔的点，并且要求在这种时间范围内反应量不超过底物总量的 20%。

3. 测定要达到的要求

酶活力测定的目的，就是要通过酶反应速度的测定，求得酶的浓度或含量，因此，测得的反应速度必须和酶浓度间有线性的比例关系，这也是检验酶反应和测定系统是否适宜、正确的标准。

要达到上述测定要求,最基本的是必须测定反应初速度。图 2-1 可以很好地说明二者的关系,图 2-1(a) 是在不同酶浓度条件下得到的反应进程曲线,可见酶浓度不同,反应速度下降的先后、快慢各不相同;如果将这些曲线在不同时间测得的反应速度相对酶浓度作图,就可得到如图 2-1(b) 所示的酶浓度曲线,可见只有在反应时间 t_0 测得的反应速度和酶浓度间具有合乎要求的线性比例关系,而在 t_1 和 $t_2(t_2>t_1>t_0)$ 得到的结果则不一定如此,反应时间越长,这种偏离也越大。所以在通常的酶活力测定时,总是要先制备两条曲线:酶反应进程曲线和酶浓度曲线,从前者求得反应初速度,根据初速度绘制酶浓度曲线,并通过后者来检验酶反应测定系统是否适宜。

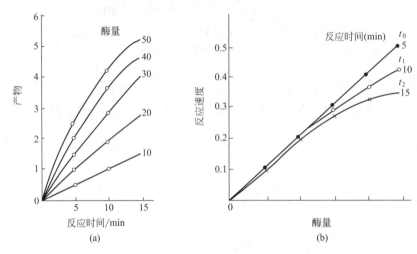

图 2-1 酶反应进程曲线 (a) 与酶浓度曲线 (b) 的关系

【示例】 胃蛋白酶的活力测定

本品系自猪、羊或牛的胃黏膜中提取的胃蛋白酶,具有催化蛋白质水解的能力。在实验条件下,胃蛋白酶催化血红蛋白水解生成不被三氯醋酸所沉淀的氨基酸,利用水解产物中芳香氨基酸如苯丙氨酸、酪氨酸和色氨酸有紫外吸收,用紫外分光光度法直接测定,并计算出本品的酶活力。每 1g 检品中含蛋白酶活力不得少于 3800 单位。

(1) 对照品溶液的制备 精密称取经 105℃ 干燥至恒重的酪氨酸适量,加盐酸溶液(取 1mol/L 盐酸溶液 65mL,加水至 1000mL)制成每 1mL 含 0.5mg 的溶液。

(2) 供试品溶液的制备 取本品适量,精密称定,用上述盐酸溶液制成每 1mL 约含 0.2~0.4 单位的溶液。

(3) 测定法 取试管 6 支,其中 3 支各精密加入对照品溶液 1mL,另三支各精密加入供试品溶液 1mL,置 (37±0.5)℃ 水浴中,保温 5min,精密加入预热至 (37±0.5)℃ 的血红蛋白试液 5mL,摇匀,并精确计时,在 (37±0.5)℃ 水浴中反应 10min,立即精密加入 5% 三氯醋酸溶液 5mL,摇匀,滤过,取续滤液备用。另取试管 2 支,各精密加入血红蛋白试液 5mL,置 (37±0.5)℃ 水浴中保温 10min,再精密加入 5% 三氯醋酸溶液 5mL,其中 1 支加供试品溶液 1mL,另 1 支加上述盐酸溶液 1mL,摇匀,滤过,取续滤液,分别作为供试品和对照品的空白对照,采用紫外-可见分光光度法,在 275nm 的波长处测定吸收度,算出平均值 $\overline{A}$ 和 $\overline{A}_S$,按式(2-2)计算。

$$\text{每 1g 含蛋白酶活力（单位）} = \frac{\overline{A} \times W_S \times n}{\overline{A}_S \times W \times 10 \times 181.19} \tag{2-2}$$

式中,W_S 为 1mL 对照品溶液中含酪氨酸的量,μg;W 为供试品取样量,g;n 为供试品的稀释倍数；$\overline{A}_S$，$\overline{A}$分别为对照品溶液及供试品溶液吸收度的平均值；181.19为酪氨酸的相对分子质量；10为反应时间，min。

在上述条件下，每分钟能催化水解血红蛋白生成1μmol酪氨酸的酶量，为一个蛋白酶活力单位。

本法是通过酶促反应动力学和正交试验研究，确定酶和作用物的浓度、反应时间、温度以及pH等最佳反应条件而建立的，具有灵敏度高、操作简便等优点。测定时，滤液须澄清，否则将影响结果的准确度及精密度。

第二节 酶法分析

酶法分析与其他分析方法相比，具有特异性强、干扰少、灵敏度高、快速简便等优点，已广泛应用于医药、临床、食品和生化分析检测中。

根据测定原理，酶法分析可分为终点法与反应速度法两大类。

一、终点测定法

终点测定法又称为总变量分析法，这种酶法分析是以下述原理为基础的：先借助酶反应（单独的反应或几种酶构成的偶数酶反应）使被测物质定量地进行转变，然后在转化完成后，测定底物、产物或辅酶物质（第二底物）等的变化量，因此称为终点测定法。

1. 终点法的条件与应注意的问题

为了选择性地应用酶定量某被测物质，应用终点测定法一般必须满足下述条件：第一，必须有专一地作用该被测物质的酶，并能得到它的制品；第二，能够确定使这种酶反应接近进行完全的条件；第三，反应中底物的减少、产物的增加、辅酶物质的改变等可以借助某种简便的方法进行测定。

一般采用的测定方法有：①光吸收、荧光之类的分光光度法；②测定气体产生与吸收的测压量气法（华勃氏呼吸仪检压法）；③检知pH值变化的滴定法；④同位素跟踪测定法。

在很多情况下，即使有能够特异地作用被测物质的酶存在，由于底物和产物在物理化学性质上不易区别，因此仅用单酶反应无法进行定量，此时解决的办法大多数是再借助另一种酶反应来测定产物。这里偶联的第二种酶由于是要用来起定量指示剂的作用，因而这个酶反应必须能够以简便的方法测定。有时如果作为指示剂的酶不能和待测反应直接进行偶联，那么还需要插入第三种酶组成三种（或更多种）酶的偶联体系。

采用终点法测定时，一般应注意以下几点。

(1) 酶的底物特异性（专一性） 酶的特征是一般都具有高度的底物专一性，但是也有一些酶例如作用于葡萄糖或果糖等己糖的己糖激酶，是呈族特异性，在应用这类酶进行定量测定时，必须注意在样品中除待测物质以外，是否还夹杂能作为它们的底物的其他物质。不过即使这些杂质存在，如果用偶联反应系统检测，通过偶联酶的特异性还是可以加以区别定量的。

(2) 反应的平衡 在确定了所选用的酶以后，就应该考虑酶反应的方向，从理论上说酶催化反应都是可逆反应，但不同酶的反应平衡点有差异，水解酶反应基本上趋于底物完全水解，因为酶反应在水中进行，水作为底物之一促使反应向一方面进行，但大多数酶往往都不易将底物完全转换或消耗掉。

酶反应若平衡十分偏向进行方向，则可方便地用终点测定法检测；但若反应的平衡并不十分偏向进行方向，或者偏向逆方向，那么此时由于反应不能完全，因而不能正确定量，为了解决这一问题，通常可以采取以下一些措施：①对于双底物反应尽可能提高第二底物的浓度；②对氧化还原反应之类与H^+有关的反应要选择适当的pH；③设法除去反应产物（例如生成酮酸的反应可加肼）；④用具有不同平衡常数的辅酶类似物代替原用辅酶，例如用3-乙酰吡啶-NAD代替NAD，此时平衡常数可改变20～100倍；⑤和不可逆的（或平衡极端偏向进行方向的）酶反应偶联，则第一底物可能完全转化为反应产物，如：

$$谷氨酸 + H_2O + NAD^+ \xrightarrow{谷氨酸脱氢酶} NADH + \alpha\text{-}酮戊二酸 + NH_4^+$$

$$乳酸 + NAD^+ \xleftarrow{乳酸脱氢酶} 丙酮酸 + NADH$$

乳酸脱氢酶使产物NADH不断变回NAD^+，使谷氨酸全部转化为α-酮戊二酸。

（3）反应液中的酶量　要使酶反应在短时间完成，只有使用对底物亲和性很大的酶（即K_m要小），酶用量（即V_{max}）必须大才能达到此目的。这可以从下列推导中得出结论。

以酶为工具测量底物，在开始时底物浓度可以大于或等于K_m，但不论何种情况，当反应接近终点时，底物浓度（[S]）将小于K_m，因此此时的米氏方程为：

$$V = \frac{V_{max}}{K_m}[S] \tag{2-3}$$

亦为一级反应公式。

$$V = K[S_0]，一级反应常数 K = V/K_m$$

在一级反应中，反应速度与底物浓度成正比，因此：

$$\frac{d[S]}{dt} = -k[S] \tag{2-4}$$

积分得

$$[S] = [S_0]e^{-kt} \tag{2-5}$$

取对数得：

$$\ln[S] = -kt + \ln[S_0]$$

$$t = \frac{1}{k}\ln\frac{[S_0]}{[S]}$$

$$= \frac{2.303}{K}\lg\frac{[S_0]}{[S]}$$

$$= \frac{2.303}{V_{max}/K_m}\lg\frac{[S_0]}{[S]}$$

所以，反应时间t和K_m（米氏常数）成正比，和V_{max}（最大反应速度）成反比。当反应完成99%时，

$$\lg\frac{[S_0]}{[S]} = \lg\frac{100}{1} = 2$$

$$t = 4.6/K$$

实际工作中，一般希望所用方法在10min内使反应"实际上"达到完全，即反应完成99%，则常数K以$1.0min^{-1}$为宜。

（4）反应产物抑制　如果产物对反应本身有抑制作用，则会妨碍反应进行，在这种情况下可采取将该产物除去或者和再生系统偶联等方法。

例如由激酶反应生成的ADP往往能抑制该反应，但此时若再和丙酮酸激酶偶联，使ATP再生，则问题可解决。

$$S + ATP \xrightarrow{S激酶} P + ADP$$
$$丙酮酸 \xleftarrow{丙酮酸激酶} 磷酸烯醇式丙酮酸$$

2. 终点法种类

（1）单酶反应定量法

① 底物减少量的测定。在以待测物质为底物的酶反应中，如果底物能接近完全地转化为产物，而且底物又具有某种特征性质（例如特征的吸收谱带）时，则可能简便地通过直接测定底物的减少量，而定量待测物。

根据这个原理可以进行定量的物质有胞嘧啶（胞嘧啶脱氨酶反应，280nm 处吸光度的减少）、腺嘌呤（腺嘌呤脱氨酶反应，280nm 处吸光度的减少）以及下例中的尿酸等。

【示例】 尿酸的定量测定

$$尿酸 + 2H_2O + O_2 \xrightarrow{尿酸酶} 尿囊素 + CO_2 + H_2O_2$$

利用尿酸在 293nm 或 297nm 处具有的特征吸收性质，通过尿酸酶反应，根据它的吸收度的减少就可计算出尿酸量。

② 产物增加量的测定。在以被测物为底物的酶的反应中，如果底物基本上都能转变为产物，而产物又具有可以专一地进行定量测定的性质，那么根据产物增加就能检知底物的量。

根据这一原理可以进行定量分析的物质有：各种氨基酸类、草酸等，这些物质都有可借助相应的专一脱羧酶的作用，再用华勃氏呼吸仪测定生成的 CO_2；另外还有一种类型的物质，因为它们在某种酶作用下，形成的产物具有特征的吸收谱带，所以也能用此法定量，如黄嘌呤和次黄嘌呤（黄嘌呤氧化酶反应，293nm 处吸收度的增加）等。

【示例】 草酸的定量测定

$$草酸 \xrightarrow{草酸脱羧酶} 甲酸 + CO_2$$

草酸在草酸脱羧酶作用下，通过反应释放 CO_2，再借助呼吸测压仪测定，就可计算出草酸量。

③ 辅酶变化量的测定。NADH 和 NADPH 在 340nm 处有最大特征吸收峰，与此相反，NAD 和 NADP 在 340nm 处却无这一吸收带，因而应用以 NAD 或 NADP 为辅酶的脱氢酶反应，通过测定 340nm 处吸收度的变化，就可能对作为相应脱氢酶底物的物质进行定量分析。此法适应范围很广。

【示例】 羟基丙酮酸的定量测定（NADH 减少值的测定）

$$羟基丙酮酸 + NADH + H^+ \xrightarrow{甘油酸脱氢酶} D\text{-}甘油酸 + NAD^+$$

由于甘油酸脱氢酶反应的平衡常数 K 在 pH7.9、22℃ 时是 3×10^{-5}，反应定量地向右进行，因而可以简便地通过甘油酸脱氢酶反应，测定 NADH 的减少，即通过测定 340nm 处吸收的减少检知羟基丙酮酸的量。如果样品中不夹杂有丙酮酸，那么也可以用乳酸脱氢酶反应进行定量。

$$羟基丙酮酸 + NADH + H^+ \xrightarrow{乳酸脱氢酶} L\text{-}甘油酸 + NAD^+$$

方法：将含有 50mmol/L Tris（三羟基甲基氨基甲烷）缓冲液（pH7.4）、270μmol/L NADH、样品（内含 15～150μmol/L 羟基丙酮酸）和 0.7μg（35mU）/mL 甘油酸脱氢酶的反应液（3.0mL）置于光学检测系统中，然后在 340nm 波长处测定，求出加酶前和加酶并进行了充分反应后的吸收度差值（ΔA），根据这个 ΔA 值和 NADHε340nm（6.2$cm^2/\mu mol$）可计算出羟基丙酮酸量。

（2）和指示酶反应偶联的定量法　反应产物和底物在用物理化学手段无法区别时，往往可借助酶来加以识别，在这种情况下，如该酶可用作指示酶反应，则有可能通过和它偶联进行定量分析。

① 以脱氢酶为指示剂。用来作为偶联指示剂的酶中应用最广泛的是以 NAD 或 NADP 为辅酶的脱氢酶类。可以根据这种方法进行定量的例子很多。

【示例】 D-葡萄糖-1-磷酸（G1P）的定量测定

$$\text{G1P} \xrightarrow{\text{磷酸葡萄糖变位酶}} \text{G6P}$$

$$\text{G6P} + \text{NADP}^+ \xrightarrow{\text{6-磷酸葡萄糖脱氢酶}} \text{6-磷酸葡萄糖醛酸} + \text{NADPH} + \text{H}^+$$

若将磷酸葡萄糖变位酶反应与6-磷酸葡萄糖脱氢酶反应偶联，则因NADPH的生成量同G1P的减少量成正比，可以通过340nm处吸收度的测定而定量G1P。

方法：将含有88mmol/L 三乙醇胺缓冲液（pH7.6）、1.7mmol/L EDTA、4.4mmol/L Mg^{2+}、0.50mmol/L NADP、样品（其中G1P应在0.11mmol/L）及4.4μg（1.5U）/mL以上的6-磷酸葡萄糖脱氢酶的混合溶液（2.26mL）放置5min（如果发生反应）使反应充分，在340nm处测定吸收度A_1，然后加入0.01mL磷酸葡萄糖变位酶溶液，其量在反应液（2.27mL）中应达8.8μg（1.8U）/mL以上，待反应完成（约4min）后再记录340nm处的吸收度（A_2），根据（$A_2 - A_1$）就可计算出G1P的含量。

磷酸葡萄糖变位酶反应，虽然需要葡萄糖-1,6-二磷酸为辅酶，但是该酶的K_m很低（0.5μmol/L），而且在通常的样品中，G1P都含有需要量的葡萄糖-1,6-二磷酸，因此除特殊情况无另外添加的必要。

【示例】 丙酮酸、磷酸烯醇式丙酮酸和 **D-2-磷酸甘油酸的定量测定**（在一个比色杯内进行）

$$\text{D-2-磷酸甘油酸(D-2-PGA)} \xrightleftharpoons{\text{烯醇化酶}} \text{磷酸烯醇式丙酮酸(PEP)}$$

$$\text{PEP} + \text{ADP} \xrightleftharpoons{\text{丙酮酸激酶(PK)}} \text{丙酮酸} + \text{ATP}$$

$$\text{丙酮酸} + \text{NADH} + \text{H}^+ \xrightarrow{\text{乳酸脱氢酶}} \text{乳酸} + \text{NAD}^+$$

对于丙酮酸、PEP和D-2-PGA共存的混合液来说，用乳酸脱氢酶（LDH）作用时，由于LDH反应定量地向右方进行，因此根据340nm处吸收度的减少便可以容易地计算出丙酮酸的量；如向这种反应液再加丙酮酸激酶，使丙酮酸激酶反应与LDH反应成偶联反应，则NADH的减少应和PEP量成比例；如果进一步向该反应系统加烯醇化酶，使烯醇化酶反应和丙酮酸激酶及LDH偶联，那么此时NADH减少与D-2-PGA的量成比例，这样在同一比色杯内就能依次进行丙酮酸、PEP和D-2-PGA的定量。

方法：将含有300mmol/L 三乙醇胺缓冲液（pH7.6）、3mmol/L EDTA、0.1mmol/L NADH的溶液置于25℃下，待温度达到平衡后，记录340nm处吸收度，并求得LDH添加时的外延值[如图2-2中的A_1]，加入约5μg（0.03mL以下）的LDH使反应液中的酶浓度达到27U/mL，同时记录吸收度变化，根据反应约20min后的吸收度求得加入LDH时的外延值A_2，（$A_1 - A_2$）代表丙酮酸引起的吸收度的变化（ΔA_{Pyr}）。再加入少量的ADP（0.03mL以下）、$MgSO_4$（0.06mL以下）、KCl（0.03mL以下）于反应液中并使它们的最终浓度分别为1.2mmol/L、10mmol/L和37mmol/L，然后记录吸收度15min，并求出添加丙酮酸激酶时的外延值A_3，再加入10μg（0.06mL以下）丙酮酸激酶于反应液中使成酶浓度为2U/mL，记录反应20min内的吸收度变化，同时求出加入丙酮酸激酶时的外延值A_4，（$A_3 - A_4$）相当于来源于PEP引起的吸收度变化（ΔA_{PEP}）。最后再进一步加入约10μg（0.06mL以下）的烯醇化酶（enolase）于反应液中，使成酶浓度达0.4U/mL，记录吸收度变化25min，求出加入烯醇化酶时的外延值A_5，

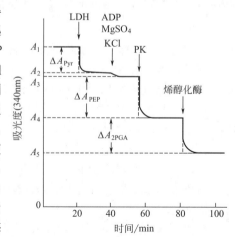

图2-2 应用指示剂酶，在同一比色杯内进行混合的依次定量分析

根据 $(A_4-A_5)=\Delta A_{2PGA}$ 可算出 D-2PGA 的量。

② 以脱氢酶以外的酶作指示剂。以 NAD 或 NADP 为辅酶的脱氢酶类是最广泛地用作指示剂的酶；除此之外还有些酶可用作指示剂，如参与某些色素氧化还原的酶中有的就可用作指示剂，反应的进行可由吸收度的变化来测定。

【示例】 D-葡萄糖的定量测定

$$D\text{-葡萄糖}+H_2O+O_2 \xrightarrow{GOD} D\text{-葡萄糖醛酸}+H_2O_2$$

$$H_2O_2+DH_2 \xrightarrow{\text{过氧化物酶}} 2H_2O+D$$

在葡萄糖氧化酶（GOD）反应中，葡萄糖被氧化、同时形成 H_2O_2，如果再和过氧化物酶反应偶联，可使还原型色素（DH_2）转变为氧化型色素 D，氧化型色素 D 在 270~420nm 波长处有吸收值，因此可借助分光光度法测定，以此进行葡萄糖的定量分析。

二、反应速度法

借助酶进行定量分析时，通常都采用以上介绍的终点测定法，但是如果很难得到特异地作用被测物的酶或偶联指示酶时，或者被测物极其微量时，这些情况下终点测定法往往不能适用，而反应速度法则可采用。

1. 利用作底物的测定法

在一定 pH 及温度下测定反应初速度。反应时除被测物（底物）外，其他影响反应速度的物质均为过剩，则反应初速度与被测物的浓度成正比关系。

【示例】 甘油三酯的定量测定

$$\text{甘油三酯} \xrightarrow{\text{脂肪酶}} \text{甘油}+\text{脂肪酸}$$

$$\text{甘油}+ATP \xrightarrow{\text{甘油激酶(GK)}} \text{甘油-1-磷酸}+ADP$$

$$ADP+PEP \xrightarrow{PK} \text{丙酮酸}+ATP$$

$$\text{丙酮酸}+NADH+H^+ \xrightarrow{LDH} \text{乳酸}+NAD^++H_2O$$

在 340nm 波长处记录吸收度的变化，跟踪 NADH 的消耗。甘油三酯的含量与 NADH 的减少成比例（即与 340nm 吸收度的变化成比例）。

甘油三酯的含量是心血管疾病的一个重要指标，其增高与动脉硬化的发生密切相关。它是临床常用的生化检测项目。

已有商品试剂盒，其组成为脂肪酶、PEP、LDH、GK、NADH 及缓冲液。

2. 利用辅酶或抑制剂作用的测定

如被测物质可作为某种酶专一的辅酶（或抑制剂），则这种物质的浓度和将其作为辅酶（或抑制剂）的酶的反应速度之间有关联，因此通过测定该酶的反应速度就能进行这种物质的定量。

【示例】 D-2,3-二磷酸甘油酸（2,3-DPG）的定量测定

$$D\text{-3-磷酸甘油酸(3-PGA)} \xrightleftharpoons[D\text{-2,3-二磷酸甘油酸(2,3-DPG)}]{\text{磷酸甘油酸变位酶}} D\text{-2-磷酸甘油酸(2-PGA)}$$

磷酸甘油酸（PGA）变位酶是一种催化 D-3-磷酸甘油酸（3-PGA）和 D-2-磷酸甘油酸（2-PGA）间相互变换的酶类，除了植物来源的酶外，它们的催化活性需以 2,3-DPG 为辅酶，因而磷酸甘油酸变位酶的活性（反应速度）和 2,3-DPG 的浓度有直接关系，利用这一点就可进行 2,3-DPG 的定量测定。

3. 特殊的反应速度测定法

如果将与待测物质相关的两种酶反应偶联起来，构成待测物质能够再生的循环系统，然后再将可作指示剂的第三种酶反应在适当的条件下与之偶联，那么指示剂酶反应的速度应该

和待测物质量之间有一定的比例关系。

【示例】 辅酶 A 和乙酰辅酶 A 的定量测定

$$乙酰磷酸 + CoA-SH \xrightarrow{PTA} 乙酰辅酶 A + 磷酸$$

$$柠檬酸 + CoA-SH \xleftarrow{CS} 草酰乙酸 + 乙酰辅酶 A + H_2O$$

$$苹果酸 + NAD^+ \xrightleftharpoons{MDH} NADH + 草酰乙酸 + H^+$$

用适量的酶将磷酸转乙酰基酶（PTA）反应与柠檬酸缩合酶（CS）反应组成偶联系统，如果草酰乙酸能不断得到补充，则辅酶 A 将可常处于再生状态；在这个偶联系统的基础上，如果再将第三种酶，如苹果酸脱氢酶（MDH）反应与之偶联，由于这一反应平衡倾向右方，这样柠檬酸缩合酶反应中消耗的草酰乙酸部分可得到逐渐补充，因而在这种条件下，苹果酸脱氢酶的反应速度与辅酶 A 和乙酰辅酶 A 的量成比例，这就是说，应用这样的偶联系统，通过测定 NADH 增加（340nm 处吸收度的增加）的速度而求出苹果酸脱氢酶催化反应的速度，就可进行辅酶 A 和乙酰辅酶 A 的定量测定。

分析实例：酶法测定肝素

肝素为抗凝血药，中国药典收载的肝素的质量标准中其含量测定方法是利用生物检定法测定加入肝素后延长血浆凝结的时间。而实际上肝素的含量测定方法有很多，可以利用酶法测定，还有利用染料结合法等。

酶法测定肝素的原理是根据核糖核酸酶水解核糖核酸时，在 300nm 波长处吸收度下降的速率被肝素抑制的特点（即肝素能专一地抑制核糖核酸酶），用已知量肝素对其抑制程度进行定量测定，制得标准曲线，从而测得未知量的肝素含量。

此法简单快捷，一次能测定多个样品，特别适用于大批量样品的测定工作，可以作为生产过程中的质量监控。

具体方法为：取配成 5U/mL 的标准肝素溶液，按梯度吸取不同量分别加入试管中，每管加重蒸水至总体积为 2mL，再加核糖核酸溶液［核糖核酸 0.2g 溶于 100mL 乙酸缓冲溶液（0.2mol/L，pH5.0）］1mL，测定前逐管加入核糖核酸酶溶液（5mg 核糖核酸酶溶于 100mL 重蒸水）1mL，混匀，立即测定。对照组以重蒸水代替肝素溶液同样进行。待测样品组以待测样品液代替标准肝素溶液进行测定。

取加有标准肝素溶液和试剂的各管，测定其在 300nm 波长处吸收值每下降 0.04 单位所需时间（Δt_1），以及未含肝素组（对照）所需时间（Δt），以 $\Delta t_1/\Delta t$ 为 Y 轴，肝素含量为 X 轴，制得标准曲线，进而得到回归方程（标准曲线适用的检量范围在 4U 活性以下）。根据待测样品在相同条件下测得的所需时间（$\Delta t_{测}$），可求出肝素的量。

本 章 小 结

酶分析法包括酶活力测定和酶法分析。酶活力是指在一定条件下，酶所催化的反应初速度。酶活力单位的定义是指在特定条件下（温度可采用 25℃，pH 值诸条件均采用最适条件），每 1min 催化 1μmol 的底物转化产物的所需酶量。酶活力测定可分为取样测定法和连续测定法。而以酶作为分析工具或分析试剂的分析方法则称为酶法分析，其分析对象可以是酶的底物、酶的激活剂、酶的抑制剂或辅酶等。酶法分析又分为终点测定法和反应速度法。酶分析法具有特异性强、干扰少、灵敏度高、快速简便等许多优点，已广泛应用于医药、临床、食品和生化分析检测中。

思 考 题

1. 阐述酶分析法两种类型的异同点。
2. 阐述酶活力测定中应注意的主要问题。
3. 阐述酶法分析的定义、分类及主要用途。
4. 简述终点法的原理、条件、种类（并举例说明）。
5. 举例说明酶法分析在药物分析中的应用。

第三章 免疫分析法

第一节 概 述

免疫分析法（immunole assay）是以特异性抗原-抗体反应为基础的分析方法。对小分子化合物的抗原特异性，Landsteiner 在最初的一系列实验中证明，氨基苯磺酸的三个同分异构体，当重氮化后和蛋白质结合时，在血清学方面能够互相区别。

对偶氮氨基苯磺酸　　　间偶氮氨基苯磺酸　　　邻偶氮氨基苯磺酸

利用类似的方法，将酒石酸的光学异构体（D-，L-）分别和对硝基苯胺缩合，再经重氮化连接到蛋白质载体上，在血清学上也能够互相区分（表 3-1）。同样地，利用血清学反应对顺式和反式异构体也可区别。如卵清蛋白-对偶氮琥珀酰苯氨酸的抗半抗原抗体和偶氮反丁烯二酰苯氨酸半抗原有很强的交叉反应，而和偶氮顺丁烯二酰苯氨酸半抗原只有很弱的交叉反应。对上述半抗原特异性的实验验证，奠定了药物分子抗原特异性的基础，同时也奠定了药物免疫分析的基础。

表 3-1　决定簇的旋光异构体对偶氮蛋白质抗原特异性的影响

用含下列物质的偶氮蛋白质的抗血清沉淀	抗原：含下列半抗原		
	L-酒石酸	D-酒石酸	m-酒石酸（分子内消旋）
	COOH | HOCH | HCOH | COOH	COOH | HCOH | HOCH | COOH	COOH | HCOH | HCOH | COOH
L-酒石酸	＋＋±	0	±
D-酒石酸	0	＋＋±	±
m-酒石酸	±	0	＋＋＋

注："＋"表示正（阳性）反应，"－"表示负反应。

1959 年 Yallow 和 Berson 首次将放射性核素示踪的高灵敏度和免疫学的高特异性抗原-抗体识别相结合，创建了放射免疫分析法（radioimmunoassay，RIA）；在 RIA 的启发下，又不断发展了各种新的免疫分析法，并逐渐发展成为一门跨学科的新型分析技术。目前，现代免疫分析技术已和放射性核素示踪技术、酶促反应或荧光分析等高灵敏度的分析技术相结合，具有高特异性、高灵敏度的特点，特别适合于测定复杂体系中的微量组分。在药物分析中，免疫分析法的应用主要集中在以下几方面：①在实验药物动力学和临床药物学中测定生物利用度和药物代谢动力学参数等生物药剂学中的重要数据，以便了解药物在体内的吸收、分解、代谢和排泄情况；②在药物的临床检测中，对治疗指数小、超过安全剂量易发生严重不良反应或最佳治疗浓度和毒性反应浓度有交叉的药物的血药浓度进行监测;③在药物生产中从发酵液或细胞培养液中快速测定有效组分的含量,以实现对生产过程的在线监测;④对药品中是否存在特定的微量有害杂质进行评价。

第二节 抗 原

一、全抗原和半抗原

1. 定义

抗原(antigen)系指能在机体中引起特异性免疫应答反应的物质。通常物质的抗原性(antigenicity)具有两种含义:首先是指当被注射入合适的动物体内后,能促使动物产生循环抗体或改变免疫细胞的反应性,即具有免疫原性(immunogenicity);其次是指具有能与特异抗体作用的性质,即具有抗原特异性(antigenic specificity)。同时具有免疫原性和抗原特异性的物质被称为全抗原(complete antigen);只能与特异抗体作用但不能引起机体免疫应答的简单分子被称为半抗原(hapten)。

2. 药物分子的抗原性

(1) 药物分子的免疫原性 大多数的药物分子,由于其相对分子质量较小,通常被认为是半抗原。但一些蛋白质类药物、多肽类药物、激素类药物等,不仅能和抗体发生特异反应,在体内也可刺激机体产生抗体,有一定的免疫原性,因此具有一定的抗原性。研究发现,即使是小分子药物,如青霉素(penicillin)、链霉素(streptomycin)等抗生素在特定的条件下,如和福氏完全佐剂混合免疫动物,也可使实验动物产生免疫应答,但这种应答反应通常比较弱。在药物免疫分析中,通常首先利用药物分子和载体蛋白的结合物——合成抗原免疫动物,这样有利于在动物体内产生对药物分子的强免疫应答反应,从而得到大量的抗药物分子的特异性抗体;再利用药物分子的半抗原特性,通过药物和产生的特异性抗体间的相互作用实现对药物分子的分析。

(2) 药物分子的抗原特异性 实践中,当药物分子和蛋白质载体结合后,诱导机体产生的抗体通常为不均一抗体,即抗体的特异性略不相同;和蛋白质的结合还可能导致药物分子原有抗原特异性的改变,以青霉素和头孢菌素(cephalosporin)为例,青霉素和蛋白质结合形成的青霉噻唑蛋白(BPO)——合成抗原主要含有三个不同的抗原决定簇(图3-1),其中β-内酰胺环开环和蛋白质以酰胺键结合形成的新位点是新形成的抗原决定簇,其特异性是原半抗原结构所不具有的。头孢菌素和蛋白质结合后,由于β-内酰胺环开环后形成的噻嗪环的不稳定性,形成的头孢菌素蛋白质结合物中原头孢菌素3位侧链的结构消失,导致了原头孢

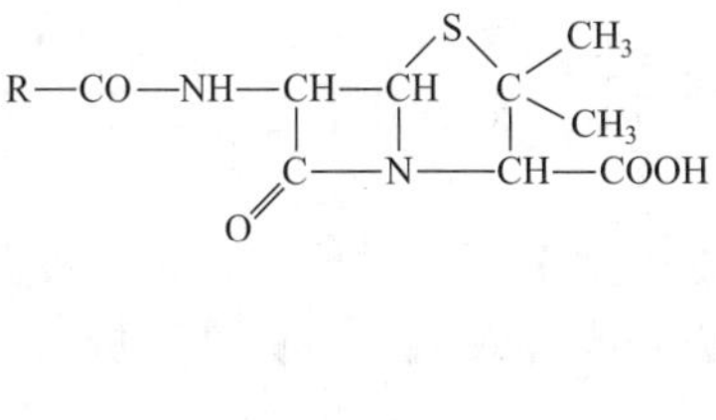

青霉素的基本结构 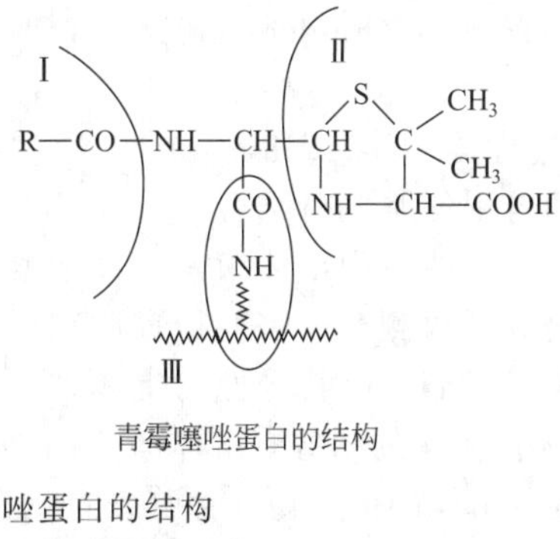   青霉噻唑蛋白的结构

图 3-1 青霉素及青霉噻唑蛋白的结构

Ⅰ、Ⅱ、Ⅲ为青霉噻唑蛋白的三个不同抗原决定簇;
Ⅲ是青霉素和蛋白质结合后形成的新抗原决定簇

菌素 3 位侧链的半抗原特异性的消失（图 3-2）。

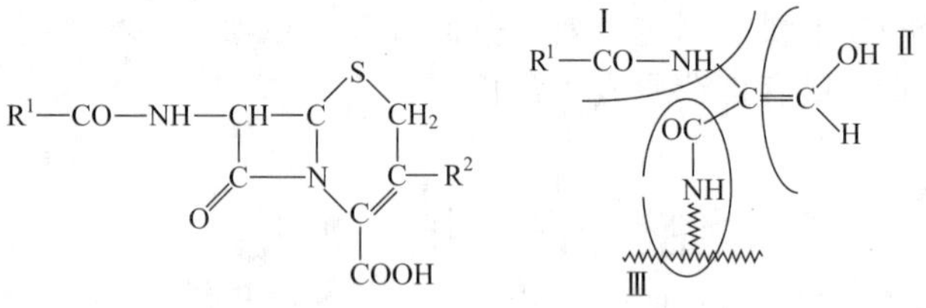

图 3-2 头孢菌素及头孢菌素蛋白结合物的结构
Ⅰ、Ⅱ、Ⅲ为头孢菌素结合蛋白的三个不同抗原决定簇；
Ⅲ是头孢菌素和蛋白质结合后形成的新抗原决定簇

二、人工抗原的合成

药物分子由于分子量较小，一般其免疫原性较弱，故通常认为是半抗原。为了得到高效价的抗血清，通常要将其制成合成抗原。这方面的早期工作起源于 Landsteiner 利用重氮化反应将芳香胺类化合物通过酪氨酸残基与蛋白质相结合，形成的产物称为结合蛋白质（conjugated protein），或偶氮蛋白质（azoprotein），与之结合的蛋白质分子被称之为载体蛋白（carrier protein）。

1. 半抗原和载体结合的化学反应

（1）多肽类激素 由于分子量较小，多肽类激素即使在有佐剂时，也只表现出弱的或没有免疫原性。为了制备出高效价的抗血清，需要将多肽类激素作为半抗原处理，使之与载体蛋白结合，形成具有强免疫原性的全抗原。常用的结合剂如下所述。

① 活化蛋白质或多肽的游离羧基形成肽键的结合剂

a. 碳化二亚胺类（carbodiimide）。通过碳化二亚胺对 RCOOH 羧基的活化而与 $R'—NH_2$ 的氨基缩合，形成肽键。

b. 异噁唑盐类（isoxazolium salt）。通过异噁唑盐对 RCOOH 羧基的活化而与 $R'—NH_2$ 的氨基缩合，形成肽键。

c. 烷基氯甲酸类（alkylchloroformate）。通过烷基氯甲酸对 RCOOH 羧基的活化而与 $R'—NH_2$ 的氨基缩合，形成肽键。

② 与蛋白质或多肽的游离氨基缩合形成肽键的结合剂

a. 二异腈酸类（diisocyanate）。通过二异腈酸分别与 $R—NH_2$ 和 $R'—NH_2$ 的氨基缩合，形成肽键。

b. 卤代硝基苯（halonitrobenzene）。通过卤代硝基苯分别与 $R—NH_2$ 和 $R'—NH_2$ 的氨基共价结合。

c. 二亚胺酯（diimidoester）。通过二亚胺酯分别与 $R—NH_2$ 和 $R'—NH_2$ 的氨基共价结合。

③ 重氮盐类（diazonium salt）。通过重氮盐分别与 R—X 和 R'—X 中的组氨酸、酪氨酸或赖氨酸的自由氨基共价结合。

（2）甾体 体液中甾体激素（性激素和肾上腺皮质激素）种类繁多，含量极微，对体内甾体类药物进行检测时，需要很灵敏和很特异的方法才能有效测定。免疫分析技术可用于此分析，其关键是制备高特异性的抗体。

① 甾体衍生物的制备。甾体激素的羟基和酮基不能直接和甾体蛋白形成有效的共价键，因此需要制备甾体的衍生物（含游离的羧基），然后再与载体蛋白连接，制成全抗原免疫动物。

a. 琥珀酸衍生物。甾体分子如果只含有一个羟基（如雌酮、睾酮），琥珀酸化可直接将甾体和琥珀酸酐加入到吡啶内，室温下保持 3d，反应即可完成。含有两个羟基的甾体分子，如雌二醇-17β（E_2），可利用3位的酚羟基和17位羟基（仲醇）的反应能力的不同（酚羟基较活泼）而选择性地酯化一定位置的羟基。当在25℃条件下，E_2的琥珀酸酐在吡啶内反应5min，则3位的酚羟基被选择性地酯化；如果上述反应继续进行3d，则可得到3,17-E_2双琥珀酸。再将此双琥珀酸衍生物在甲醇（碳酸钠）内选择性地使3位的酯键水解，就可得到E_2的17-单琥珀酸衍生物。

b. 肟（omixe）衍生物。利用（O-羧甲基）羟胺和甾体的酮基反应可以制备睾酮、醛睾酮等的肟衍生物。反应式如下：

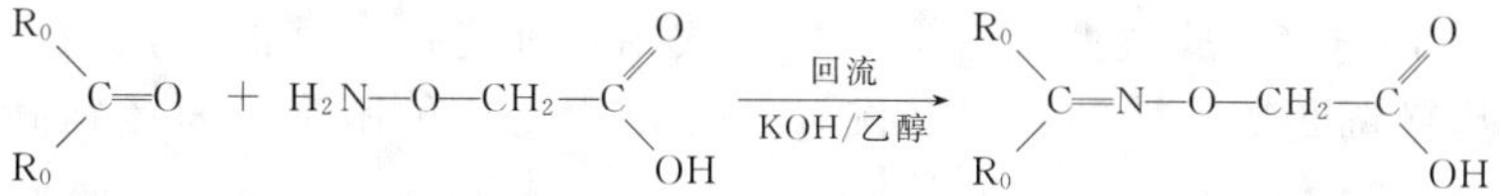

$$\underset{\text{甾体酮基}}{\overset{R_0}{\underset{R_0}{>}}C=O} + \underset{(O\text{-羧甲基)羟胺}}{H_2N-O-CH_2-\overset{O}{\underset{OH}{C}}} \xrightarrow[\text{KOH/乙醇}]{\text{回流}} \underset{\text{甾体之}(O\text{-羧甲基)肟}}{\overset{R_0}{\underset{R_0}{>}}C=N-O-CH_2-\overset{O}{\underset{OH}{C}}}$$

② 甾体衍生物和蛋白质的结合反应。甾体衍生物的游离羟基，可以经碳二亚胺缩合反应而与载体蛋白中的赖氨酸ε-氨基形成肽键。此反应过程中，蛋白质分子或分子间常发生交叉结合，产生干扰。因此常改用混合酸酐反应（mixed anhydride reaction）。每1mol载体蛋白上结合的甾体的摩尔数很少超过30。甾体分子的结合数目似乎和抗血清的效价、亲和力或特异性无关。

（3）抗生素

① β-内酰胺类抗生素。β-内酰胺类抗生素的β-内酰胺环在偏碱性条件下可以与蛋白质的自由氨基以酰胺键的形式共价结合。其反应机理为伯氨基作为亲核试剂，攻击β-内酰胺环的羰基碳原子，以分子间的酰胺键替代了原内酰胺键。在pH9.6的碳酸缓冲液中，该反应可在4℃冰箱中过夜，或在37℃ 3h完成。青霉素和蛋白质的结合物——青霉噻唑蛋白与头孢菌素和蛋白质的结合物的结构分别见图3-1和图3-2。在此反应条件下，β-内酰胺抗生素在载体蛋白（如牛血清白蛋白）上的结合数目通常在15个左右，反应方程式如下（以青霉素为例）：

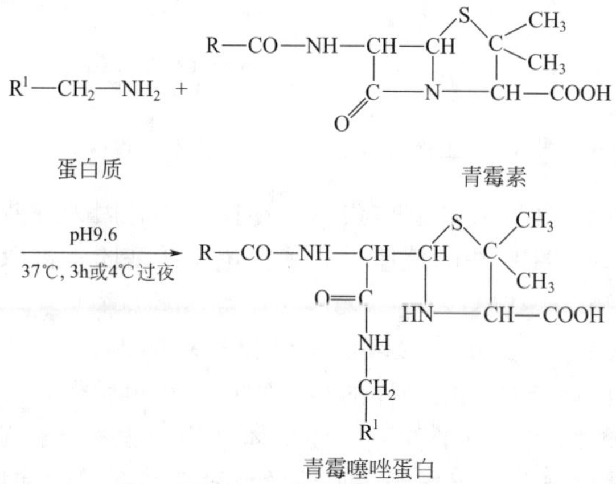

② 氨基糖苷（aminoglycoside）类抗生素。氨基糖苷类抗生素其分子结构一般均含有氨基，因此可以用碳化二亚胺为连接剂实现药物和载体蛋白质的连接。也可以用戊二醛为交联剂，在碱性条件下通过Schiff碱结构，将氨基糖苷类抗生素分子中的氨基和蛋白质中的自由氨基连接。对链霉素等不含伯氨基的氨基糖苷类抗生素，可根据其分子结构的特点选择特定的连接反应来实现。如链霉素可以利用分子中的醛基和蛋白质的氨基直接缩合。

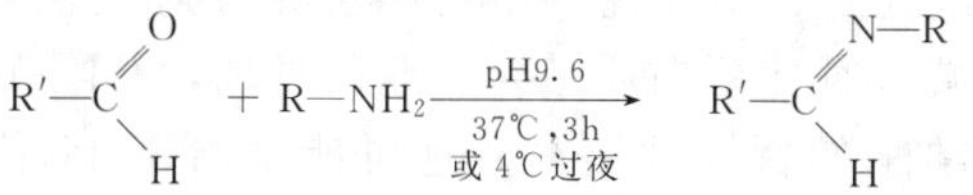

（4）半抗原和载体结合的化学反应的选择　在选择结合半抗原的化学反应时，应考虑不同的连接方式可能对抗体的专一性产生不同的影响。例如血管紧张素-Ⅱ为一个8肽，N端有一个游离的氨基，C端有一个游离的羧基，若用碳化亚胺连接，结果将可以以分子的任一端或两端同时和载体蛋白质连接。血管紧张素-Ⅱ的这三种不同的连接方式将产生不同的抗体。以C端和载体蛋白质连接的血管紧张素-Ⅱ将产生专一性针对N端的抗体，这些抗体将和血管紧张素-Ⅰ发生广泛的交叉反应，因为这两种激素的唯一区别在于血管紧张素-Ⅰ在C端的9，10位置多两个氨基酸残基。如果测定的目的是血管紧张素-Ⅱ，而要求避免血管紧张素-Ⅰ的干扰，这种连接方式显然不合适。如果改用一种连接氨基的连接剂，特别是具有双功能基且对氨基有高度专一性的二亚胺酯，就可以避免这种困难，而得到满意的结果（图3-3）。

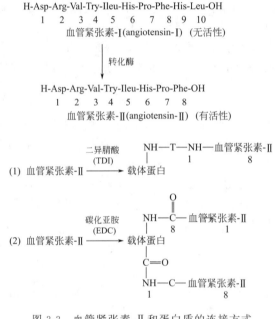

图3-3　血管紧张素-Ⅱ和蛋白质的连接方式

许多情况下，半抗原不能直接和载体蛋白质连接，或者因为这些半抗原没有能结合的功能团，或者为了要得到专一性更高的抗体，必须保留这些基团不被取代，这时就需要合成这些半抗原的适当的衍生物。

许多甾体激素的功能基位于分子A环的3位和D环的17位，初期的研究工作中，甾体通过这些位置和甾体蛋白质结合。用这样的结合物免疫动物后得到的抗血清，其特异性是针对远离分子结合点一端的结构。由于各种中性甾体结构的大多数区别在C环或D环上的功能基（图3-4），因此17位结合的睾酮的抗血清的特异性很低，能和许多 Δ^3-3-酮甾体发生广泛的交叉反应，不能区分睾酮、表睾酮、雄烯二酮和黄体酮（孕酮）。

同理，经17位结合的雌二醇的抗血清和其他在A环有酚基的雌激素也有广泛的交叉反应，因为它们的主要区别在17位（图3-5），反之，通过3位结合的甾体的抗血清，则有相反的性质，能测出D环的差异，但和差异在A环的有关甾体之间出现交叉反应。

根据上述发现，为提高血清的特异性，甾体半抗原应避免在分子的A环或D环位置，而最好在B环或C环的位置和载体蛋白质结合。业已发现，孕酮-11位结合物的抗血清较孕酮-3位结合物的抗血清对孕酮的特异性更高。这可能是由于11位结合物留下了孕酮的两端，故保持了更多的和抗体结合的特异结构。最成功的例子是雌二醇-6位结合物，其抗体

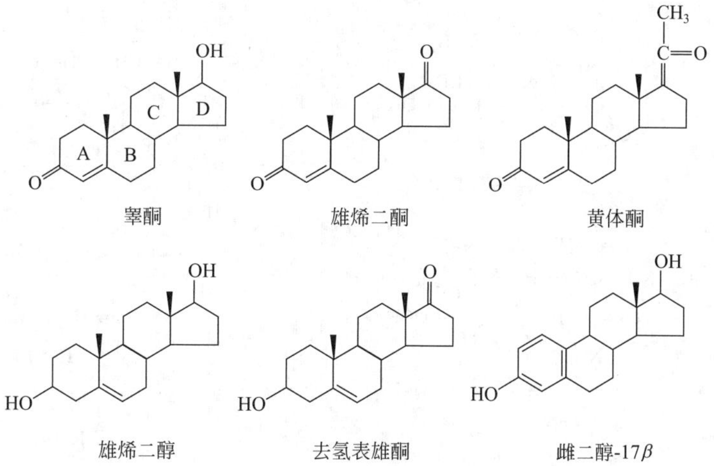

图 3-4 四种雄激素、黄体酮和雌二醇-17β的结构

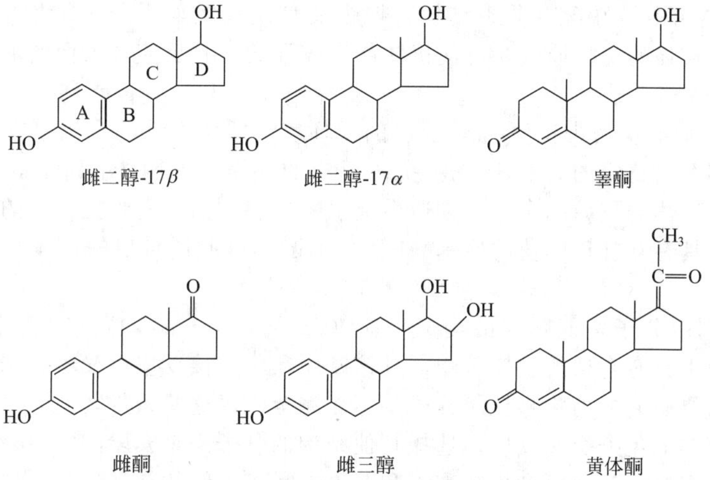

图 3-5 四种雌激素、睾酮和黄体酮的结构

和雌酮或雌三醇的交叉反应很低（小于20%），可是雌三醇-6位结合物的抗血清和雌二醇的交叉反应却很高（大于20%）。这似乎提示，甾体的抗血清对于少一个基团的构造（如对于雌三醇抗血清而言，雌二醇在16位少一个羟基）要比多一个基团的构造更不容易识别。

为得到特定抗原决定簇相对单纯的合成抗原，有时可根据半抗原的化学特性及连接反应的化学特性选择连接的半抗原。如不同青霉素的结构差异主要为侧链的不同，因此选择抗侧链特异性的抗体是减少不同青霉素交叉反应的关键。由于青霉噻唑蛋白含有三个抗原决定簇（图3-1），为得到主要抗青霉素侧链的抗血清，可采用7位侧链和青霉素侧链结构一致的头孢菌素为半抗原合成全抗原。合成的头孢菌素-蛋白质结合物虽然也具有三个抗原决定簇（图3-2），但其抗原决定簇Ⅱ和青霉噻唑蛋白的抗原决定簇Ⅱ的结构完全不同，故不发生交叉反应。用此头孢菌素结合蛋白免疫而得到的抗血清来检测和此头孢菌素7位侧链具有相同侧链结构的青霉素时，可极大地减少其他青霉素的交叉干扰反应。如由于头孢克罗（cefaclor）的7位侧链和氨苄西林的侧链结构相同，用头孢克罗与蛋白质结合得到的全抗原——头孢克罗蛋白质结合物免疫动物，得到的抗头孢克罗血清和氨苄青霉素可发生特异的交叉反应，且和其他侧链结构不同的青霉素的交叉反应较小（图3-6）。

2. 半抗原和载体的选择原则

（1）半抗原的选择

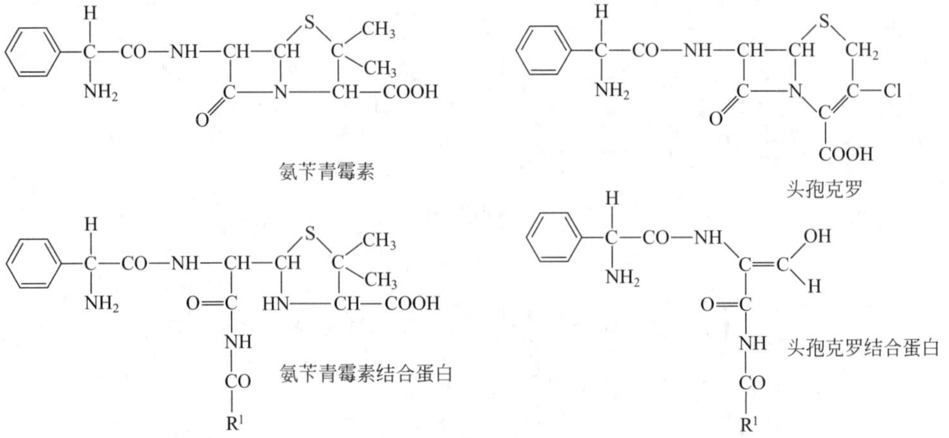

图 3-6 氨苄青霉素、氨苄青霉素结合蛋白和头孢克罗、头孢克罗结合蛋白的结构

① 半抗原结构中最好含有芳香结构。根据文献统计，如果分子结构中含有芳香结构，形成的抗原具有较强的免疫原性，可使机体产生较强的应答反应，因而增加了诱导产生高效价抗体的概率。

② 选择半抗原时应考虑抗原-抗体反应的微环境。即所设计的全抗原应能诱导抗体在其抗原结合部位创造出特定的有利于抗原-抗体反应的环境。如图 3-7 所示的半抗原，其半抗原的芳香环可在抗体的抗原结合部位创造出疏水的袋装结构，而半抗原中的磺酸基则在抗原结合部位诱导出具有互补正电荷的残基（Lys，Arg），因此诱导出的抗体和半抗原具有较高的亲和力。

③ 合理地利用分子类似物间的交叉反应（cross reaction）。为实现半抗原和载体的连接，要求半抗原中具有合适的反应基团，且该基团参与连接反应后又不影响半抗原的抗原特异性。但有时所要研究的药物半抗原分子并不能完全满足这些条件，此时可以利用结构相似的半抗原之间存在的免疫交叉反应，选择其他结构的分子满足实验的需要。如当我们要以双氢链霉素作为研究对象时，可利用链霉素和双氢链霉素之间的交叉反应，选择链霉素和载体蛋白结合，连接反应为链霉素的醛基在碱性条件下和蛋白质的氨基以 Schiff 碱的形式共价结合，用此合成抗原免疫所得的抗体和双氢链霉素具有强的交叉反应（图 3-8）。

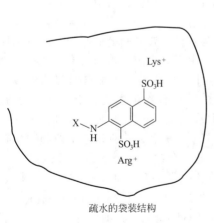

图 3-7 有利于诱导出高亲和力抗体的半抗原结构

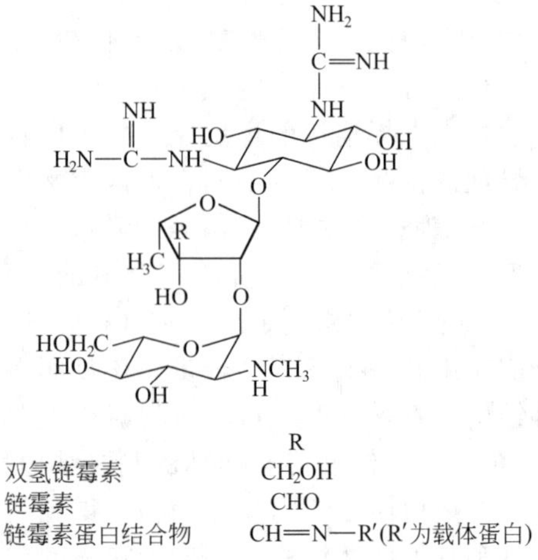

图 3-8 双氢链霉素、链霉素和链霉素蛋白结合物结构

由于半抗原的合成及特异性抗体的制备具有一定的复杂性，因此实践中合理地利用半抗原间的交叉反应是简便、易行的途径。特别是在抗感染药物中，如所有的青霉素之间以及所有的磺胺类药品之间等。

(2) 载体的选择

① 实验设计中应考虑载体对检测系统的影响。在免疫过程中，合成抗原免疫动物，不仅可以产生抗半抗原抗体，也会产生大量的抗载体蛋白抗体。因此选择载体蛋白时应考虑载体对检测系统的影响。这通常包括两个方面：其一为选择的载体应和检测体系不发生交叉反应。如免疫得到的抗体要用于测定血液中的半抗原，由于血液中存在大量的白蛋白，因此不宜选择牛血清白蛋白（BSA）等血液蛋白作为载体蛋白，而应选择和血液蛋白无关的蛋白如破伤风类毒素（TT）、卵清蛋白（OA）等为载体。其二为在进行酶联免疫吸附测定（ELISA）等免疫分析时，常将包被合成抗原用作竞争抗原或作为阳性对照，此时用于包被的合成抗原的载体应和用于免疫动物产生抗体的合成抗原的载体蛋白不同。如采用以 BSA 为载体的合成抗原免疫动物，得到的抗血清中除含有抗半抗原抗体外，还含有大量的抗 BSA 抗体。在进行 ELISA 实验时，如果仍选用以 BSA 为载体的合成抗原包被，其中的 BSA 抗体将和包被的合成抗原的载体——BSA 发生反应，干扰了抗半抗原抗体和半抗原之间的特异反应。此时应包被以 TT 或 OA 为载体的合成抗原，由于 TT 或 OA 和 BSA 抗体不发生交叉反应，从而避免了交叉反应对测定结果的影响。

② 免疫过程中应考虑载体效应的影响。在人工抗原诱导的免疫反应中，抗体的特异性依赖于半抗原分子结构中的免疫决定区，但整个载体蛋白大分子对于抗体反应的性质和量也有影响。如用一个结合蛋白质（半抗原 A＋载体 A）免疫动物，所得的抗半抗原 A 抗体，能和半抗原（A）与另一不同载体（B）结合的蛋白质起反应。但如果用半抗原（A）和载体 B 的结合物作为抗原第二次免疫此动物时，并不能刺激次级免疫应答，此时，半抗原 A 的抗体反应仍呈初级免疫反应的特点。也就是说，虽然半抗原 A（决定专一性的部分）没有改变，而只是载体（B）不同于初级反应中所用的载体（A），但半抗原（A）的抗体产生也会受到载体改变的影响。这一现象称为载体效应（carrier effect）。考虑到载体效应，在免疫过程中，为得到高效价的抗体，应使用相同载体的合成抗原制备抗半抗原抗体。

常见的载体有牛血清白蛋白（BSA）、卵清蛋白（OA）、破伤风类毒素（TT）和钥孔蛋白（KLH）等。

3. 合成抗原的测定

(1) 定性测定方法　合成抗原通常以蛋白质为载体，蛋白质具有特定的三维构象，当其和半抗原结合后，原有的构象将发生较大的改变，据此可判断半抗原是否与载体蛋白结合。

① 光谱分析。蛋白质中的芳香族氨基酸是蛋白质的主要紫外生色团和荧光生色团。当蛋白质的构象发生改变时，常导致一些藏在分子内部的生色团外露。由于蛋白质的内部处在相对疏水的环境中，其极性较外部环境的极性要弱，荧光基团在极性环境中的最大发射波长较它在非极性环境中的要长，故芳香族氨基酸的外露将导致蛋白质紫外吸收光谱的蓝移及荧光光谱的红移，同时外露的荧光基团由于荧光淬灭使得蛋白质的荧光强度降低。半抗原和载体蛋白的结合，也可导致蛋白质构象的改变，构象的改变程度和半抗原的结合量有关，通常半抗原的结合量越大，构象改变程度越大。根据此原理，可判断半抗原是否与载体蛋白结合，并选择最佳的结合条件。

以链霉素（SM）和牛血清白蛋白（BSA）的结合为例：链霉素和 BSA 在 pH9.6 的条件下结合，经透析除去游离的链霉素后，利用紫外光谱法分析链霉素的牛血清白蛋白结合物（SM-BSA）。发现 SM-BSA 的最大吸收波长略向蓝移，蓝移的程度和链霉素与 BAS 的结合条件有关，37℃结合引起的蓝移大于 4℃结合引起的蓝移（表 3-2），提示 37℃条件下结合优于 4℃。

表 3-2　不同条件下合成的 SM-BSA 在 280nm 附近的最大吸收波长　　　单位：nm

温度	SM-BSA 的合成条件				BSA$_c$	BSA
	3h	6h	12h	24h		
4℃	277.6	277.2	277.4	277.3		
37℃	277.4	277.0	276.7	277.7	278.0	278.1

注：BSA$_c$ 表示 BSA 对照，即 BSA 溶液中不加 SM，其他处理同 SM-BSA。

链霉素和 BSA 的结合还将导致 BSA 的荧光光谱略向红移；在一定的反应条件下，增加反应物链霉素的量，BSA 在 340nm 处的发射荧光强度明显降低；当链霉素的量增加至足够大时，荧光强度趋于平缓（图 3-9）。

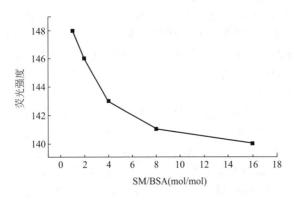 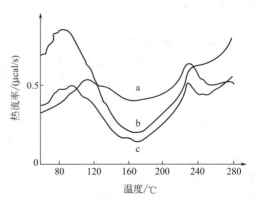

图 3-9　链霉素-BSA 合成中链霉素的加入量与 BSA 在 340nm 处荧光强度的关系
（链霉素和 BSA 溶于 pH9.6 的碳酸盐缓冲液中，37℃保温 5h 后测定。Ex：280nm，狭缝：5nm，温度：25℃）

图 3-10　SM-BSA 和 BSA 的 DSC 曲线比较
a—BSA；b—SM-BSA；c—BSA$_c$；
扫描速度：20℃/min
1cal=4.1840J

根据上述实验结果，可以确定所选择的合成条件能使链霉素和 BSA 结合，并可确定链霉素和 BSA 的结合条件：链霉素和 BSA 按 15∶1 的物质的量比，在 37℃反应 12h。

② 热力学分析。物质的热力学特征是由物质结构本身所决定的。不同物质或同一物质处于不同的状态，其热力学特征均可不同。半抗原和载体结合后，半抗原-载体结合物的热力学特性必将和载体的热力学特征有所差异，这种差异可通过差示扫描量热法（DSC）等热力学分析方法测定。图 3-10 示出 SM-BSA 和 BSA 的 DSC 曲线的差异。可见，链霉素和 BSA 结合后，在 230℃附近的吸热峰和 BSA 的吸热峰明显不同，这可能是由于 BSA 本身一级结构的改变所致。

（2）定量测定方法

① 相对含量测定。通常利用 ELISA 法比较半抗原与载体蛋白的相对结合量，如测定上述不同反应条件下合成的 SM-BSA 中链霉素的相对结合量。首先包被等量的 SM-BSA（25μg/孔）到酶标板中，同时包被 BSA 为空白对照；用兔抗链霉素破伤风类毒素结合物（SM-TT）免疫血清为抗体，测定它们和不同条件下合成的 SM-BSA 的相对结合量（表 3-4）。测定值（A_{492}）越高，表明 SM-TT 抗血清和包被 SM-BSA 的相对结合量越大；由于 SM-BSA 的包被量相等，说明 A_{492} 的差异是由于 SM-BSA 中链霉素的相对结合量的差异所致。结果表明在 37℃条件下，链霉素与 BSA 的相对结合量大于 4℃条件下的相对结合量。该结果和表 3-3 中利用 UV 法测定 SM-BSA 在 280nm 附近蓝移程度所得出的结果一致。

表 3-3　ELISA 测定不同条件下合成的 SM-BSA 的相对含量

温度	不同条件下合成的 SM-BSA 的相对含量(A_{492})				空白对照(BSA)
	3h	6h	12h	24h	
4℃	0.451	0.460	0.466	0.558	0.068
37℃	0.545	0.556	0.688	0.638	

相对含量测定法适用于测定那些因没有特异方法对半抗原含量进行定量测定的合成抗原，对确定合成抗原的反应条件是否合适有用。

② 绝对含量测定。直接测定合成抗原中半抗原的绝对含量通常比较困难，只有在一些特定的条件下，如半抗原具有与载体蛋白完全不同的光谱吸收特征，且半抗原在此特定波长下具有较强的吸收；或能利用特定的化学反应定量测定结合半抗原的量，且不与载体蛋白发生反应；此时合成抗原中的半抗原结合量才可能被估测。如青霉素和蛋白质结合形成的青霉噻唑蛋白，其青霉噻唑基可与二价汞离子（$HgCl_2$ 溶液）发生特异的定量反应——Penamaldate 法，使之在 285nm 处的紫外吸收值增加；根据 285nm 处紫外吸收值的增加量，在以青霉噻唑正丙胺为对照品制得的标准曲线上可求出青霉噻唑基的绝对含量。

第三节　抗　　体

抗体是机体经抗原刺激由免疫活性细胞产生的一组免疫球蛋白，通常由两条相同的重链和两条相同的轻链所组成。抗体具有高度的特异性，一般只能与相应的抗原起专一的反应，其最基本的生物功能是防御外界物质对机体的侵袭。在免疫球蛋白中，免疫球蛋白 G（IgG）在血清免疫球蛋白中的含量最高，约占总量的 70%，其基本结构如图 3-11 所示。在免疫分析中 IgG 是最常用的抗体。

一、抗体的制备

免疫分析中，常用到的两类抗体为抗血清（多克隆抗体）和单克隆抗体。前者由抗原直接免疫动物而得到；后者需将预先免疫过的小鼠脾细胞与体外培养的骨髓瘤细胞经细胞融合技术产生杂交瘤细胞，再筛选而得。二者的许多特性如特异性、和抗原的沉淀反应等不相同（表 3-4），因此使用时应特别注意。

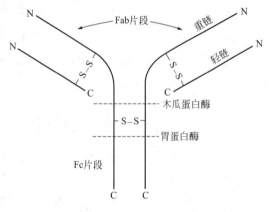

图 3-11　免疫球蛋白 G 的基本结构

表 3-4　常规免疫血清和单克隆抗体的特性比较

项　　目	常规免疫血清(多克隆抗体)	单克隆抗体
抗体产生细胞	多克隆性	单克隆性
抗体的特异性	特异性识别多种抗原决定簇	特异性识别单一抗原决定簇
免疫球蛋白类别与亚类	不均一性,质地混杂	同一类属,质地纯一
特异性与亲和力	批与批之间不同	特异性高,抗体均一
抗体的含量	0.01～0.1mg/mL	0.5～5.0mg/mL(小鼠腹水)
		0.5～10.0μg/mL(培养液上清液)
用于常规免疫学试验	可用	组合应用,单一不一定可用
抗原-抗体的沉淀反应	容易形成	一般难形成
抗原-抗体反应	抗体混杂,形成 2 分子反应困难,不可逆	可形成 2 分子反应,可逆

1. 抗血清（多克隆抗体）

抗血清，通常指人工被动免疫后所制成的多克隆抗体，它是免疫分析中的重要工具。抗血清也称免疫血清，要获得一种质量好的抗血清，主要有免疫原的制备、动物免疫、放血、抗血清分离及抗血清的分析鉴定等步骤。

(1) 免疫原的制备　免疫原（immunogen）是人工将抗原制成能刺激机体引起体液及细胞免疫反应的物质。免疫原由质量好的抗原与佐剂制成，常用的免疫原有水剂、福氏完全佐剂和福氏不完全佐剂三类，其中水剂和福氏完全佐剂使用得最多。

水剂是由无菌生理盐水将抗原制成一定浓度的免疫原。

福氏完全佐剂（Freunds adjuvant）是由抗原中混有一定量的羊毛脂和石蜡油，以及一定浓度的分枝杆菌混合而成，经研磨达到油包水的程度。具体制法为：取羊毛脂-石蜡油（1∶3）混合，高压灭菌，等体积地同一定浓度的抗原混合，按 3mg/mL 的量加入卡介苗，研磨或于无菌注射器中对拉，使之成为油包水的程度（放入冰水中不扩散）即可。

在福氏完全佐剂中去掉卡介苗，即为福氏不完全佐剂，其制法同福氏完全佐剂。

(2) 动物免疫　免疫分析中用于制备抗血清的动物通常为家兔和羊。家兔不仅对抗原的免疫反应性较好，产生的抗体也较均一；家兔的 IgG 不分亚类；实验中又易于管理；此外，羊抗兔 IgG 已商品化，可选为第二抗体做各类间接法测定；因此家兔是首选的免疫动物。

动物免疫的部分多采用脚掌、腹股沟淋巴结、大腿肌肉、皮下多点及静脉等，最好采用多部位并配合免疫效价测定为好。常用的制备半抗原抗血清的免疫方案如图 3-12 所示。

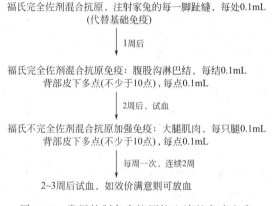

图 3-12　常用的制备半抗原抗血清的免疫方案

免疫剂量因动物种类、抗原分子量及免疫方案的不同区别较大，根据所用抗原量的不同，可分为微量、常量及大量免疫法。微量免疫法的免疫抗原量在微克级内，常量免疫法的免疫抗原量通常在 1~10mg 左右，大量免疫法的免疫抗原量在 50~100mg，不同的免疫方案和剂量都能获得成功，但微量法免疫不易产生高效价抗体，大量法免疫易带来免疫耐受，通常利用合成抗原制备兔抗半抗原免疫血清时采用常量免疫法。

(3) 试血及效价测定　家兔的试血通常可由耳缘静脉取血，取血前可用酒精搓擦兔耳，使其血管扩充，如效果不佳，可采用丙酮替代酒精搓擦，也可改由耳中间的动脉取血，试血的血量在 0.5mL 左右即可，取血后，待全血凝固后分离血清使用。

效价的测定方法有双向免疫扩散法、单向扩散法、对流电泳法、被动血凝法和 ELISA 法等。测定特异的抗半抗原免疫血清时，采用被动血凝法（将半抗原直接结合于红细胞表面的膜蛋白上）可避免载体蛋白抗体的干扰作用；如采用其他测定方法，应选用和免疫动物时所用的合成抗原具有不同载体的合成抗原与待测血清反应，以确证所测定的反应为半抗原抗体和半抗原决定簇的特异反应。

被动血凝法（passive hemag glutination）中将半抗原直接与红细胞表面膜蛋白的结合方法与人工抗原合成中半抗原与蛋白质的连接方法相同。如欲将青霉素结合到红细胞上，可采用以下方法：取健康兔血，加入等体积的奥氏溶液（alsevers solution）（柠檬酸钠0.80g，葡萄糖2.05g，NaCl 0.42g，水100mL），该血细胞悬液经1000r/min离心后，用生理盐水洗涤5次，用含100mg/mL青霉素的巴比妥缓冲液（0.14mol/L，pH 9.6）稀释成5%的血细胞悬液，37℃保温2h，用生理盐水洗涤5~10次，去除游离的青霉素，用生理盐水稀释成1%的血细胞悬液备用。

不同稀释度的抗血清和1%的血细胞悬液按1∶1混合，37℃保温2h后观测血细胞的凝聚情况，即可测得免疫血清的效价。

(4) 免疫动物血液的采集及抗血清的分离　免疫血清的效价达到一定水平后，抗血清的采集有部分采血和杀死动物一次性放血。前者常用于免疫羊等大动物，可由颈动脉抽全血200mL左右，继续饲养，第二次采血前6周左右加强一针水剂即可采血。对家兔等小动物，常采用杀死动物一次性放血的方法。家兔颈动脉放血可得到70mL左右的全血，豚鼠可采用心脏抽血法，小鼠则采用眼动脉挤血法。

采血时应注意无菌操作，尽可能将血放入面积较大的无菌容器中，先室温凝固30min左右，再放入30℃温箱约2h使之凝固，最后放入4℃冰箱过夜。次日吸取血清，将血块用无菌的玻棒轻轻拨离并搅碎，4000~10000r/min离心20min，再吸取血清。

采集的血清可分装至体积适当的容器中，冷冻干燥后放置于-20℃保存；也可不冻干，向血清中加入0.02%的NaN_3，-20℃以下可保存2~5年。

2. 单克隆抗体

单克隆抗体是建立在经细胞融合而获得的杂交瘤细胞基础上的。根据抗体产生的克隆选择学说，每一株细胞克隆只分泌特异性均一的一种单克隆抗体。在得到分泌单克隆抗体的细胞克隆后，通常以两种方法大量生产单克隆抗体。其一是细胞培养法，其二是接种动物体内生产法。由于组织培养法所能得到的抗体的最大量仅在0.5~20μg/mL，故实验室中更常用的方法是在动物体内进行繁殖。

要在动物体内产生单克隆抗体，首先必须正确选择宿主动物。用于生产单克隆抗体的动物应在遗传上与杂交瘤细胞相适用，否则将由于组织相容性抗原的不同，被宿主所排斥。为避免宿主排斥反应，可用辐射处理动物，或提前1~2周经腹腔注射0.5mL的液体石蜡。

将杂交瘤细胞在组织培养中适当繁殖后，以1000r/min离心5min，吸出上清液，收集细胞并悬在无血清的培养液中，计数，然后将细胞调至$(1~5)\times 10^7$个/mL，吸到5mL的注射器中，注入到小鼠腹腔。为了产生较多的腹水，每只小鼠至少需要注射$(1~5)\times 10^7$个杂交瘤细胞。通常7~10d后采集腹水。

对提纯单克隆抗体的含量测定方法通常采用紫外吸收法。如文献报道人及家兔的IgG在280nm波长下的$A_{1\%(1cm)}$值均等于13.5，故可认为小鼠IgG的$A_{1\%(1cm)}$值也与其相当。实际中提纯的单克隆抗体（IgG）在280nm波长下测定吸光度（A_{280}）后，可按下式估算其浓度：

$$c(\text{mg/mL IgG}) = \frac{A_{280}}{1.4} \tag{3-1}$$

二、抗体的纯化

抗体的纯化对于研究抗原-抗体的相互作用和抗体的应用有着重要的作用。抗体的分离纯化可概括为两大类：①非专一方法（化学方法），提纯或浓缩某一类的免疫球蛋白；②专一方法，利用免疫吸附剂和亲和色谱的方法得到免疫学上专一性的抗体。

1. IgG的化学分离

(1) 冷酒精沉淀法　冷酒精沉淀法是 Cohn 等于 1946 年创立的从血清中分离免疫球蛋白的方法，全部分离过程如图 3-13 所示，血清加 3 倍的蒸馏水稀释，调节 pH 至 7.7（±0.1），冷却至 0℃。在激烈搅拌的条件下，加入预冷的酒精（−20℃）到最后含量为 20%，保持在 −5℃。产生沉淀（A），含有大多数种类的免疫球蛋白。沉淀（A）悬浮于 25 倍体积的 0.015~0.02mol/L 的 NaCl（冷）中，加 0.05mol/L 的乙酸调节 pH 至 5.1，产生的沉淀（B）包括大部分的 IgA 和 IgM，而 IgG 则留在上清液中。调节上清液的 pH 到 7.4，加冷酒精（−30~−20℃）到最后浓度为 25%，维持在 −5℃。所得沉淀（C）含有 90%~98% 的 IgG。不同动物，IgG 分离的条件和产量略有不同，见表 3-5。从沉淀（B）可按下述方法进一步分离出 IgA 和 IgM 的混合物：将沉淀（B）悬浮于 0℃ 水中，调节 pH 至 5.1；离心去除不溶的蛋白，调节离子强度到 0.0075~0.01，pH5.5；然后加冷酒精到最后含量为 10%，维持在 −2℃ 或 −3℃ 低温，所得到的沉淀（B-B）主要含 IgA 和 IgM。

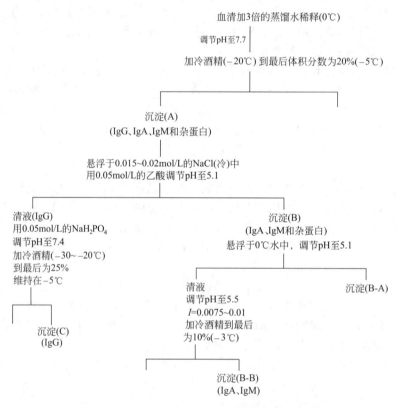

图 3-13　冷酒精沉淀法从血清中分离免疫球蛋白

表 3-5　从动物和人血清沉淀 A 分离 IgG 的条件

物　种	pH	沉淀条件		IgG 产量/%
		酒精含量/%	离子强度	
人	5.1	15	0.01	65
山羊	5.2	0	0.01	65
家兔	5.2	10	0.01	70
大鼠	5.0	15	0.01	50
豚鼠	5.1	15	0.01	70
鸡	5.1	15	0.01	30
马	5.8	20	0.005	20

(2) 中性盐分段沉淀法　通常采用更简便的硫酸铵或硫酸钠沉淀免疫球蛋白。和酒精沉

淀法比较，其优点是简便，蛋白质变性的危险较小；缺点是分离的纯度较差。血清在低温条件下，经50％饱和硫酸铵多次反复沉淀，脱盐后可得IgG的粗品。如图3-14所示。

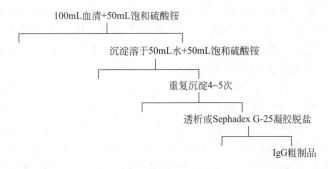

图3-14　硫酸铵沉淀法制备IgG粗制品（整个过程在小于5℃的条件下进行）

血清在室温连续用18％的硫酸钠、12％的硫酸钠和12％的硫酸钠沉淀，最后的主要沉淀是IgG，如图3-15所示。

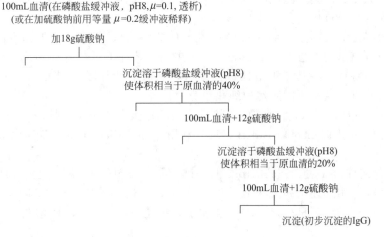

图3-15　硫酸钠沉淀法初步纯化IgG（全过程在室温下进行）

（3）DEAE-纤维素柱色谱法　最常用于纯化IgG的方法是DEAE-纤维素柱色谱法。血清或用上述方法得到的免疫球蛋白粗制品，先用磷酸盐缓冲液（pH6.3，0.0175mol/L）透析，然后通过事先用此缓冲液平衡过的DEAE-纤维素柱，IgG不被保留，被洗脱下来，而其他血蛋白组分均被保留。这样就可以得到在免疫化学上纯的IgG。

用DEAE-Sephadex可以简便、快速的分离。其步骤简述如下：DEAE-Sephadex A-50（粗颗粒）在水中溶胀后，再经0.5mol/L的NaOH和0.5mol/L的盐酸反复处理，然后在0.01mol/L磷酸盐缓冲液（pH6.5）中平衡。50mL血清（无需透析）加10g处理过的DEAE-Sephadex；这一稠的混合物在冷处搅拌1h，过滤；再用25mL同一缓冲液分4次洗涤沉淀；合并滤液；再加10g新处理过的DEAE-Sephadex，置冷处搅拌，过滤；DEAE-Sephadex沉淀再用200mL缓冲液分多次（每次12~20mL）洗涤，滤液几乎含有血清中的全部IgG；用1mol/L的K_2HPO_4溶液迅速中和到pH7.5。Sephadex在pH、离子强度改变时，凝胶颗粒的体积改变很大，因此不适宜在柱色谱上反复使用。

利用柱色谱分离IgG时，应注意不超过离子交换柱的交换容量。当血清或浓缩的免疫球蛋白过量时，洗脱液中可能混入杂蛋白（主要是转铁蛋白），影响分离效果。为避免这一缺点，应增加离子交换剂的量和柱长，或改用交换容量更大的离子交换剂。此外，还应注意，在通常采用的色谱条件下，DEAE-纤维素并不能分离 IgG 的所有亚类（IgG_4）。

2. 利用免疫吸附剂纯化特异抗体

（1）利用特异抗原纯化特异抗体　利用各种化学分离的手段分离的抗体，通常是含有各类不同特异性的抗体的混合物，为得到单一的某种特异性抗体，应借助亲和色谱的方法，将半抗原和抗原特异地与不溶性载体结合，制成特异的免疫吸附剂，进而纯化出所需要的特异性抗体。免疫吸附剂的制备及相关理论问题详见相关参考文献。

实现半抗原与不溶性载体连接的途径可概括为两类：①首先制备半抗原-蛋白质结合物，然后利用蛋白质和不溶性载体的连接反应，制备半抗原免疫吸附剂。采用该途径时，应考虑所选择的与不溶性载体连接的蛋白质和为免疫动物产生抗体而制备的半抗原-蛋白质结合物的载体蛋白之间不应有交叉反应，否则得到的抗体仍为混合抗体，除了含有特异的抗半抗原抗体外，还含有抗载体蛋白抗体。② 根据半抗原的特性，利用特异的反应将半抗原直接与不溶性载体连接。如在偏碱性条件下，以赖氨酸为连接臂，可以实现含有醛基的半抗原如链霉素等与溴化氰活化的 Sepharose 4B 的连接；以戊二醛为连接臂，可以实现含有氨基的半抗原如各类氨基糖苷类抗生素与溴化氰活化的 Sepharose 4B 的连接。采用该途径时，所选用的结合反应的专属性是实验成功与否的关键。虽然选择方法较为困难，但一旦获得成功，将得到高纯度的特异抗体。

（2）利用特定的细菌蛋白纯化特异抗体　从葡萄球菌中分离出的 A 蛋白（protein A）和从链球菌中分离出的 G 蛋白（protein G），在一定条件下可与各种免疫球蛋白的 Fc 端相结合。利用这一特点，将其与不溶性载体结合，制成的特异吸附剂可以用来纯化免疫球蛋白。通常利用此方法从小鼠的腹水中纯化单克隆抗体。

A 蛋白或 G 蛋白与不溶性载体的连接反应与其他蛋白质和不溶性载体的连接反应相同。目前已有商品的 A 蛋白-Sepharose 4B 出售。利用 A 蛋白-Sepharose 4B 纯化鼠单克隆抗体的方法简述如下。

① 制备色谱柱。A 蛋白-Sepharose 4B 首先用 0.1mol/L 的磷酸盐缓冲液（pH8.0）膨胀和洗胶后装柱，用上述缓冲液洗至平衡，4℃存放。使用前用 2～3 倍床体积的 0.2mol/L 的甘氨酸-盐酸缓冲液（pH2.0～2.5）洗柱子，再用 0.1mol/L 的磷酸盐缓冲液（pH8.0）平衡柱子。

② 样品的处理。样品上柱前最好将腹水在 4℃的条件下离心 30min，转速约 19000r/min，弃去上层的脂肪层和沉淀（变性蛋白和细胞碎片）；将澄清的腹水按 1 体积加 1/2 量的磷酸盐缓冲液稀释，再进一步同上离心或用阻挡 200000 相对分子质量以上的超滤膜过滤，或用 G-5 的砂芯漏斗抽滤一次，用 1mol/L 的 Tris-HCl 缓冲液（pH9.0）调 pH 至 8.0；一般每 1mL 床体积可加样 0.5～1mL；流速为 0.1～0.5mL/min，加样完毕后样品于 4℃保留 1h 以上再洗脱。

③ 洗杂蛋白。IgG 以外的杂蛋白可用 10 倍床体积的磷酸盐缓冲液洗柱子，直到 A_{280} ≤0.05。

④ 洗脱 IgG。用 0.1mol/L 的柠檬酸钠缓冲液（pH3.5）将 IgG 洗下，并及时用 2mol/L 的 Tris-HCl、0.15mol/L 的 NaCl 缓冲液（pH7.6）中和至中性。

⑤ A 蛋白-Sepharose 4B 柱的再生。用 0.2mol/L 的甘氨酸-盐酸缓冲液（pH2.0～2.5）洗柱子，再用 0.1mol/L 的磷酸盐缓冲液（pH8.0）平衡柱子，重新使用。

三、特异性抗体的筛选与效价测定

1. 抗体的效价测定

效价（titer）又称滴度，指某一物质与一定容量的另一物质产生反应所需要的量。在免疫分析中，免疫血清中抗体的效价指将血清进行稀释，测定与一定的抗原能发生反应的最大稀释度，此最大稀释度即为血清的效价。如反应终点血清的稀释度为1/100，则血清的效价为1∶100。可见抗体的效价除了和抗体的量有关外，还和所选择的测定方法的灵敏度有关。相同的血清，采用不同的方法测定可得出不同的效价值。

常用的效价测定方法有免疫扩散法、间接血凝法和ELISA法等。ELISA法测得的效价最高，免疫扩散法测得的效价最低。

2. 抗原决定簇特异性抗体的筛选

对抗体，特别是单克隆抗体的抗原决定簇特异性进行筛选和评价，首先要制备出含不同抗原决定簇的特异抗原，然后根据抗体和这些抗原相互作用的强弱进行分析。以对抗BPO单克隆抗体的分析为例说明。

① 由于青霉素和蛋白质结合形成的青霉噻唑蛋白主要含有三个不同的抗原决定簇（图3-1），因此应诱导出与之对应的具有不同抗原决定簇特异性的单克隆抗体。为对具有不同抗原决定簇特异性的单克隆抗体进行筛选，采用两种方法，即分别用氨苄西林和头孢克罗包被聚苯乙烯微孔板。

a. 方法1。戊二醛-半抗原包被。由此所得到的抗原决定簇的结构为：

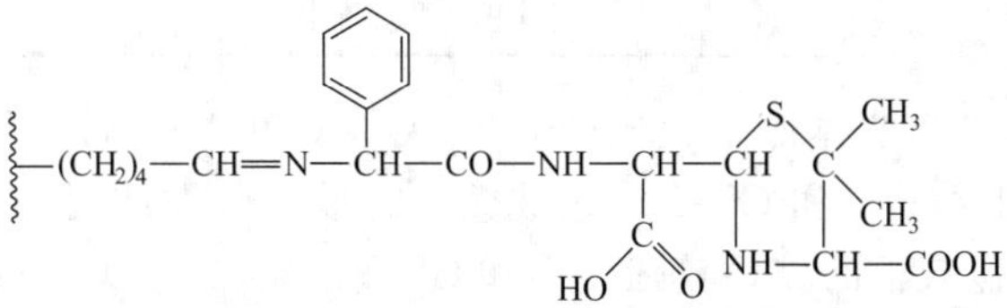

戊二醛-氨苄西林包被形成的抗原决定簇

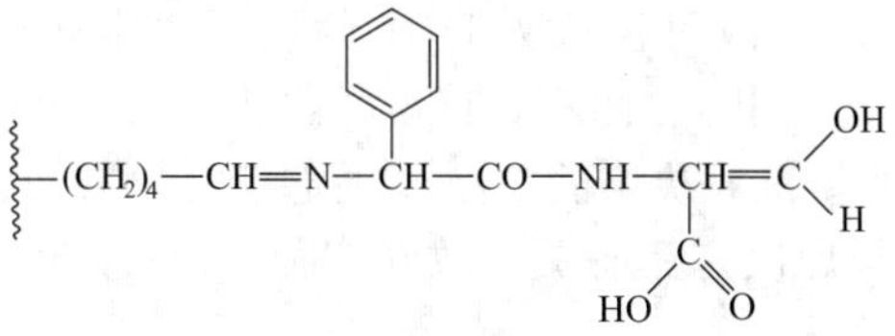

戊二醛-头孢克罗包被形成的抗原决定簇

b. 方法2。戊二醛-二乙胺-半抗原包被。由此所得到的抗原决定簇的结构为：

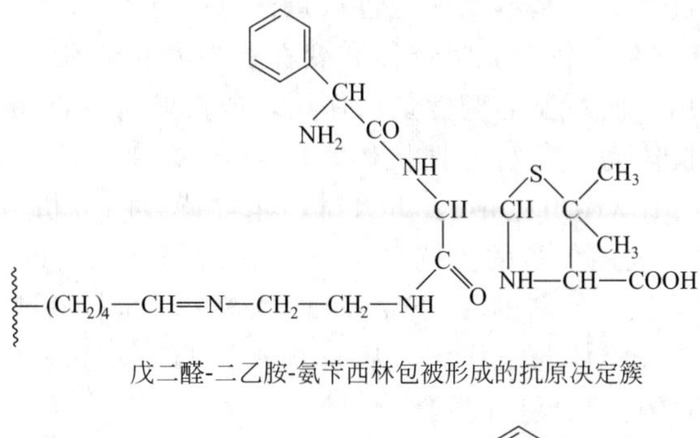

戊二醛-二乙胺-氨苄西林包被形成的抗原决定簇

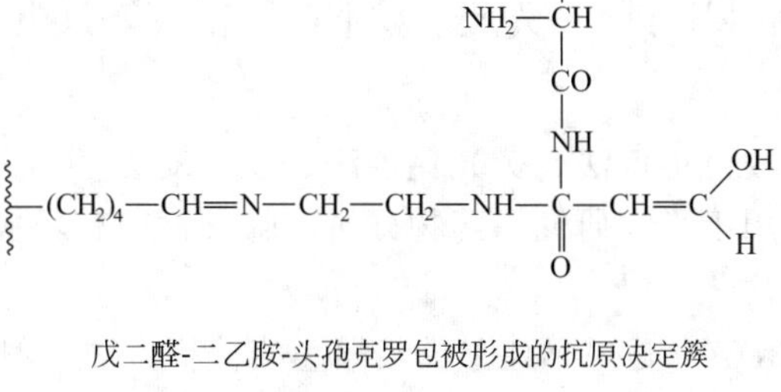

戊二醛-二乙胺-头孢克罗包被形成的抗原决定簇

可见，戊二醛-氨苄西林（Amp-GA）包被形成的抗原决定簇主要为噻唑环（抗原决定簇Ⅱ）；戊二醛-二乙胺-氨苄西林（Amp-EDA-GA）包被形成的抗原决定簇和青霉噻唑蛋白的结构相似，主要含有侧链（抗原决定簇Ⅰ）和噻唑环（抗原决定簇Ⅱ）两个抗原决定簇；戊二醛-二乙胺-头孢克罗（Cfc-EDA-GA）包被形成的抗原决定簇主要含有侧链（抗原决定簇Ⅰ）；而戊二醛-头孢克罗（Cfc-GA）包被形成了新的抗原决定簇。

② 比较不同单克隆抗体与四种不同包被 ELISA 板的作用情况。可根据 ELISA 实验中单克隆抗体的最低阳性浓度进行比较（表 3-6）。

表 3-6　单克隆抗体在不同包被 ELISA 板上的最低阳性浓度

单克隆抗体	最低阳性浓度/(μg/mL)			
	Amp-EDA-GA	Amp-GA	Cfc-EDA-GA	Cfc-GA
D-6	9.6	1.2	0.6	0.2
D-11	4.4	0.4	1.6	1.6
D-8	0.2	1.2	0.2	2.2
D-45	0.3	0.3	1.2	2.4
D-10	3.8	3.8	7.6	3.8
D-12	6.2	3.1	6.2	3.1

由表 3-6 可见，单克隆抗体 D-45 在 Amp-EDA-GA 和 Amp-GA 包被板上的最低阳性浓度均较低，而在 Cfc-EDA-GA 和 Cfc-GA 包被板上的最低阳性浓度均较高，说明它和 Amp-EDA-GA 及 Amp-GA 包被板的作用较强，而和 Cfc-EDA-GA 及 Cfc-GA 包被板的作用较弱，由于 Amp-EDA-GA 及 Amp-GA 包被板上均含有青霉素的噻唑环，而 Cfc-EDA-GA 及 Cfc-GA 包被板上均不含有噻唑环，故可被认为 D-45 的抗原决定簇特异性为抗青霉素的噻唑环（青霉噻唑蛋白中的抗原决定簇Ⅱ）。同理，D-8 可被认为特异的抗氨苄青霉素的侧链；D-6 和头孢菌素结合蛋白质中的新抗原决定簇（抗原决定簇Ⅲ）有较高的亲和力；而 D-10 和 D-12 可能和青霉素形成的小抗原决定簇有关，故和四种 ELISA 包被板均具有较低的亲和力。

3. 构象特异性抗体的筛选

Pfund 等建立的构象敏感性免疫测定（conformation-sensitive immunoassay）法可用于鉴定构象特异性单克隆抗体，其基本原理为包被蛋白（抗原），利用变性技术使包被蛋白变性，然后利用传统的 ELISA 比较单克隆抗体和变性蛋白及正常蛋白的作用情况，当单克隆抗体仅能与正常蛋白作用，而不能与变性蛋白作用，或仅能与变性蛋白作用，而不能与正常蛋白作用时，该单克隆抗体为构象特异性抗体，Inagaki 等利用该原理发展了一个对转移生长因子 α（transforming growth factor α，TGFα）非常特异的分析方法，在 ELISA 夹心法（sandwhich ELISA）中，利用包被的兔抗 TGFα 抗体吸附样品中的 TGFα，并使吸附后的 TGFα 构象改变；此时原先不外露的 TGFα 表面的 10～33 位氨基酸序列外露，利用筛选到的仅与该位点结合的单克隆抗体与之作用，从而解决了 TGFα 和表皮生长因子（epidermal-growth factor，EGF）间的交叉反应问题。

第四节　免疫分析方法及其应用

免疫分析法可分为放射免疫法、荧光免疫法、酶免疫法等，它们都具有灵敏度高、选择性强的特点，已广泛应用于科学研究、药物分析、临床检验、环境监测等多个领域。

一、放射免疫分析法

放射免疫分析法（RIA）是最早建立的经典免疫分析方法，尽管由于其需要严格的废物处理手续和特殊的实验室，曾很早就被认为会从市场上消失，但目前仍被广泛应用，且在相当长的一段时间内仍将保留。

1. 基本原理

当一定限量的抗体（Ab）存在于反应体系时，体系中标记抗原（Ag*）与未标记抗原（Ag）就竞争性地与抗体结合，分别形成标记抗原-抗体结合物（Ag*-Ab）与未标记抗原-抗体结合物（Ag-Ab）。

$$\begin{matrix} Ag \\ Ag^* \end{matrix} + Ab \rightleftharpoons \begin{matrix} Ag\text{-}Ab \\ Ag^*\text{-}Ab \end{matrix}$$

（游离状态）　　　　　（结合状态）

在标记抗原与抗体浓度固定时，当未标记抗原量增多，由于标记抗原被非标记抗原稀释，抗体结合点被标记抗原量所占的量减少，则标记抗原-抗体结合物（即结合状态的标记抗原）量（B）减少，而游离状态的标记抗原量（F）增加，这种关系可用表3-7示意说明。

表3-7　放射免疫测定原理示意

标记抗原 Ag*	未标记抗原 Ag	结合状态的标记抗原量 B	游离状态的标记抗原量 F	B/F	结合率 $B/(B+F)\times100\%$
6	0	4	2	2.0	67%
6	2	3	3	1.0	50%
6	6	2	4	0.5	33%
6	18	1	5	0.2	17%

放射免疫测定的基础是免疫反应，当抗原遇到其相应的特异抗体时形成抗原-抗体结合物；用放射性同位素标记的抗原，当其免疫决定簇在未受到很大影响的情况下，仍能与其相应的特异性抗体结合。

2. 放射性同位素的概念

原子的中心是原子核，其周围是一些按照一定轨道绕核运动的电子，原子核带正电荷，电子带负电荷。原子核外有多少电子，核就带多少正电荷，通常以 Z 表示，称之为原子序数。当 Z 较小时，即为轻元素（中子/质子，即 $n/p=1$）；当 Z 较大时，即为重元素（$n/p=1.5$），当 $n/p=1$ 值偏离其特定比值时，则此元素是不稳定的，会发生放射性衰变，称为放射性元素。如果元素的 Z 相同而质量数 A 不同，称为放射性同位素。它们有天然的，也有人工的，例如 I，$^{120\sim139}$I 中，除 ^{127}I 外都是放射性同位素，又如 H，^{3}H 就是人造放射性同位素。

放射性同位素核衰变时，会发射出 α 射线（即氦核）、β 射线（即电子）、γ 射线（一种高能电磁波）和 $β^+$ 射线（即正电子），或从核外获得一个电子等，各种射线都很容易用仪器探测出来，并且灵敏度很高，^{3}H 衰变放射出 β 射线，可用液体闪烁谱仪检测。^{131}I、^{125}I 衰变时放射出的 γ 射线，可用井型闪烁计数器检测，在放射免疫测定中，主要就用这些同位素作示踪原子。

放射性同位素以 Bq（贝可）表示其放射性活度，1Bq 的放射性为每秒 1 次核衰变，每单位质量所含的放射性活度（Bq/g），称为比活度。

3. 放射性药物标记

放射免疫分析中，常用的标记物采用最多的是 ^{125}I 标记物和氚标记物，^{125}I 标记法有氯胺 T 法、乳过氧化酶法、碘剂法和碘珠法。目前最成熟且采用最多的是氯胺 T 法，主要用于对蛋白质、多肽激素和含碘氨基酸的标记，对于甾体激素的碘标记，要采用接枝标记技术，可供接枝的化学基团有氧—羧甲基肟、半琥珀酸酯、羧甲基、硫基醋酸、葡萄糖苷酸、甲酸酯等。常用的标记基团有酪氨酸甲酯、酪氨和组氨。如黄体酮-6-醋酸基-硫酪氨的合成和碘标记，氚标记对类固醇激素、环核苷酸、前列腺素的研究较多，但要求保持生物活性，并具较高的放射性活度和高的比活度的特性。

4. 放射免疫测定中结合或游离放射性物质的分离

分离结合或游离的放射性物质，进而进行测定是放射免疫分析的关键，目前应用的主要分离方法有以下几种。

(1) 柱色谱法（如凝胶过滤）和电泳法 这些方法分离效果很好，但操作较复杂，且费时，不适合大量样品的检测。

(2) 吸附法 如用硅酸盐或活性炭等，它们对蛋白质、多肽、药物等具有非特异吸附能力，若在其表面包被一层白蛋白、右旋糖酐等物质时，将会限制其对大分子物质的吸收，而只允许较小的游离放射性物质吸附在颗粒上，经离心沉淀即可达到分离目的。

(3) 沉淀法 可用中性盐或有机溶剂使抗原-抗体结合物沉淀，从而达到分离的目的，常用的有硫酸铵、聚乙二醇等，前者非特异性沉淀偏高，后者效果较好，一般用聚乙二醇（PEG）6000，终浓度为20%。

(4) 抗抗体法 即用第二抗体（抗抗体）沉淀在第一次反应中所形成的抗原-抗体结合物，此法可与PEG法结合使用：加入抗抗体后于37℃水浴中作用1h，再加入等体积的10%PEG，离心沉淀即可，该方法特别适合于分离半抗原-抗体结合物。

(5) 微孔滤膜法 利用微孔滤膜减压抽滤，小分子游离放射性物质可通过滤膜，而大分子的结合物则留在膜上，从而达到分离的目的。

(6) 固相法 将抗体结合到固相载体上，反应后经离心及洗涤，去除游离的放射性物质，常用的固相载体有聚苯乙烯管、葡聚糖凝胶、纤维素等。

5. 放射免疫分析测定的具体方法

放射免疫分析测定法包括以下三个步骤：①抗原-抗体反应；②结合的和游离的放射性物质的分离；③放射性活度的测定。

测定时，通常先以各种已知浓度的抗原（高度纯化的待测物质的标准品）与一定量的标记抗原及适量抗体进行作用后，测定各种标准浓度抗原-抗体结合物的放射性活度，求出结合率，绘制标准曲线（剂量反应曲线）。然后取一定量样品按同法进行测定，再根据被测抗原的放射性结合率，就可以从曲线中查出相应的该抗原的含量。

二、荧光免疫分析法（fluorescence immunole assay，FIA）

1. 荧光淬灭（fluorescence quenching）法

一个分子发生荧光是由于它吸收了一定波长的光后，为了消散这部分吸收的能量而发射出波长较长的光，用紫外光照射蛋白质，可诱导蛋白质产生荧光，虽然苯丙氨酸、酪氨酸和色氨酸残基均能有效地产生荧光，但色氨酸残基是产生荧光的主要成分，用波长为280～295nm的光照射提纯的抗体，它发射出的荧光波长为330～350nm，这是由于色氨酸残基发射出荧光波所致，若这种激发的能量转移到不发生荧光的分子上，则蛋白质的荧光便减少，因此，当提纯的抗体与具有某些荧光性质的半抗原作用时，由于紫外光照射所产生的激发能量被转移到不发生荧光的结合半抗原上，并为非荧光过程（nonfluorescent process）所消散，从而导致了抗体荧光的减弱或淬灭，如半抗原2,4-二硝基苯（DNP）基团的抗体荧光淬灭法，半抗原DNP-赖氨酸的最大吸收波长在360nm，它的吸收光谱恰好与抗体的发生波长重叠（图3-16），因而特别适合于对抗体的荧光淬灭研究，首先测定半抗原将所有的抗体结合部位占有时获得的最大荧光淬灭（Q_{max}）（可能高达80%）；然后假定抗原-抗体结合物的数量和半抗原的量在一定范围内呈正相关，并与荧光淬灭值呈相反关系，由此可求结合及游离的半抗原的量。

该法的优点是需要的抗体量小，但它局限于高纯度并具有所需的光谱性质的半抗原和抗体。

2. 荧光增强 (fluorescence enhancment assay) 法

某些半抗原和抗体结合，可导致蛋白质荧光的减弱，但这些从蛋白质色氨酸转移过来的激发能，并不被消散，而是被荧光半抗原吸收了，从而显示了它的荧光增加，这种现象被称为荧光增强，某些半抗原的这种性质可用于测定其含量，该方法的明显优点是不需要提纯的抗体，因为测量的是半抗原荧光性质而不是抗体的荧光性质。

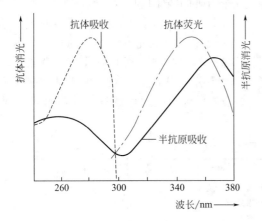

图 3-16 抗 DNP 抗体和 DNP-赖氨酸半抗原的吸收和发射光谱

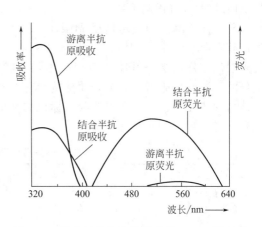

图 3-17 游离的和与抗体结合的 DANS-赖氨酸的吸收和发射光谱

具有这种荧光性质的分子，如二甲基氨基萘-5-磺酰（DANS）基团，它的吸收最大处是色氨酸的荧光最强处；它的吸收最小处是蛋白质的吸收最大处，在 520nm 处它发射最强荧光，此时，蛋白质则不发生荧光，因此，当兔抗体与 DANS-赖氨酸作用时，连接物的荧光增强了 25~30 倍（图 3-17），由于荧光的强度与结合的半抗原的分子数量有关，故平衡时，可用于定量测定结合的半抗原。

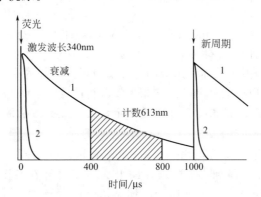

图 3-18 时间-分辨荧光测量原理

测量周期为 1ms，在每个周期的开始产生一个小于 1μs 的脉冲激发，脉冲激发后的衰落时间是 400μs，而在每个周期中实际计数时间也持续同样长，曲线 1 表示铕离子螯合物的荧光；曲线 2 表示背景荧光（实际衰减时间小于 1μs）

3. 荧光偏振 (fluorescence polarization) 法

小分子发射的荧光在正常情况下并不偏振，因为在激发和发射之间的短时间内分子是随机排列的。当分子增大时，布朗运动旋转所产生的分子旋转量减少，因此，当荧光分子与抗体分子作用时，分子明显增大，使旋转运动受到限制，在这种情况下，分子随抗体定向的过程比自由的荧光分子要慢，从而导致发射的荧光偏振，荧光的偏振程度可以定量测定结合的和游离的抗原,此法已用于半抗原、荧光标记蛋白质抗原与相应的抗体之间的作用,常用于蛋白质抗原研究的标记试剂是异硫氰基荧光素和二甲基氨基萘磺酰氯。

4. 时间-分辨荧光免疫分析法（time-resolved fluorometric immuno assay）

荧光免疫分析中的时间-分辨测量技术,是为了提高免疫分析法的灵敏度和特异性而发展起来的,测定中根据标记物和干扰物荧光寿命的差异,选择性地测定标记物的荧光信号即为所谓的时间-分辨测量技术（图3-18）。荧光免疫分析中的主要问题是测量过程中的高背景荧光干扰而使测试的灵敏度受到限制,这些背景荧光来自于塑料、玻璃及样品中的蛋白质等,其寿命一般在1～10ns,表3-8中列出了一些常见荧光团的荧光寿命,由此可见,若用荧光素作为标记物,用时间-分辨技术仍不能消除干扰。因此必须采用具有比产生背景信号组分的荧光寿命适当长的荧光团作为标记才能利用时间-分辨测量的优点,由于某些镧系元素螯合物的荧光寿命比常用的荧光标记物高出5～6个数量极,因此可以很容易用时间-分辨荧光计将其背景荧光区别开来。

表3-8　一些荧光团和蛋白质的荧光寿命

物　　质	荧光寿命/ns	物　　质	荧光寿命/ns
人血清白蛋白（HSA）	4.1	异硫氰酸荧光素	4.5
细胞色素（c）	3.5	丹磺酰氯	14
球蛋白（血球蛋白）	3.0	铕螯合物	$10^3 \sim 10^4$

目前,时间-分辨荧光免疫技术正越来越多地被用于许多蛋白质、激素、病毒抗原乃至DNA杂交体等的分析。

三、克隆酶给予体免疫分析法

克隆酶给予体免疫分析（cloned enzyme donor immunoassay，CEDIA）法是利用重组DNA技术,合成β-半乳糖苷酶（β-galactosidase）的两个独立存在时无酶活性的蛋白质片段,但两者结合时则显示出酶活性的原理,作为分析方法的基础,较小的片段（70～90氨基酸）被称为酶给予体片段（enzyme donor，ED）,另一片段约占整个酶氨基酸序列的97%,被称为酶受体片段（enzyme accepter，EA）,具体的方法原理如图3-19所示。

由于药物的ED标记物与抗体结合后不再与EA形成酶,所以当样品中游离药物量增加时,使游离的ED-药物增多,从而使组成的活性酶量增多,加入底物显色测定时则可显示出更强的反应,CEDIA是现在最为灵敏的均相免疫分析法之一,灵敏度可达10^{-11} mol/L,而且有很高的精确度,CEDIA已被用于药物的测定,大量此类方法的药盒正在开发中。

四、酶联免疫吸附分析法

酶联免疫吸附分析法（enzyme-linked immunosorbent assay，ELISA）作为一种基本的免疫测定方法,近三十年来得到迅速发展,ELISA技术已经在各个领域被普遍应用,据分析,以ELISA为代表的固-液抗原-抗体反应体系,今后大有替代经典的以同位素标记为基础的液-液抗原-抗体反应体系。

经典的酶联免疫吸附分析法的实验步骤可概括为包被、洗涤、与特异性抗体反应、与酶联抗抗体反应以及显色和测定等步骤。

ELISA实验技术主要包括直接法和夹心法两种,夹心法利用两种不同动物的抗体,分别与多价抗原作用（图3-20）,可提高方法的特异性,但对半抗原的测定只能采用竞争法。

1. 抗原包被技术

将抗原或抗体连接到固相载体上的过程称为包被（coating）。抗原包被的质量是影响固-液抗原-抗体反应的重要因素,ELISA使用的微孔板通常为聚苯乙烯板,它和蛋白类抗原有

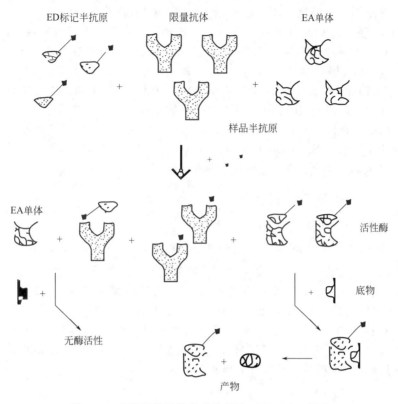

图 3-19 克隆酶给予体免疫分析法（CEDIA）原理

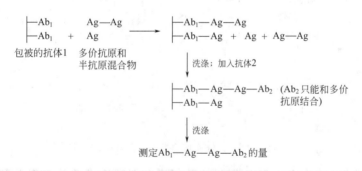

图 3-20 ELISA 实验夹心法原理

较强的相互作用，目前蛋白类抗原的包被技术已经相当成熟，可利用碳酸缓冲液（0.1mol/L，pH9.6）直接包被待测抗原，药物免疫分析中包被技术的改进主要集中在对聚苯乙烯亲和力较弱的抗原，如半抗原、短肽及糖类抗原等的包被上。

半抗原通常以半抗原-载体结合物的形式包被，这样既能克服半抗原在微孔板上不易吸附的弱点，又为抗原-抗体反应提供了合适的空间环境，通过对头孢菌素半抗原的分析发现，半抗原通常也存在多个抗体结合位点，且各位点在与抗体的结合过程中所起的作用不同，因此和载体结合后，主要抗体结合位点的结构及空间构象不能有太大的改变，否则和抗体的结合作用将减弱，对类固醇类半抗原的研究也得出相同的结论。蛋白质是最常见的半抗原载体，但用半抗原-蛋白质作包被抗原存在两个主要问题：①包被抗原制备的重现性不好，且贮存中有时不稳定；②易和抗血清（体）发生交叉反应，尼龙（如尼龙6）也可作为半抗原的载体，由二环己基碳二亚胺（dicyclohexylcarbodiimide，DCC）为交联剂制备的半抗原-尼龙结合物不仅在室温放置稳定，用苯酚-乙醇溶解后即可在微孔板上包被。

此外利用戊二醛（glutareldehyde，GA）处理聚苯乙烯板，可将含有氨基的半抗原直接与微孔板连接；也可通过乙二胺（EDA）为连接剂，将能与氨基作用的半抗原与微孔板连接，如用0.2%的GA磷酸盐缓冲液（0.1mol/L，pH8.0）处理聚苯乙烯板，每孔200μL，37℃过夜；经蒸馏水洗涤后加入0.4%的EDA磷酸盐缓冲液（0.1mol/L，pH8.0），200μL/孔，37℃保温3h；用蒸馏水再次洗涤后，加入由碳酸盐缓冲液（0.1mol/L，pH9.6）稀释的链霉素硫酸盐包被液，200μL/孔，37℃再保温4h；可将链霉素（SM）直接包被至酶标板上，形成SM-EDA-GA包被板（图3-21），包被时，应同时设经GA和EDA处理，但未包被链霉素的孔作为ELISA试验的对照。

$$\begin{array}{l}\mathrm{—CH=NH—CH_2—CH_2—HN=st^*}\\ \mathrm{—CH=NH—CH_2—CH_2—HN=st^*}\end{array}$$

图3-21　SM-EDA-GA包被板中链霉素抗原决定簇结构示意
图中的 * 号代表抗原决定簇

短肽类抗原在微孔板上的吸附情况差异很大，某些短肽极难包被，利用UV辐射处理微孔板可增加短肽在微孔板上的亲和力，对某些来源困难的短肽，可将其羧基直接与经修饰的微孔板共价连接，如Covalink板，聚苯乙烯表面共价连接有活化氨基（图3-22），多肽可通过碳化二亚胺（EDC）为连接剂与微孔板连接，该方法不仅减少了抗原在包被过程中的丢失，且使得ELISA的重现及灵敏性都有所提高。

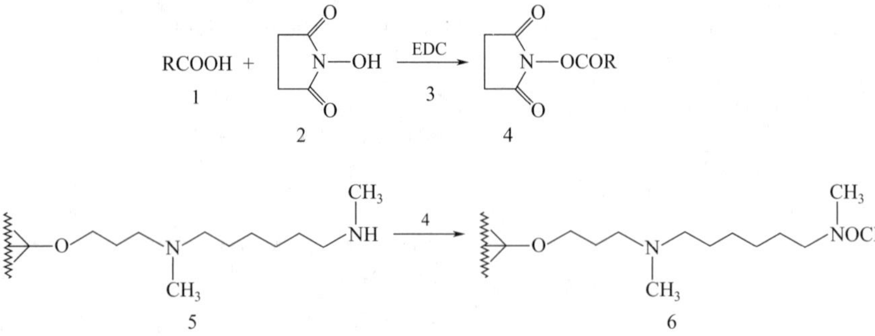

图3-22　共价连接多肽与Covalink板

多糖类抗原通常需经化学修饰以增强和微孔板的亲和力，常用的修饰方法包括使之共价与多聚赖氨酸（poly-L-lysine）连接、与生物素（biotin）连接或与酪胺（tyramine）连接，但修饰的结果常导致背景较高及重现性较差，利用真空过滤技术（vacuumfiltration）可使多糖类抗原直接吸附到硝酸纤维素膜（NC）上，包被在NC上的抗原可由酶免疫法检测，这不仅可克服化学修饰所带来的缺点，并可避免化学修饰过程中抗原性的改变。

2. 最适包被浓度的选择

通常抗原包被量-反应曲线呈双曲线（图3-23），即当包被抗原的浓度较低时，随抗原浓度的增加包被量增大；当包被抗原达到一定浓度后，包被量为定值，不再随抗原浓度的增加而增大，此浓度称之为抗原的饱和包被浓度。如SM-BSA的饱和包被浓度约为1.6μg/mL；SM-EDA-GA系统中链霉素的饱和包被浓度约为1mg/mL。

包被浓度的选择对包被的重现性影响较大，当包被浓度大于或接近饱和包被浓度时，由于抗原量已不再是抗原包被中的限制因子，故实验标准差（SD）较小；当包被浓度和饱和

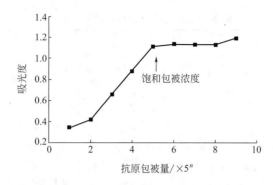

图 3-23 抗原包被量和 ELISA 反应的关系

包被浓度相差较大时,实验标准差相对较大,SM-EDA-GA 包被法中链霉素包被浓度和实验误差间的关系如表 3-9 所示,故实验中选择的链霉素最佳包被浓度分别为 2mg/mL。

表 3-9 SM-EDA-GA 包被法中链霉素包被浓度对 ELISA 实验误差的影响

包被浓度/(mg/mL)	ELISA 测定结果/($A_{492}\pm$SD)($n=4$)	包被浓度/(mg/mL)	ELISA 测定结果/($A_{492}\pm$SD)($n=4$)
4	1.098±0.0628	0.5	0.969±0.0876
1①	1.011±0.0302	0.25	0.792±0.1023

① 饱和包被浓度。

3. 提高 ELISA 的灵敏度

ELISA 的检出限虽然已经达到 $10^{-12}\sim10^{-8}$g,但对某些测定仍需有更高的灵敏度。传统 ELISA 中显色剂发色团的吸光度是限制 ELISA 灵敏度提高的主要因素,虽然改用荧光标记或其他化学发光物标记抗体替代酶标记抗体可以提高灵敏度,但它们的应用受到设备条件的限制,在不增加设备条件的情况下,改变传统 ELISA 的操作程序也可以提高灵敏度,如单孵多层免疫技术(single incubation multilay immune technique,SIMIT)技术,利用抗体和 PAP 复合物能形成多层复合物的特性,将预先混合好的抗体、PAP 复合物一步加入到包被好的微孔板中,经保温洗涤后,即可测定结果,该方法可以使 ELISA 的检测水平提高 10~20 倍。

提高 ELISA 灵敏度的主要途径是采用酶放大系统,Lejiune 等利用亲和色谱技术发展了一个新的酶放大系统,用两种免疫亲和树脂,在色谱过程中形成酶$_1$-抗体-抗原-酶$_2$ 复合物,两种酶的级联放大作用使检测灵敏度大大提高,使用该方法测定人生长激素的检出限低于 10^{-15}mol。

4. 减少 ELISA 中的非特异吸附

ELISA 中可发生多种非特异吸附作用,但主要的非特异反应是由于抗体反应体系选择不当所致,不合适的抗体反应体系(如大鼠抗体和小鼠抗体反应系统)引起的非特异反应可导致 ELISA 出现假阳性结果,选择适当的抗体组合(如羊 IgG 和兔 IgG 反应系统)可明显地减少这种非特异反应的发生,实践中通常采用一些简单的预处理,如用固定化的抗生物素蛋白预先处理抗血清,去除抗体和抗生物素蛋白间的非特异作用;用小鼠的非特异免疫蛋白预处理血清,减弱其他抗体和小鼠抗体(单克隆抗体)的非特异结合,以达到避免这种非特异反应发生的目的;此外,在设计一个具体的 ELISA 检测系统时,还应考虑选择不同的封闭蛋白,以达到理想的封闭效果,并且实验用水的纯度、缓冲液的种类及实验中的某些处理步骤等一些细节,也可影响实验结果,总之,设计特定的实验方法检测特定物质是 ELISA 试验的发展方向。

选择不同的抗体稀释液和洗涤液,以确定最佳实验系统,是减少 ELISA 实验中非特异吸附的有效手段,四种常用的抗体稀释液和三种常用的洗涤液列于表 3-10。

表 3-10　常用的抗体稀释液和洗涤液

项目	编号	吐温 20 含量	组　成
稀释液	1 2 3 4	0.05%	PBS 0.01mol/L，pH7.4 PBS 0.05mol/L，pH7.4 PBS 0.05mol/L，pH7.4 含 EDTA 10mmol/L PBS 0.05mol/L，pH6.9 含 EDTA 10mmol/L
洗涤液	1 2 3	0.1%	PBS 0.01mol/L，pH7.2 PBS 0.01mol/L，pH8.0 Tris-HCl 缓冲液 0.01mol/L，pH8.0，NaCl 0.15mol/L

选用合适的血清稀释液，可明显地降低实验的非特异吸附，以链霉素抗血清和 SM-EDA-GA 包被板的非特异吸附为例（图 3-24），增大血清稀释液中磷酸盐缓冲液的浓度、降低缓冲液的 pH 值均可使系统的非特异吸附得以改善（$P<0.5$）；向稀释液中加入一定量的 EDTA，可使系统的非特异吸附明显改善（$P<0.01$）。

不同的 ELISA 洗涤液对非特异吸附的洗涤能力不同，洗涤能力和洗涤液的 pH 及缓冲液类型有关，在所试验的三种洗涤系统中，由 Tris-HCl 缓冲液（0.01mol/L，pH8.0）含 NaCl（0.15mol/L）和 0.1% 的吐温 20 组成的洗涤液效果最佳。

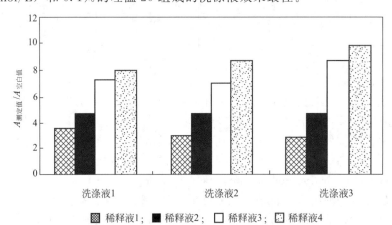

图 3-24　血清稀释液和洗涤液与 ELISA 非特异吸附的关系
SM-EDA-GA 包被板，链霉素血清用不同的稀释液稀释，保温后用不同的洗涤液洗涤；
二抗用稀释液 1 稀释，由洗涤液 1 洗涤后，显色测定

虽然稀释液中含有 EDTA 可显著地改善系统的非特异吸附，但实验中发现用含有 EDTA 的稀释液稀释辣根过氧化物酶标记的羊抗兔抗体（GAR-IgG-HRP）时，底色不变，提示 EDTA 可能使辣根过氧化物酶失活，故实验中一般采用 PBS（0.01mol/L，pH7.4；含 0.1%吐温 20）稀释液稀释酶联抗体。

5. ELISA 实验中的常用显色系统

酶联实验中，目前最常用的酶是辣根过氧化物酶（HRP），其次是碱性磷酸酶、酸性磷酸酶、葡萄糖氧化酶、β-半乳糖苷酶，每种酶都通过特殊的与自己作用的底物反应，而产生典型的有色物质，故各种酶都有其各自的显色系统，见表 3-11。

五、应用示例

1. 利用 ELISA 法对基因工程药品中微量青霉素噻唑蛋白的测定

基因工程药品在生产过程中为防止污染，在细胞培养或发酵过程中常需加入一定量的青霉素，青霉素在水溶液中很容易和蛋白质结合形成过敏性杂质——青霉噻唑蛋白，为确保基因工程药品的产品质量，可以用酶联免疫吸附分析法对基因工程药品中是否残存有青霉噻唑蛋白进行检测，其对样品中结合青霉素的绝对检出量小于 0.3mg/kg，其实验步骤如下所述。

表 3-11　ELISA 实验中特殊底物产生的颜色

酶	底　　物	颜色	说　　明
辣根过氧化物酶	3,3-二氨基联苯胺＋过氧化氢	深褐色	用硫酸终止反应
	5-氨基水杨酸	棕色	
碱性磷酸酶	萘酚 AS＊-MX 磷酸盐＋重氮盐（牢固紫酱）＊＊	红色	＊苯胺偶氮酚 ＊＊蓝色偶氮胺紫酱
	对硝基酚磷酸盐	黄色	
酸性磷酸酶	Gomori 氏液		对核有亲和性,且很不稳定
葡萄糖氧化酶	D-葡萄糖＋噻唑蓝（MTT）＋吩嗪硫酸甲酯化物	蓝色	
β-半乳糖苷酶	4-甲伞形酮基-β-D-半乳糖苷或荧光素-双-（β-D-半乳糖吡喃苷）		用荧光光度计测定荧光强度

① 包被：用碳酸缓冲液（0.1mol/L，pH9.6）直接包被待测抗原，200μL/孔；包被青霉噻唑蛋白-CY（BPO_4-CY）作为阳性对照，并设包被抗原不加抗 BPO 血清和不包被抗原但加 BPO 血清两组阴性对照；此外实验中还设有待测抗原-BSA 抗血清相互作用组作为阴性血清对照；4℃冰箱过夜。

② 用洗涤液（PBS 0.01mol/L，pH7.2）洗涤 3 次，每次 3min。

③ 与特异性抗体反应：在经洗涤好的酶标板中加入稀释至一定滴度的抗 BPO 血清或抗 BPO 单克隆抗体，200μL/孔，37℃保温 2h。

④ 洗涤 3 次。

⑤ 与酶联抗抗体反应：再加入 1∶50 稀释的 GAR-IgG-HRP 200μL/孔，37℃保温 1h。

⑥ 洗涤 3 次。

⑦ 显色：加入邻苯二胺（OPD）底物液，200μL/孔，37℃显色。

⑧ 用 1mol/L 的硫酸终止反应，50μL/孔，用酶标仪测定其在 492nm 波长处的光吸收值。

⑨ 结果判断：当阳性孔呈阳性，阴性血清呈阴性时实验成立，此时当待测抗原的测定结果大于阴性对照均值（X）与其 2 倍标准差（SD）之和（$X+2SD$）时，被判为阳性；小于 $X+SD$ 时，被判为阴性；在 $X+2SD$ 与 $X+SD$ 之间，需要调整试验条件重新测试。

ELISA 测定 ^{125}Ser IL-2 中青霉素噻唑蛋白的结果（见表 3-12）如下：包被样品稀释至约 $2×10^{-6}$ mg（$1×10^{-16}$ mol）/孔时，ELISA 反应仍为阳性，提示样品中 BPO 的量大于 $1×10^{-15}$ mol，即待测样品中含有结合青霉素的绝对含量约为千分之一左右。

表 3-12　ELISA 实验测定 ^{125}SerIL-2① 中的青霉素噻唑蛋白

包被物	ELISA 中 BPO 抗血清的测定结果（$X±SD$）			
	BPO-BSA Ab	BSA Ab	对照 1	对照 2
样品 1	0.732±0.074	0.259±0.034	0.180±0.016	0.175±0.038
样品 2	0.574±0.065	0.238±0.036	0.176±0.020	0.181±0.026
样品 3	0.602±0.067	0.249±0.030	0.182±0.032	0.167±0.034
BPO-CY	0.869±0.040	0.245±0.038	0.159±0.063	0.175±0.040
包被物	ELISA 中 BPO 单克隆抗体的测定结果（$X±SD$）			
	McAb D-9	McAb D-40	对照 1	对照 2
样品 1	0.598±0.018	0.772±0.037	0.176±0.016	0.181±0.016
样品 2	0.478±0.017	0.567±0.051	0.168±0.023	0.178±0.020
样品 3	0.502±0.020	0.602±0.032	0.178±0.020	0.169±0.025
BPO-CY	0.720±0.099	0.514±0.094	0.182±0.025	0.179±0.043

① 包被 ^{125}Ser IL-2,5μg/孔；4 孔结果之平均值。

2. 蛇毒的酶联免疫测定法

蛇毒是从各种毒蛇蛇头毒腺（相当于唾液腺）中分泌的一类物质，其成分比较复杂，蛋白质约占干重的90%，约含20～30种蛋白质组分，其中包括5～15种酶、3～12种非酶活性蛋白质或多肽，例如神经毒素、膜活性肽、舒缓激肽增强肽、肌肉毒素、出血因子等。利用酶联免疫测定法测定蛇毒的方法步骤如下。

(1) 方法　双抗体夹心型ELISA，聚苯乙烯微量反应板法。

(2) 原理　固相的抗蛇毒抗体和蛇毒、酶标记的抗蛇毒抗体依次反应形成结合物，最后使底物显色。

(3) 材料

① 蛇毒精制品。

② 兔抗蛇毒血清。

③ 碱性磷酸酯酶。

④ 戊二醛。

⑤ 0.05mol/L Na$_2$CO$_3$-NaHCO$_3$（pH9.6）缓冲液。

⑥ 0.01mol/L PBS-0.05%吐温20（pH7.4）（PBS-吐温）。

⑦ 底物缓冲液（pH9.8）：0.05mol/L 碳酸盐缓冲液内含 10^{-3} mol/L MgCl$_2$、1mg/mL 4-硝基酚磷酸盐。

⑧ 待测血清标本、正常人血清。

(4) 操作步骤

① 按戊二醛一步法制得碱性磷酸酯酶和兔抗蛇毒抗血清的结合物。

② 兔抗蛇毒抗血清用 0.05mol/L 碳酸盐缓冲液（pH9.6）以1∶300稀释，在聚苯乙烯微量反应板的每个孔内加入0.3mL，37℃孵育5h后，用PBS-吐温洗涤3次，每次3min。

③ 蛇毒精制品用健康人血清以1～1000ng/mL浓度分别稀释后，再用PBS-吐温以1∶200稀释；待测的血清同样用PBS-吐温以1∶200稀释。

④ 已包被的孔内加入上述样品或血清标本0.3mL，4℃过夜后同上洗涤。

⑤ 酶结合物用PBS-吐温以1∶100稀释，每孔内加入0.3mL，37℃孵育3h后，同上洗涤。

⑥ 每孔内加入底物溶液0.3mL，室温下静置30min后用3mol/L NaOH溶液50μL终止反应。

⑦ 判定结果可用目测法或分光光度计测定吸光度值（A_{400nm}）。

⑧ 根据蛇毒精制品的测定结果可绘制成剂量-反应曲线，对待测血清中的蛇毒加以定量。

第五节　免疫扩散法

免疫扩散是根据抗原和抗体在琼脂介质中扩散的结果，对其性质进行分析的一种方法。这里的琼脂介质是指琼脂凝胶，其含水量一般高达99%，是一种半固体的多孔网状物质，绝大多数的抗原和抗体的相对分子质量都在20万以下，能够在琼脂凝胶中自由扩散，其扩散运动服从气体自由扩散定律，在扩散过程中，凝胶中形成扩散物的浓度梯度，在抗原/抗体最适比例处，形成肉眼可见的免疫沉淀；由于不同抗原物质的扩散系数不同，扩散速度就不同，这样就可达到分离鉴定的目的。

免疫扩散的方法有很多，包括单向简单扩散、简单辐射扩散、单向双扩散和两向双扩散等。其中两向双扩散亦称Ouchterlony法。该法的要点是，在一块琼脂板上，用打孔器小心地打三个孔，下面的两个孔穴加抗原，上面的一个稍大的孔穴加抗血清（抗体），它们就从各自孔穴呈放射状向外扩散，形成浓度梯度，经过一定时间的扩散，成对的抗原和抗体在最适的平衡点上形成免疫沉淀弧。当加入的反应物比例适当，沉淀位置保持稳定，则沉淀弧以恒定的弧度向外延伸。如果某一反应物过量，可能发生沉淀交替溶解和再沉淀的现象。这个方法操作简便，广泛应用于未知样品抗原组成及不同样品的抗原性比较方面。抗原性相同的沉淀弧彼此融合，不同者相互交叉，部分相同者呈分枝状（图3-25）。又鉴于扩散距离和抗原浓度有关，故免疫扩散可用于抗原的半定量分析，但由于扩散距离甚短，所以定量不够精确。

操作方法为：取90mm×90mm透明光洁的玻璃板，用洗液浸泡后，充分洗净，烘干后均匀涂以0.4%琼脂溶液，置70℃烘干，形成一薄层透明的琼脂镀膜，用来防止后来的琼脂凝胶在玻板上滑动。将镀膜的玻璃板放在水平台上，再铺一层用含0.1%叠氮化钠的生理盐水配制的1%琼脂溶液，其厚度约3mm。待其完全凝固后，移至预先画好孔穴位置的纸上，小心用打孔器对准纸上孔穴位置，垂直插进去，并立即拔出来，用白金耳尖端把切下来的小块琼脂钩出，这就制成了具有孔穴的琼脂板。在孔穴中分别加入适当浓度的抗体和抗原，加样毕的琼脂板置含防腐剂、且有一定湿度的密封容器中，25℃保温1~2d，即可见沉淀弧。这时可直接照相，也可染色后照相。

注意事项：
① 抗原、抗体的用量须适当，要反复试验摸索出最佳抗原、抗体量。
② 进行扩散反应时，温度要恒定，以免产生异常的多重沉淀弧现象。

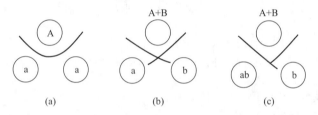

图3-25 两种抗原的性质和沉淀弧形态的关系
(a) 抗原相同；(b) 抗原不同；(c) 抗原部分相同

【示例】 免疫化学法检定虎骨、豹骨的研究

（1）原理　虎骨、豹骨的骨质中存在着虎或豹的特异性蛋白质，具有免疫特异性，将其免疫实验动物，可分别制取与相对应的抗原间具有相对应的极性基的特异性抗体（称检定试剂）。当检定试剂与检品中相对应的特异性抗原进行特异结合后，出现沉淀反应，借以检定虎骨、豹骨等。

（2）实验方法
① 标准抗原的制备（骨抗原的制备）。将虎、豹、猫、牛、猪的骨骼分别刮除残肉及肌腱，脱脂、粉碎后过80目筛，用无热原蒸馏水于4℃冰箱中反复提取后，冻干浓缩、冷藏保存备用。

② 抗体的制备（检定试剂的制备）。将各骨骼抗原提取液分别免疫家兔。抗原免疫总量为184mg，免疫程序完成后，用环状试验测定抗体效价，待抗体效价达1:500以上即可大量采血。抗血清经处理、提纯后，便可制免疫检定用的检定试剂。试剂分为虎组骨检定试剂（组试剂）和单价骨检定试剂（单价试剂）。组试剂可将检品鉴定是否在虎组即猫科（包括东北虎、雪豹、云豹、金钱豹、猞猁）的范围内。单价试剂可将检品检定到具体物种。单价试剂分为东北虎、雪豹、云豹、金钱豹、猞猁、黄牛、猪、原猫等骨检定试剂。

③ 虎、豹骨免疫检定方法
a. 检品（待测抗原）的制备。取不带肌肉的净骨骼细粉（过80目筛）1g，加新鲜蒸馏水4~5mL，按骨抗原的制备法进行制备，不需浓缩，置4℃冰箱内备用。

b. 骨检定试剂的配制。将冻干品组试剂加入 1mL 新鲜的 0.1‰ NaN$_3$ 溶液、冻干品单价试剂加入 0.5mL 新鲜的 0.1‰ NaN$_3$ 溶液，待完全溶解后移至 2mL 加盖小瓶中，置 4℃ 冰箱内备用。

　　c. 检定操作。用组试剂进行检定时，多用对流免疫电泳法，亦可用双扩法。用单价试剂进行检定时，多用双扩法，亦可用单扩法。

　　实验结果：猫科动物骨抗血清与猪骨、牛骨抗原以及猪骨、牛骨抗血清与猫科动物骨抗原间均不发生交叉反应；猫科动物中的原猫骨与虎、豹、猞猁之间亦不出现交叉反应，据此鉴定物种。

本 章 小 结

　　免疫分析法是以特异性抗原-抗体反应为基础的分析方法。本章首先介绍了抗原、抗体的基本概念和基本知识，然后介绍了放射免疫分析法、荧光免疫分析法、酶联免疫分析法及免疫扩散法等免疫分析法的基本原理、操作技术及应用。现代免疫分析法是将免疫学的高特异性抗原-抗体识别和放射性核素示踪技术、酶促反应或荧光分析等高灵敏度的分析技术相结合，因此具有高特异性、高灵敏度的特点，在药物分析、临床医学等多个领域应用广泛。

思 考 题

1. 论述免疫分析法的定义，有哪几种主要的免疫分析方法？
2. 论述半抗原、全抗原、合成抗原、抗体、单克隆抗体的定义。
3. 什么是制备合成抗原的常用载体？
4. 常用的抗体包括哪 2 类？并比较它们的特性。
5. 论述制备抗血清的方法要点。
6. 什么是抗体的效价？测定抗体效价的主要方法有哪些？
7. 论述免疫扩散法的定义，以及两向双扩散的方法及注意事项。举例说明免疫扩散法在药物分析中的应用。
8. 论述放射免疫测定法（RIA）的基本原理、方法要点及应用。
9. 论述酶联免疫分析法（ELISA）的基本原理和方法步骤。

第四章 电泳分析法

第一节 概 述

一、电泳及电泳法

电泳是带电颗粒在电场作用下，向着与其电性相反的电极移动的现象。例如蛋白质具有两性电离性质，当蛋白质溶液的 pH 值大于蛋白质等电点时，该蛋白质带负电荷，在电场中向正极移动，相反则带正电荷，在电场中向负极移动。只有蛋白质溶液 pH 值在蛋白质等电点时，静电荷为零，在电场中不向任何一极移动。电泳法是指带电荷的供试品（蛋白质、核苷酸等）在惰性支持介质（如纸、醋酸纤维素、琼脂糖凝胶、聚丙烯酰胺凝胶等）中，在电场的作用下，带电粒子按各自的速度向极性相反的电极方向进行泳动，使组分分离成狭窄的区带，用适宜的检测方法记录其电泳区带图谱并计算其含量的方法。

1809 年俄国的物理学家 Pence 首先发现了电泳现象，但作为一种分析方法，还是 1937 年瑞典科学家 Tiselius 设计了世界上第一台自由电泳仪，开创了自由界面电泳法之后，才有了较大的进展。自由界面电泳可用于大分子蛋白质迁移率测定和纯度鉴定，不受支持物的影响，分离效果好，但因此法只能用于测定高分子量和低扩散的物质，检测方法又采用的是光学法检测，灵敏度低，故此法现已少用。区带电泳是 20 世纪 50 年代发展起来的用固体（或凝胶）作支持介质的电泳。混合物中各组分经电泳后出现不同迁移率的区带，达到分离之目的。区带电泳由于减少了扩散和对流，除了扩散小的大分子物质外，还可用于小分子物质（如核苷酸）的分离。区带电泳具有所需样品少、分辨率高、设备简单等特点，在药物分析中可用作鉴别、含量测定及检测纯度、分子量和等电点等，是目前电泳中应用最广的一类方法。

20 世纪 80 年代末逐渐发展起来的毛细管电泳是经典的电泳和现代微柱分离相结合的一种分析方法，具有高效、快速、进样体积小和溶剂消耗少等优点。尤其是高效毛细管电泳（high performance capillary electrophoresis，HPCE）在分析酶、蛋白质、多肽、核酸等大分子方面具有高分辨率、高灵敏度，分析时间短，用量少等特点，是十分理想的分离手段。

随着电泳技术的发展和电泳装置的不断更新，使得电泳技术成为国内外生物学、分子生物学、生物工程学中不可缺少的分离分析手段之一，是生物药物生产、分析中不可缺少的分析工具。

《中国药典》1990 年版二部首次将电泳作为法定的、通用的检测方法收载入附录中，1995 年版、2000 年版将电泳中的 5 种电泳技术（纸电泳法、醋酸纤维素薄膜电泳法、琼脂糖凝胶电泳法、聚丙烯酰胺凝胶电泳法、SDS-聚丙烯酰胺凝胶电泳法）在附录中规定下来，并对高效毛细管电泳也作了详细的说明。随着仪器的分离模式、进样、检测与数据处理系统的进步，毛细管电泳法各种分析方法不断完善，在 2005 年版和 2010 年版《中国药典》中，除了规定上述 5 种电泳技术外，对毛细管电泳法做了更详尽地描述，并增加了该方法的可操作性。

二、电泳法分类

电泳分离是基于溶质在电场中的迁移速度不同而进行的分析方法，根据电泳的分离特点，电泳法分为三大类：自由界面电泳、区带电泳、高效毛细管电泳。

区带电泳是目前应用最广泛的电泳技术。按支持物介质不同，电泳技术可分为纸电泳、醋酸纤维素薄膜电泳、琼脂糖凝胶电泳及聚丙烯酰胺凝胶电泳等。根据不同电泳所需电场强度，可分为常压电泳、高压电泳。常压电泳一般在100～500V，电泳时间较长，适于分离蛋白质等生物大分子；高压电泳一般为500～10000V，电泳时间短，多用于氨基酸、多肽、核苷酸和糖类等小分子物质的分离。按凝胶形状又可分为水平平板电泳、垂直平板电泳及圆盘柱状电泳。

电泳技术按用途不同可分为：分析电泳、制备电泳、定量免疫电泳、连续制备电泳。

各种类型的电泳技术概括如表4-1所示。

表 4-1 电泳技术的分类

类别	名称	类别	名称
用支持物的电泳技术	纸电泳 醋酸纤维素薄膜电泳 薄层电泳 非凝胶性支持物区带电泳：淀粉、纤维素粉、玻璃粉、硅胶 凝胶支持物区带电泳：淀粉液、聚丙烯酰胺凝胶、琼脂糖凝胶	不用支持物的电泳技术	Tiselius 或微量电泳 显微电泳 等电点聚焦电泳 等速电泳 密度梯度电泳

第二节 基本理论

一、迁移率

不同带电颗粒，因其所带电荷的性质和多少以及形状和大小等差异，使其在同一电场强度、相同的支持介质和缓冲液的条件下，各自的泳动速度不同，从而使各种不同的带电颗粒如蛋白质、核酸等生物大分子得以分离。带电颗粒在电场中的泳动速度以迁移率表示。

在电场中，推动带电粒子运动的力为 F，F 等于粒子所带电荷 Q 和电场强度 E 的乘积，即

$$F = QE \tag{4-1}$$

又按 Stoke 氏定律，一球形的粒子运动时所受到的阻力 F'，与粒子运动的速度 v、粒子的半径 r 以及介质的黏度 η 的关系为

$$F' = 6\pi r \eta v \tag{4-2}$$

当电泳达到平衡，带电粒子在电场做匀速运动时，则：

$$F = F'$$

即 $\qquad QE = 6\pi r \eta v$

移项得 $\qquad v/E = Q/6\pi r \eta \tag{4-3}$

v/E 表示单位电场强度时粒子运动的速度，称为迁移率，也称为泳动度，以 U 表示。

$$U = v/E = Q/6\pi r \eta \tag{4-4}$$

由式(4-4)可见,粒子的迁移率在一定条件下决定于粒子本身的性质,即其所带电荷以及其大小和形状。不同的粒子如两种蛋白质分子,一般有不同的迁移率。因此,电泳一定时间就可以将两者分开。

二、影响迁移率的因素

1. 带电颗粒的性质

颗粒的分子大小、形状以及所带的净电荷量都会对电泳有明显的影响。带净电荷量越多,直径越小,形状越接近球形,其电泳迁移速度越快,反之则慢。

2. 缓冲液的性质

(1) pH 值　溶液的 pH 值决定物质解离程度,即决定该物质带净电荷的多少。对蛋白质、氨基酸等两性电解质来说,缓冲液的 pH 值距等电点（pI）越远,质点所带净电荷越多,电泳速度也越快;反之则越慢。因此,当分离蛋白质混合液时,应选择一个合适的 pH 值,使各种蛋白质所带净电荷的量差异增大,以利于分离。一般常用的电泳缓冲液 pH 值范围在 4.5~9.0。

(2) 离子强度　缓冲液的浓度可用摩尔或离子强度（$I = 1/2 \sum c_i Z_i^2$,式中,c 为每种离子的浓度,Z 为每种离子的价数）表示。离子强度增加,样品的电泳速度减慢,迁移率减少,反之则增大。但离子强度过低时,迁移率反而会因导电度的降低而减少,一般是在 0.02~0.2mol/L。

3. 电场强度

电场强度也称电位梯度,是指单位长度（每 1cm）支持物体上的电位降,它对迁移速度起着十分重要的作用,例如支持体为滤纸时,纸的两端分别浸入电极溶液中,电极缓冲液与纸的交界面间的长度为 20cm,测得电位降为 200V,则纸上电场强度为 10V/cm。电场强度愈高,带电质点移动速度也愈快。在电泳过程中,保持稳定的电场强度或稳定的电流,是电泳成败的重要条件。

4. 溶液的温度和黏度

电泳时电流通过支持介质和缓冲液时可以产生大量的热量,产生的热量对电泳技术是不利的,因为产热可促使支持介质上溶剂的蒸发而影响缓冲溶液的离子强度。若产热温度过高可导致分离样品变性而使电泳失败。故在使用高压和高离子强度缓冲液电泳时,必须使用冷却装置。温度升高时,介质黏度下降,迁移率增加。温度每升高 1℃,迁移率约增加 2.4%。室温时,温度的改变对黏度的影响较小。

5. 电渗作用

在电场中,液体对于固体支持介质的相对移动称为电渗(图 4-1),它是由缓冲液的水分子和支持介质的表面之间所产生的一种相关电荷所引起的。水是极性分子,如滤纸中含的羟基使表面带负电荷,与表面接触的水溶液则带正电荷,溶液向负极移动。由于电渗现象与电泳同时存在,所以电泳时分离物质的电泳速度也受电渗的影响。当电渗向负极移动时,带正电的颗粒也向负极移动,则其表观移动速度将比电泳速度快,若颗粒向正极运动,则表观速度将比电泳速度慢。通常用中性物质如葡聚糖、糊精与样品同时电泳,然后将中性物质的移动距离扣除后再测量泳动距离。

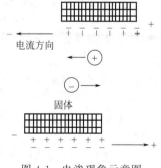

图 4-1　电渗现象示意图

6. 分子筛效应

有些支持介质如聚丙烯酰胺凝胶是多孔的,带电粒子在多孔的介质中泳动时受到多孔介质孔径的影响。一般来说,大分子在泳动过程中受到的阻力大,小分子在泳动过程中受到的阻力小,有利于混合物的分离。

第三节　纸电泳法

纸电泳法是用滤纸作支持介质的一种早期电泳技术,是根据电泳现象在渗透了缓冲液的滤纸上加上电场使物质移动的电泳法。由于纸电泳时间长,分辨率较差,目前已逐渐被其他类型的电泳技术所取代,但由于其设备简单,材料便宜,操作也相对简单,故仍有很多应用,目前主要用于混合核苷酸的分离和含量测定,特别是在血清样品的临床检测和病毒分析等方面有重要用途。

纸电泳法的操作介绍如下。

1. 仪器装置

包括电泳室及直流电源两部分。

常用的水平式电泳室装置如图 4-2 所示,包括两个电泳槽 A 和一个可以密封的玻璃(或相应材料)盖 B;两侧的电泳槽均用有机玻璃(或相应材料)板 C 分成两格:外格装有铂电极(直径 0.5～0.8cm)D,里格为可放滤纸 E 的有机玻璃电泳槽架 F,此架可从槽中取出;两侧电泳槽 A 内的铂电极 D 经隔离导线穿过槽壁与电泳仪外接电源相连。

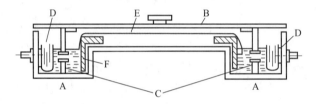

图 4-2　水平式电泳室装置

电源为具有稳压器的直流电源,常压电泳一般在 100～500V,高压电泳一般在 500～10000V。

2. 操作方法

(1) 缓冲液的制备　枸橼酸盐缓冲液(pH 3.0):取枸橼酸($C_6H_8O_7 \cdot H_2O$)39.04g 与枸橼酸钠($C_6H_5Na_3O_7 \cdot 2H_2O$)4.12g,加水 4000mL,使溶解。

(2) 滤纸的准备　取色谱滤纸置 1mol/L 甲酸溶液中浸泡过夜,次日取出,用水漂洗至洗液的 pH 值不低于 4,置 60℃烘箱烘干,备用。可按需要裁成长 27cm、宽 18cm 的滤纸,或根据电泳室的大小裁剪,并在距底边 5～8cm 处划一起始线,每隔 2.5～3cm 处做一点样记号。

(3) 点样　有湿点法和干点法。湿点法是将裁好的滤纸全部浸入枸橼酸盐缓冲液(pH 3.0)中,湿润后,取出,用滤纸吸干多余的缓冲液,置电泳槽架上,使起始线靠近阴极端,将滤纸两端浸入缓冲液中,然后用微量注射器精密点加供试品溶液,每点 10μL,共 3 点,并留 2 个空白位置。

干点法是将供试品溶液点于滤纸上,吹干、再点,反复数次,直至点完规定量的供试品溶液,然后用喷雾器将滤纸喷湿,点样处最后喷湿,本法适用于稀的供试品溶液。

(4) 电泳　于电泳槽中加入适量电泳缓冲液,浸没铂电极,接通电泳仪稳压电源档,调整电压梯度为 18～20V/cm,电泳约 1h 45min,取出,立即吹干,置紫外光灯(254nm)下检视,用铅笔划出紫色斑点的位置。

(5) 含量测定　剪下供试品斑点和与斑点位置、面积相近的空白滤纸,剪成细条,分别置试管中,各精密加入 0.01mol/L 盐酸溶液 5mL,摇匀,放置 1h,用 3 号垂熔玻璃漏斗滤过,也可用自然沉降或离心法倾取上清液,按各药品项下的规定测定吸光度,并计算含量。

操作示例:三磷酸腺苷二钠片的含量测定

三磷酸腺苷(ATP)二钠在生产过程和储存期间均易引入二磷酸腺苷(ADP)与单磷酸腺苷(AMP)等杂质。ATP分子中的腺嘌呤碱基具有双键,在适当pH介质中有强烈紫外吸收,可用紫外法测定。但直接测定时杂质有干扰,可利用纸电泳法分离ATP,再用紫外法测定其吸光度,计算含量。

(1) 缓冲溶液与滤纸的制备

① 枸橼酸盐缓冲液(pH3.0) 取枸橼酸($C_6H_8O_7 \cdot H_2O$)39.04g与枸橼酸钠($C_6H_5Na_3O_7 \cdot 2H_2O$)4.12g,加水4000mL使溶解,即得。

② 滤纸 取色谱滤纸置1mol/L甲酸溶液中浸泡过夜,次日取出,用水漂洗至洗液的pH值不低于4,置60℃烘箱烘干,备用。

(2) 供试品溶液的制备 取本品20片,除去肠溶衣后,精密称定,研细,精密称取适量(约相当于ATP 0.25g),精密加水20mL。振摇30min,滤过、弃去初滤液,取续滤液作为供试品溶液(每1mL含ATP约10mg),备用。

(3) 电泳 取30cm×3cm滤纸条,距底部5cm处画一基线,干法点样10μL,将纸条置于盛有枸橼酸盐缓冲液(pH 3.0)的电泳槽上,点样一端置负极一侧,同时做一空白对照,待纸条湿润后,调整电压梯度为18~20V/cm,电泳约1h 45min,取出,立即吹干,置紫外光灯(254nm)下检视,用铅笔画出紫色斑点的位置。

(4) 含量测定 剪下供试品斑点和与斑点位置、面积相近的空白滤纸,剪成细条,分别置试管中,各精密加入0.01mol/L盐酸溶液5mL,摇匀,放置1h,待纸纤维下沉,倾取上清液,按照分光光度法,在257nm波长处测定吸光度,按$C_{10}H_{14}N_5Na_2O_{13}P_3$的吸收系数为($E_{1cm}^{1\%}$)263计算,即得。

(5) 注意事项

① 枸橼酸盐缓冲液离子强度与pH值均对电泳有影响,以0.05mol/L(pH 3.0)的分离效果与分离速度为最佳。

② 色谱滤纸薄型较厚型对ATP吸附少,回收率高。色谱滤纸经甲酸处理后,可除去纸中金属离子,使ATP、ADP、AMP的斑点集中,分离完全,且使滤纸的空白吸收值减小,有利于提高结果的精度。

③ 点样用微量注射器需校正后使用,10μL注射器的实际容积与标示容积相差应不大于1%~2%(0.1~0.2μL)。

④ 为防止斑点扩散,测得的含量偏低,点样应在2~3 min内完成,点完后立即开启电源进行电泳。

⑤ 样品测定的相对标准偏差可为0.5%~2.5%,为便于结果判断,卫生部药品标准规定用3份结果的均数。若2份结果的相对标准偏差大于3%,应进行重复试验。

第四节 醋酸纤维素薄膜电泳法

醋酸纤维素薄膜电泳是以醋酸纤维素薄膜为支持介质的区带电泳。醋酸纤维素是纤维素的醋酸酯,由纤维素的羟基经乙酰化而成。将醋酸纤维素溶于丙酮等有机溶液中,可涂布成均一细密的微孔薄膜,厚度约0.1~0.15mm,对蛋白质吸附力小。其分子移动与纸电泳相比阻力小,电泳时间短。染色后经脱色可将背景颜色消除干净,显出清晰的色带,便于作定性和定量分析。操作要点如下。

1. 仪器装置

电泳室及直流电源同纸电泳法。

2. 试剂

（1）巴比妥缓冲液（pH 8.6） 取巴比妥 2.76g、巴比妥钠 15.45g，加水溶解使成 1000mL。

（2）氨基黑染色液 取 0.5g 的氨基黑 10B，溶于甲醇 50mL、冰醋酸 10mL 及水 40mL 的混合液中。

（3）漂洗液 取乙醇 45mL、冰醋酸 5mL 及水 50mL，混匀。

（4）透明液 取冰醋酸 25mL，加无水乙醇 75mL，混匀。

3. 操作方法

（1）醋酸纤维素薄膜 取醋酸纤维素薄膜，裁成 2cm×8cm 的膜条，将无光泽面向下，浸入巴比妥缓冲液（pH 8.6）中，待完全浸透，取出夹于滤纸中，轻轻吸去多余的缓冲液后，将膜条无光泽面向上，置电泳槽架上，经滤纸桥浸入巴比妥缓冲液（pH 8.6）中。

（2）点样与电泳 于膜条上距负极端 2cm 处，条状滴加蛋白含量约 5% 的供试品溶液 2~3μL，在 10~12V/cm 电压梯度下电泳。电泳区带距离以 4~5cm 为宜。

（3）染色 电泳完毕，将膜条取下浸于氨基黑染色液中，2~3min 后，用漂洗液浸洗数次，直至脱去底色为止。

（4）透明 将洗净并完全干后的膜条浸于透明液中 10~15min，取出平铺于洁净的玻板上，干后即成透明薄膜，可于分光光度计上测定和作标本长期保存。

（5）含量测定 未经透明处理的醋酸纤维素薄膜电泳图可按各药品项下规定的方法测定，一般采用洗脱法或扫描法，测定各蛋白质组分的相对百分含量。洗脱法是将洗净的膜条用滤纸吸干，剪下供试品溶液各电泳图谱的电泳区带，分别浸于 1.6% 的氢氧化钠溶液中，振摇数次，至洗脱完全，于一定波长下测定吸收度。同时剪取与供试品膜条相应的无蛋白部位，同法操作作对照。先计算吸收值总和，再计算各蛋白组分所占比率。扫描法是将干燥的醋酸纤维素薄膜用色谱扫描仪通过反射（未透明薄膜）或透射（已透明薄膜）方式在记录器上自动绘出各蛋白组分曲线图，横坐标为膜条的长度，纵坐标为吸收度，计算各蛋白组分的质量分数。亦可用微机处理积分计算。

醋酸纤维素薄膜电泳相比纸电泳具有以下优点：①醋酸纤维素薄膜对蛋白质样品吸附极少，无"拖尾"现象，染色后蛋白质区带更清晰。②快速省时。由于醋酸纤维素薄膜亲水性比滤纸小，吸水少，电渗作用小，电泳时大部分电流由样品传导，所以分离速度快，电泳时间短，完成全部电泳操作只需 90min 左右。③灵敏度高，样品用量少。血清蛋白电泳仅需 2mL 血清，点样量甚至少到 0.1mL，仅含 5mg 的蛋白样品也可以得到清晰的电泳区带。临床医学用于检测微量异常蛋白的改变。④应用面广。可用于那些纸电泳不易分离的样品，如胎儿甲种球蛋白、溶菌酶、胰岛素、组蛋白等。⑤醋酸纤维素薄膜电泳染色后，用醋酸、乙醇混合液浸泡后可制成透明的干板，有利于光密度计和分光光度计扫描定量及长期保存。

醋酸纤维素薄膜电泳由于具有简便、快速、价廉等特点，目前已广泛用于血清蛋白、血红蛋白、球蛋白、脂蛋白、糖蛋白、甲胎蛋白、类固醇及同工酶等的分离分析中。

第五节 琼脂糖凝胶电泳法

琼脂糖凝胶电泳法是以琼脂糖凝胶作为支持介质的区带电泳法。

天然琼脂是一种多聚糖，主要由琼脂糖（约占 80%）及琼脂胶组成。琼脂糖是由半乳糖及其衍生物构成的中性物质，不带电荷。而琼脂胶是一种含硫酸根和羧基的强酸性多糖，由于这些基团带有电荷，在电场作用下能产生较强的电渗现象。因此，目前多用琼脂糖为电泳支持物进行平板电泳。

琼脂糖是由琼脂分离制备的链状多糖。其结构单元是 D-半乳糖和 3，6-脱水-L-半乳糖。许多琼脂糖链依氢键及其他力的作用使其互相盘绕形成绳状琼脂糖束，构成大网孔型凝胶。因此该凝胶适合于免疫复合物、核酸与核蛋白的分离、鉴定及纯化。

该法具有设备简单、需样品少、分辨能力高的优点，已成为生命科学和基因工程中研究核酸蛋白质等生物大分子的一项重要技术，是分离、鉴定和纯化 DNA 的常用方法，可测定 DNA 分子及其片段的分子量及其构象。

琼脂糖凝胶电泳分离的器材及基本操作如下。

1. 仪器装置

电泳室及直流电源同纸电泳。

2. 试剂

（1）醋酸-锂盐缓冲液（pH 3.0） 取冰醋酸 50mL，加水 800mL 混合后，用氢氧化锂调节 pH 值至 3.0，再加水至 1000mL。

（2）甲苯胺蓝溶液 取甲苯胺蓝 0.1g，加水 100mL 使溶解。

3. 操作方法

（1）制胶 取琼脂糖约 0.2g，加水 10mL，置水浴中加热使溶胀完全，加温热的醋酸-锂盐缓冲液（pH3.0）10mL，混匀，趁热将胶液涂布于大小适宜（2.5cm×7.5cm 或 4cm×9cm）的玻板上，厚度约 3mm，静置，待凝胶结成无气泡的均匀薄层，即得。

（2）对照品溶液及供试品溶液的制备 照各药品项下规定配制。

（3）点样与电泳 在电泳槽内加入醋酸-锂盐缓冲液（pH3.0），将凝胶板置于电泳槽架上，经滤纸桥浸入缓冲液。于凝胶板负极端分别点样 1μL，立即接通电源，在电压梯度约 30V/cm、电流强度 1～2mA/cm 的条件下，电泳约 20min，关闭电源。

（4）染色与脱色 取下凝胶板，用甲苯胺蓝溶液染色，用水洗去多余的染色液至背景无色为止。

【示例】 肝素钠的鉴别（《中国药典（2005 年版）二部》第 271 页）

肝素钠是从猪或牛的肠黏膜中提取的硫酸氨基葡聚糖的钠盐，属黏多糖类物质，具有延长血凝时间的作用。利用电泳法可以对肝素钠进行鉴别。

（1）溶液的制备及制胶

① 醋酸-锂盐缓冲液（pH 3.0）。取冰醋酸 50mL，加水 800mL 混合后，用氢氧化锂调节 pH 值至 3.0，再加水至 1000mL。

② 甲苯胺蓝溶液。取甲苯胺蓝 0.1g，加水 100mL 使溶解。

③ 制胶。取琼脂糖约 0.2g，加水 10mL，置水浴中加热使溶胀完全，加温热的醋酸-锂盐缓冲液（pH3.0）10mL，混匀，趁热将胶液涂布于大小适宜（2.5cm×7.5cm 或 4cm×9cm）的玻板上，厚度约 3mm，静置，待凝胶结成无气泡的均匀薄层，即得。

（2）供试品和对照品溶液的制备 取本品与肝素标准品，分别加水制成每 1mL 中含 2.5 mg 的溶液，即得。

（3）电泳 在电泳槽内加入醋酸-锂盐缓冲液（pH3.0），将凝胶板置于电泳槽架上，经滤纸桥浸入缓冲液。于凝胶板负极端分别点样 1mL，立即接通电源，在电压梯度约 30V/cm、电流强度 1～2mA/cm 的条件下，电泳约 20min，关闭电源。取下凝胶板，用甲苯胺蓝溶液染色，用水洗去多余的染色液至背景无色为止。

（4）结果判断 供试品和标准品所显斑点的迁移距离之比应为 0.9～1.1。

第六节　聚丙烯酰胺凝胶电泳法

聚丙烯酰胺凝胶电泳（PAGE）是以聚丙烯酰胺凝胶为支持介质的区带电泳。聚丙烯酰胺凝胶是由单体丙烯酰胺和交联剂 N,N-亚甲基双丙烯酰胺在加速剂和催化剂的作用下聚合交联成三维网状结构的凝胶，该凝胶属于不带电荷的非离子型多聚物，具有分子筛效应的三维网状结构，并可通过调整凝胶浓度制成不同孔径的凝胶，用于分离不同分子大小的物质。

聚丙烯酰胺凝胶透明，有弹性，机械性能好，化学性能稳定，与被分离物不起化学反应，而且对 pH 和温度变化比较稳定，电泳时无电渗作用和吸附作用，是目前最常用的凝胶电泳支持介质。PAGE 样品用量少，灵敏度高，可达 10^{-6}g。分辨率远远高于一般色谱方法和电泳方法，可以检出 $10^{-12}\sim 10^{-9}$g 的样品，且重复性好。广泛应用于蛋白质、酶、核酸等生物分子的分离、定性、定量的分析研究中。在常规 PAGE 的基础上，根据蛋白质的电荷、分子量等特性，又相继建立了测定蛋白质（或肽、核酸）分子量的 SDS-PAGE 和测定等电点的等电聚焦 PAGE。

根据电泳时所用的缓冲液组成、pH 值和凝胶浓度，PAGE 可分为连续电泳和不连续电泳。缓冲液组成、pH 值和凝胶孔径均相同的连续 PAGE 系统，一般只用于分离比较简单的样品，因没有浓缩效应，分辨率不如不连续电泳。不连续电泳又称为圆盘电泳，在电泳系统中使用了两种或两种以上不同的缓冲液和不同的凝胶浓度，即存在凝胶层的不连续性、缓冲液组成的不连续性、pH 值的不连续性以及电位梯度的不连续性。电泳时，样品在浓缩胶和分离胶两种不连续的界面先浓缩成一窄的起始带，待进入分离胶时，再根据分子大小和电荷效应分离得到窄的分离区带，此法的分离效果好，分辨率高。

聚丙烯酰胺凝胶电泳分离蛋白质最初是在玻璃管中进行的，是将凝胶装入多个管中进行电泳，又称为柱状电泳。目前主要用于二维电泳中的第一维电泳。但由于各个玻璃管的不同以及装胶时的差异使每管的分离条件会有所差异，各管进行比较时会出现比较大的误差。后来发展起来的垂直平板电泳一次最多可以容纳 20 个样品，电泳过程中样品所处的条件比较一致，样品间可以进行更好的比较，重复性也更好，所以目前有比较多的应用，常用于蛋白质及 DNA 序列分析过程中 DNA 片段的分离和鉴定。

水平平板电泳近年来也有很快的发展，相对于垂直平板电泳有以下优势。

① 由于凝胶可以直接铺在冷却板上，容易使凝胶冷却，因而可以加高电压以提高分辨率。

② 电泳速度快，通常只要 1h 左右，而圆盘电泳和垂直平板电泳一般需要 3～4h。

③ 因为可以使用薄胶，加样少，染色快，从而提高了灵敏度，而且容易保存，只要用甘油浸泡后自然干燥即可长期保存不会龟裂。

④ 适用各种电泳方式，用途广泛，尤其是可以使用 20 世纪 90 年代才发展起来的只有水平电泳系统才能使用的新的半干技术，即用浸有少量缓冲液的半干的胶条代替通常使用的大量电极缓冲液，大大节约了试剂，简化了操作，提高了电泳速度。

以下介绍聚丙烯酰胺凝胶电泳的器材和基本操作方法。

1. 仪器装置

通常由稳流电泳仪和圆盘电泳槽或平板电泳槽组成。其电泳室有上、下两槽，每个槽中都有固定的铂电极，铂电极经隔离电线接于电泳仪稳流档上。

2. 试剂

(1) 溶液 A　取三羟甲基氨基甲烷 36.6g、四甲基乙二胺 0.23mL，加 1mol/L 盐酸溶液

48mL，再加水溶解并稀释至100mL，置棕色瓶内，在冰箱中保存。

（2）溶液B　取丙烯酰胺30.0g、次甲基双丙烯酰胺0.74g，加水溶解并稀释至100mL，滤过，置棕色瓶内，在冰箱中保存。

（3）电极缓冲液（pH 8.3）　取三羟甲基氨基甲烷6g、甘氨酸28.8g，加水溶解并稀释至1000mL，置冰箱中保存，用前稀释10倍。

（4）溴酚蓝指示液　取溴酚蓝0.1g，加0.05mol/L氢氧化钠溶液3.0mL与90％乙醇5mL，微热使溶解，加20％乙醇制成250mL。

（5）染色液　取0.25％（g/mL）考马斯亮蓝G250溶液2.5mL，加12.5％（g/mL）三氯醋酸溶液至10mL。

（6）稀染色液　取上述染色液2mL，加12.5％（g/mL）三氯醋酸溶液至10mL。

（7）脱色液　7％醋酸溶液。

3. 操作法

（1）制胶　取溶液A 2mL、溶液B 5.4mL，加脲2.9g使溶解，再加水4mL，混匀，抽气赶去溶液中气泡，加0.56％过硫酸铵溶液2mL，混匀制成胶液，立即用装有长针头的注射器或细滴管将胶液沿管壁加至底端有橡皮塞的小玻璃管（10cm×0.5cm）中，使胶层高度达6～7cm，然后徐徐滴加水少量，使覆盖胶面，管底气泡必须赶走，静置约30min，待出现明显界面时即聚合完毕，吸去水层。

（2）对照品溶液及供试品溶液的制备　照各药品项下的规定。

（3）电泳　将已制好的凝胶玻璃管装入圆盘电泳槽内，每管加供试品或标准品溶液50～100μL，为防止扩散可加甘油或40％蔗糖溶液1～2滴及0.04％溴酚蓝指示液1滴，也可直接在上槽缓冲液中加0.04％溴酚蓝指示液数滴，玻璃管的上部用电极缓冲液充满，上端接负极、下端接正极。调节起始电流使每管为1mA，数分钟后，加大电流使每管为2～3 mA，当溴酚蓝指示液移至距玻璃管底部1cm处，关闭电源。

（4）染色和脱色　电泳完毕，用装有长针头并吸满水的注射器，自胶管底部沿胶管壁将水压入，胶条即从管内滑出，将胶条浸入稀染色液过夜或用染色液浸泡10～30min，以水漂洗干净，再用脱色液脱色至无蛋白区带凝胶的底色透明为止。

（5）结果判断　将胶条置灯下观察，根据供试品与标准品的色带位置和色泽深浅程度进行判断。

供试品和标准品的电泳区带有时可用相对迁移率（R'_m）进行比较。其计算式如下：

$$相对迁移率（R'_m）=\frac{进胶端到供试品或标准品区带的距离}{进胶端到溴酚蓝区带的距离} \tag{4-5}$$

扫描：将清晰的胶条置双波长薄层扫描仪或凝胶电泳扫描仪中扫描并积分，由各组分的峰面积计算含量（1％）。

第七节　SDS-聚丙烯酰胺凝胶电泳法

SDS-聚丙烯酰胺凝胶电泳法是20世纪60年代中期发展起来的一种电泳技术，是聚丙烯酰胺凝胶电泳中的一种特殊分离技术，它是在电泳系统中加入一定浓度的十二烷基硫酸钠（SDS）。SDS是阴离子表面活性剂，能与蛋白质按重量比结合成复合物，使蛋白分子所带的负电荷远远超过天然蛋白分子的负电荷，消除了不同蛋白分子的电荷效应，使蛋白分子相对迁移率的大小完全取决于分子量的高低，因此可从已知分子量的标准蛋白的对数和相对迁移率所作的标准曲线中求出样品的分子量。

用 SDS-聚丙烯酰胺凝胶电泳法测定蛋白质分子量具有仪器设备简单，操作方便，样品用量少，耗时少（仅需 1d），分辨率高，重复效果好等优点，因而得到非常广泛的应用与发展。它不仅用于蛋白质分子量测定，还可用于蛋白质混合组分的分离和亚组分的分析，当蛋白质经 SDS-PAGE 分离后，设法将各种蛋白质从凝胶上洗脱下来，除去 SDS，还可进行氨基酸顺序、酶解图谱及抗原性质等方面的研究。

目前，研究生命科学的工作都普遍用该法测定大分子的分子量。《中国药典》也收载此法，用于测定大分子生化药品的分子量。其所需器材及基本操作方法如下。

1. 仪器装置

恒压或恒流电源、垂直板或圆盘电泳槽和制胶模具。

2. 试剂

（1）30%丙烯酰胺溶液　取丙烯酰胺 60g 与亚甲基双丙烯酰胺 1.6g，加水至 200mL，滤纸滤过，避光保存。

（2）分离胶缓冲液　取三羟甲基氨基甲烷 36.3g，加水 70mL，用盐酸调节 pH 值至 8.8，加水至 100mL。

（3）浓缩胶缓冲液　取三羟甲基氨基甲烷 6.0g，加水 70mL，用盐酸调节 pH 值至 6.8，加水至 100mL。

（4）电泳缓冲液　取三羟甲基氨基甲烷 6.0g、甘氨酸 28.8g、十二烷基硫酸钠 1.0g，加水至 1000mL。

3. 操作方法

（1）制胶　用 30%丙烯酰胺溶液、分离胶缓冲液、20%十二烷基硫酸钠溶液、10%过硫酸铵溶液（新鲜配制）、四甲基乙二胺、水以比例为 5.0:1.5:0.08:0.1:0.01:5.3 制成分离胶液，灌入模具内至一定高度（剩余体积留作制备浓缩胶用），用水封顶，聚合完毕，倾去水层。再用 30%丙烯酰胺溶液、浓缩胶缓冲液、20%十二烷基硫酸钠溶液、10%过硫酸铵溶液、四甲基乙二胺、水以比例为 0.8:1.3:0.025:0.05:0.005:2.4 制成浓缩胶液，灌在分离胶上，插入样品梳（如为圆盘电泳，用水封顶），待浓缩胶液聚合后，小心除去样品梳或水。

（2）对照品和供试品溶液的制备　照各药品项下的规定。

（3）电泳

① 垂直板电泳。恒压电泳，初始电压为 80V，进入分离胶时调至 150～200V，当溴酚蓝迁移胶底处，停止电泳。

② 圆盘电泳。调节电流使每管 8mA。

4. 固定与染色

（1）考马斯亮蓝染色

① 试剂

a. 固定液：称取三氯醋酸 5g，加水 200mL 溶解后，加甲醇 200mL，再加水至 500mL。

b. 染色液：称取考马斯亮蓝 R250 0.5g，加水 200mL 溶解后，加甲醇 200mL 与冰醋酸 50mL，再加水至 500mL。

c. 脱色液：取甲醇 400mL、冰醋酸 100mL，加水至 1000mL，充分混合。

d. 保存液：取冰醋酸 75mL，加水至 1000mL，摇匀。

② 固定与染色。电泳完毕，取出胶片（条），置固定液中 30min，取出胶片（条），置染色液中 1～2h，用脱色液脱色至凝胶背景透明后保存在保存液中。

（2）银染色

① 试剂

a. 硝酸银溶液：取硝酸银0.8g，加水至4.0mL，将此溶液滴加到0.1mol/L氢氧化钠溶液20mL与25%氨溶液1.5mL的混合液中，摇匀，用水稀释至100mL。

b. 固定液：取甲醇50mL、37%甲醛溶液54 μL，加水至100mL。

c. 显色液：取1%枸橼酸溶液2.5mL、37%甲醛溶液270μL，加水至500mL。

d. 终止液：取冰醋酸100mL，加水至1000mL。

② 固定与染色。胶片浸在固定液中至少2h后弃去固定液，用水浸洗至少1h；胶片置1%戊二醛溶液中15min后，用水洗2次，每次15min；胶片置硝酸银溶液中15min后，用水洗3次，每次15min；胶片置显色液中，待各带显出后置终止液中。

5. 结果判断

用卡尺或用扫描定位法测量溴酚蓝指示剂和蛋白迁移距离（如为圆盘电泳还应测量染色前后胶条长度，垂直板电泳胶片厚度低于1mm，染色前后胶片长度基本不变）。按下式计算相对迁移率：

$$相对迁移率（R_m^f）=\frac{蛋白迁移距离}{脱色后胶条长度}\times\frac{脱色前胶条长度}{溴酚蓝指示剂迁移距离} \quad (4-6)$$

① 供试品主成分迁移率应与对照品迁移率一致。

② 分子量：以R_m^f为横坐标，标准蛋白的分子量对数为纵坐标，进行线性回归，由标准曲线求得供试品的分子量。

③ 纯度：取胶片（条），置薄层扫描仪，以峰面积按归一化法计算。

SDS-PAGE操作示例：尿激酶分子组分比的检查（《中国药典（2010年版）二部》第380页）

尿激酶是从新鲜人尿中提取的一种能激活纤维蛋白溶酶原的酶。它是由高分子量尿激酶（M_W54000）和低分子量尿激酶（M_W33000）组成的混合物。高分子量尿激酶含量不得少于90%。

(1) 溶液的制备及制胶

① 30%丙烯酰胺溶液。取丙烯酰胺60g与亚甲基双丙烯酰胺1.6g，加水至200mL，滤纸滤过，避光保存。

② 分离胶缓冲液。取三羟甲基氨基甲烷36.3g，加水70mL，用盐酸调节pH值至8.8，加水至100mL，即得。

③ 浓缩胶缓冲液。取三羟甲基氨基甲烷6.0g，加水70mL，用盐酸调节pH值至6.8，加水至100mL，即得。

④ 电泳缓冲液。取三羟甲基氨基甲烷6.0g、甘氨酸28.8g、十二烷基硫酸钠1.0g，加水至1000mL，即得。

⑤ 制胶。用30%丙烯酰胺溶液：分离胶缓冲液：20%十二烷基硫酸钠溶液：10%过硫酸铵溶液（新鲜配制）：四甲基乙二胺：水=5.0:1.5:0.08:0.1:0.01:5.3制成分离胶液，灌入模具内至一定高度（剩余体积留作制备浓缩胶用），用水封顶，聚合完毕，倾去水层。再用30%丙烯酰胺溶液：浓缩胶缓冲液：20%十二烷基硫酸钠溶液：10%过硫酸铵溶液：四甲基乙二胺：水=0.8:1.3:0.025:0.05:0.005:2.4制成浓缩胶液，灌在分离胶上，插入样品梳（如为圆盘电泳，用水封顶），待浓缩胶液聚合后，小心除去样品梳或水。

(2) 供试品溶液的制备 取本品，加水制成每1mL中含2mg的溶液后，加入等体积的缓冲液（取浓缩胶缓冲液2.5mL、20%十二烷基硫酸钠溶液2.5mL、0.1%溴酚蓝溶液1.0mL与87%甘油溶液3.5mL，加水至10mL），置水浴中3min，放冷，作为供试品溶液。

(3) 电泳 取供试品溶液10μL，加至样品孔，参照SDS-聚丙烯酰胺凝胶电泳法（考马斯亮蓝染色）进行测定。

(4) 结果判断 最后将胶片（条）置于薄层扫描仪，以峰面积按归一化法按下式计算高分子量尿激酶相对含量。

$$\text{高分子量尿激酶相对含量}(\%) = \frac{\text{高分子量尿激酶峰面积}}{\text{高、低分子量尿激酶峰面积之和}} \times 100\% \qquad (4\text{-}7)$$

第八节　免疫电泳法

免疫电泳技术是将琼脂电泳与免疫扩散结合起来，也就是说利用电场作用下带电蛋白质在琼脂凝胶中具有不同的迁移率，以及相同的蛋白质具有完整的抗原性的特点，用于分析抗原或抗体性质的一种技术。这类技术可应用于：检查蛋白质制剂的纯度，分析蛋白质混合物的组分，研究抗血清制剂中是否具有抗某种已知抗原的抗体，检验两种抗原是否相同。

免疫电泳技术包括：免疫电泳、对流免疫电泳、火箭免疫电泳、双向免疫电泳等。以下简要介绍免疫电泳法。

免疫电泳法是将供试品通过电泳分离成区带的各抗原，然后与相应的抗体进行双相免疫扩散，当两者比例合适时形成可见的沉淀弧。将沉淀弧与已知标准抗原、抗体生成沉淀弧的位置和形状进行比较，即可分析供试品中的成分及其性质（图4-3）。

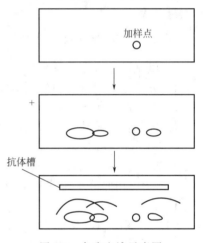

图4-3　免疫电泳示意图

1. 试剂

（1）巴比妥缓冲液（pH 8.6）　称取巴比妥4.14g与巴比妥钠23.18g，加适量水，加热使溶解，冷却至室温，再加叠氮化钠0.15g，加水使溶解成1500mL。

（2）0.5%氨基黑染液　取氨基黑10B 0.5g，加甲醇50mL、冰醋酸10mL与水40mL的混合液，溶解。

（3）1.5%琼脂糖溶液　称取琼脂糖1.5g，加水50mL与巴比妥缓冲液50mL，加热使溶胀完全。

（4）脱色液　量取乙醇45mL、冰醋酸5mL与水50mL混合均匀。

（5）溴酚蓝指示液　称取溴酚蓝50mg，加水使溶解成100mL。

2. 对照品

正常人血清或其他适宜的对照品。

3. 供试品溶液的制备

用生理盐水将供试品蛋白质浓度稀释成0.5%。

4. 检查法

将1.5%琼脂糖溶液倾倒于大小适宜的水平玻板上，厚度约3mm，静置，待凝胶凝固成无气泡的均匀薄层后，于琼脂板负极1/3处的上下各打一孔，孔径3mm，孔距10~15mm。测定孔加供试品溶液10μL和溴酚蓝指示液1滴，对照孔加正常人血清10μL和溴酚蓝指示液1滴。用3层滤纸搭桥和巴比妥缓冲液（电泳缓冲液）接触，100V恒压电泳约2h（指示剂迁移到前沿）。电泳结束后，在两孔之间距离两端约3~5mm处挖宽3mm槽，向槽中加入血清抗体，槽满但不溢出。放湿盒中37℃扩散24h。扩散完毕后，用生理盐水充分浸泡琼脂板，以除去未结合蛋白质。将浸泡好的琼脂板放入0.5%氨基黑溶液染色，再用脱色液脱色至背景基本无色。用适当方法保存或复制图谱。与对照品比较，供试品的主要沉淀线应为待测蛋白质。

5. 注意事项

① 电泳时应有冷却系统，否则琼脂糖会出现干裂。
② 用生理盐水浸泡应充分，否则背景不清晰。

免疫电泳后产生的沉淀弧形状受电泳迁移率和双扩散等因素的影响，一般来说，可分为下面几种情况。

① 交叉弧。它是由两个泳动率和抗原性不同，但结构略有差异的组分形成的。
② 平行弧。它是由两个泳动率相同，但抗原性与扩散率不同的组分形成的。
③ 中空弧。沉淀弧中间分裂成双线，而两端仍相连，它是由于抗原过量形成的。
④ 两端分枝弧。它是由于抗体过量形成的。
⑤ 菜盘形弧。沉淀弧逐渐加宽弥散接近抗体槽，使其呈菜盘纵切面形态。一般它也是由于抗原过量形成的。
⑥ 扭曲不正弧。它可能是由于6种原因形成的：a. 抗原蛋白质的浓度过高，或含有不溶性颗粒；b. 琼脂浓度过高；c. 抗原渗透压过高；d. 抗原离子强度过高；e. 抗原或抗体槽破裂，或玻璃板的琼脂涂底不佳，引起琼脂与玻璃板脱离，造成抗原或抗体不规则弥散；f. 琼脂浓度低，使其表面渗出水分过多，或缓冲槽内液面过高，导致部分抗原从孔中溢出，形成不规则的沉淀线。
⑦ 弯度大的沉淀弧。它是由于抗原扩散率较低形成的。
⑧ 平坦弧。它是由于抗原扩散率较大形成的。
⑨ 不对称沉淀弧或两个弯度但又相互连接的沉淀弧。它是由于抗原性相同，泳动率不同形成的。
⑩ 生成分枝的沉淀弧。它是由于 γ-球蛋白裂解或分次加样的间隔时间长形成的。

免疫电泳示例：人血白蛋白的鉴别（《中国药典（2010年版）三部》）

人血白蛋白是由健康人血浆，经低温乙醇蛋白分离法或经批准的其他分离法分离纯化，并经60℃ 10h加温灭活病毒后制成。

(1) 溶液的制备
① 巴比妥缓冲液（pH8.6）。称取巴比妥4.14g与巴比妥钠23.18g，加适量水，加热使溶解，冷却至室温，再加叠氮化钠0.15g，加水使溶解成1500mL。
② 0.5%氨基黑染液。取氨基黑10B 0.5g，加甲醇50mL、冰醋酸10mL与水40mL的混合液，溶解。
③ 1.5%琼脂糖溶液。称取琼脂糖1.5g，加水50mL与巴比妥缓冲液50mL，加热使溶胀完全。
④ 脱色液。量取乙醇45mL、冰醋酸5mL与水50mL混合均匀。
⑤ 溴酚蓝指示液。称取溴酚蓝50mg，加水使溶解成100mL。
(2) 对照品溶液的制备　正常人血清或血浆的对照品。
(3) 供试品溶液的制备　用生理盐水将供试品蛋白质含量稀释成0.5%。
(4) 鉴别方法及结果判断　照免疫电泳法测定，最后将图谱与对照品比较，供试品的主要沉淀线应为白蛋白。

第九节　毛细管电泳法

一、概述

毛细管电泳（capillary electrophoresis，CE），亦称高效毛细管电泳（high performance capillary electrophoresis，HPCE），是近十几年迅速发展起来的一种新的分离分析方法。它

是以弹性石英毛细管为分离通道,以高压直流电场为驱动力,依据样品中各组分的淌度和(或)分配行为上的差别进行分离和分析。

传统电泳最大的局限是难以克服由高电压引起的焦耳热,1967 年 Hjerten 最先提出在直径为 3mm 的毛细管中做自由溶液的区带电泳(capillary zonal electrophoresis,CZE)。但他没有完全克服传统电泳的弊端。现在所说的毛细管电泳技术(CE)是由 Jorgenson 和 Lukacs 在 1981 年首先提出,他们使用了 75mm 的毛细管柱,用荧光检测器对多种组分实现了分离。1984 年 Terabe 将胶束引入毛细管电泳,建立了胶束电动毛细管色谱(MEKC)。1987 年 Hjerten 等把传统的等电聚焦过程转移到毛细管内进行。同年,Cohen 进行了毛细管凝胶电泳的工作。近年来,将液相色谱的固定相引入毛细管电泳中,又发展了电色谱,扩大了电泳的应用范围。CE 符合了生命科学各领域中对多肽、蛋白质(包括酶、抗体)、核苷酸乃至脱氧核糖核酸(DNA)的分离分析要求,因此得到了迅速的发展。

CE 为经典的电泳技术与现代的微柱分离相结合的产物。它比传统电泳使用的场强高得多,因此分离速度和效率均提高很多。CE 可用紫外、荧光等多种检测器直接在柱上进行检测,通过分离图谱进行定性和定量分析。定量分析的精度和自动化程度也优于常规电泳法。与平板电泳相比,HPCE 的缺点是不能同时分离多个样品。CE 与正在广泛使用的高效液相色谱(HPLC)相比,虽然都是高效的分离技术,也都有多种分离模式,仪器操作均可自动化,但 CE 分离速度更快,使用样品更少(pg 级),效率更高,可分离的范围更广(从离子到大分子化合物),但维持费用则更低(毛细管柱价廉,每次分析耗电解液以 μL 计),因此具有明显的优势。不过,CE 目前只能实现微量制备,尚不能取代 HPLC。

毛细管电泳法因具有快速、高分辨率、高灵敏度和样品用量少、成本低等优点,在生物药物的分析研究中,尤其是手性药物的拆分研究中有广泛的应用,成为 HPLC 分析法的重要补充。

二、基本原理

CE 系统中,离子在缓冲液中的电泳迁移速度(v_{ep})与电场强度(E)和淌度(μ_{ep})成正比,即

$$v_{ep}=\mu_{ep}E \tag{4-8}$$

其中淌度又称迁移率,为溶质离子在一定电场(包括缓冲液系统)作用下在一定时间间隔内移动的距离,它取决于离子自身的电荷密度、介质的黏度和介电常数等。

CE 所用的石英毛细管柱,一般情况下(pH>3),其内表面带有负电,当与溶液接触时,可在溶液中产生过剩的正电,与上述负电平衡,形成偶电层。在高电压作用下,偶电层中的水合阳离子会引起流体朝负极方向移动,此现象称为电渗。粒子在毛细管内电解质中的迁移速度等于电泳和电渗流(EOF)两种速度的矢量和,即

$$v=v_{ep}+v_{eo}=(\mu_{ep}+\mu_{eo})E \tag{4-9}$$

在通常情况下,正离子的运动方向和 EOF 一致,故最先流出;中性粒子的泳流速度为"零",所以迁移速度与 EOF 一致;负离子的运动方向和 EOF 相反,但因电渗流速度一般都大于电泳速度,故在中性离子之后流出。这样就可因各种离子迁移速度的不同而实现分离(图 4-4)。通常认为这是毛细管区带电泳分离的基础。

电渗流是 CE 中推动流体前进的驱动力,它使整个流体像塞子似的以均匀的速度向前推进,形成扁平的"塞式流",这也是扩散小、柱效高的关键;而 HPLC 的动力是由泵压出、流经装有微粒(固定相)的色谱柱的液体(流动相),呈抛物线型,这会导致谱带扩散,柱效下降,影响分离(二者差别如图 4-5 所示)。在区带电泳中,电渗流对负离子的分离可能有利,但对正离子的分离无益。在胶束电动毛细管色谱中,通常需要较大的流向阴极的电渗流作为推动力,而在凝胶电泳和等电聚焦中,则必须尽可能地消除电渗流。总之,要根据不

同的实验类型、样品性质及实验要求,控制电渗流以期达到最佳的分离效果。一般电渗流随 pH 升高、电流加大或柱温升高而增大。目前控制电渗流最常用的方法是改变缓冲液的 pH 值、组成及浓度,加入表面活性剂、有机溶剂等添加剂,用化学或物理方法涂层或动态去活改变管壁的负电荷,从而控制电渗流,也可通过改变温度或电场强度等方法控制电渗流。

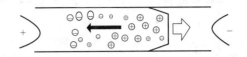

图 4-4　CE 分离示意图

⇨电渗流方向;⇦负离子电泳流方向

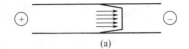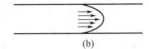

图 4-5　CE 与 HPLC 的流型

(a) CE 电渗流的扁平"塞式流";(b) HPLC 的压力驱动流型

三、基本技术

1. 仪器装置

毛细管电泳系统的基本结构包括如下几个部分(图 4-6)。

(1) 直流高压电源　采用 0～30kV(或相近)可调节直流电源,可供应约 300μA 电流,具有稳压和稳流两种方式可供选择。

(2) 毛细管　为弹性石英毛细管,内径一般为 25～100μm,其中 50μm 和 75μm 两种使用较多。细内径分离效果好,且焦耳热小,允许施加较高电压;但若采用柱上检测,则因光程较短,其检测限比较粗内径管要差;根据分离度的要求,毛细管长度可选用 20～100cm 长度;毛细管外壁涂有聚酰亚胺涂层,使具有弹性并抗折;工作时毛细管两端浸入缓冲液中。

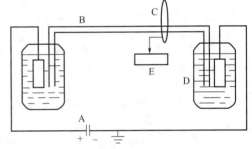

图 4-6　CE 仪器装置结构示意图

A—高压电源;B—石英毛细管;
C—检测器;D—电极槽;E—记录装置

(3) 柱上检测器　检测窗口即为剥去涂层的一段毛细管,以紫外-可见分光光度检测器应用最广。

(4) 电极和电极槽　两个电极槽里放入操作缓冲液,分别插入毛细管的进口端与出口端以及铂电极;铂电极连接至直流高压电源,正负极可切换。

(5) 记录装置　数据处理系统与一般色谱的数据处理系统基本相同。

2. 基本操作及注意事项

① 按照仪器操作手册开机,预热、输入各项参数,如毛细管温度、操作缓冲液需过滤和脱气。冲洗液、缓冲液等放置于样品瓶中,依次放入进样器。

② 毛细管处理的好坏,对测定结果影响很大。未涂层新毛细管要用较浓碱液在较高温度(例如用 1mol/L 氢氧化钠溶液在 60℃)冲洗,使毛细管内壁生成硅羟基,再依次用 0.1mol/L 氢氧化钠溶液、水和操作缓冲液各冲洗数分钟。两次进样中间可仅用缓冲液冲洗,但若发现分离性能改变,则开始须用 0.1mol/L 氢氧化钠溶液冲洗,甚至要用浓氢氧化钠溶液升温冲洗。凝胶毛细管、涂层毛细管、填充毛细管的冲洗则应按照所附说明书操作。冲洗时将盛溶液的试样瓶依次置于进样器,设定顺序和时间进行。

③ 操作缓冲液的种类、pH值和浓度，以及添加剂［用以增加溶质的溶解度和（或）控制溶质的解离度，手性拆分等］的选定对测定结果的影响也很大，应照各品种项下的规定配制，根据初试的结果调整、优化。

④ 将待测供试品溶液瓶置于进样器中，设定操作参数，如进样压力（电动进样电压）、进样时间、正极端或负极端进样、操作电压或电流、检测器参数等，开始测试。根据初试的电泳谱图调整仪器参数和操作缓冲液以获得优化结果。而后用优化条件正式测试。

⑤ 测试完毕后用水冲洗毛细管，注意将毛细管两端浸入水中保存，如果长久不用应将毛细管用氮吹干，最后关机。

⑥ 由于进样方法的限制，目前毛细管电泳的精密度比用定量阀进样的高效液相色谱法要差，故定量测定以采用内标法为宜。用加压或减压法进样时，供试品溶液黏度会影响进样体积，应注意保持试样溶液和对照溶液黏度一致；用电动法进样时，被测组分因电歧视现象和溶液离子强度会影响待测组分的迁移量，也要注意其影响。

四、毛细管电泳的分离模式

随着毛细管电泳技术的迅速崛起，毛细管电泳技术分离模式也得以多方面发展，至今已建立了具有不同分离机制的多种分离模式，使其在各个领域中得到愈来愈广泛的应用。毛细管电泳的分离模式见表4-2。在药物分析中，最常用的分离模式有毛细管区带电泳（CZE）、胶束电动毛细管色谱（MECC）和毛细管凝胶电泳（CGE）。

表4-2 毛细管电泳的分离模式

方　式	分离机制	应　用
毛细管区带电泳(CZE)	溶质在自由溶液中淌度差异	带电溶质
胶束电动毛细管色谱(MECC)	溶质在胶束与水相间分配系数差异	中性和离子化合物
毛细管凝胶电泳(CGE)	溶质分子大小与电荷/质量比差异	蛋白质、DNA等大分子物质
毛细管等电聚焦电泳(CIEF)	溶质等电点差异	不同等电点物质
毛细管等速电泳(CITP)	溶质在电场梯度下分布的差异	离子化合物
亲和毛细管电泳(ACE)	溶质亲和力的差异	蛋白质、核酸的特异性识别药物受体的研究
毛细管电色谱(CEC)	固定相存在下溶质分配系数的差异	中性化合物等

1. 毛细管区带电泳（CZE）

CZE是毛细管电泳中最基本、操作最简单、应用最广泛的一种模式，通常被看作为其他模式的母体。组分在CZE中的流出顺序主要与组分的荷质比有关。CZE是在电场作用下，基于各溶质的迁移时间或淌度不同而分离。由于电渗流的存在，CZE可分离带负电荷或正电荷的溶质。而中性溶质的电泳速度为零，随电渗流同时流出，故CZE不能用于中性物质的分离。药物分析中，CZE可用于氨基酸、多肽、离子、许多手性药物对映体以及离子化合物等方面的分析，还可用于蛋白质的纯度、鉴别（如肽图）、构象以及糖蛋白的鉴定。

2. 胶束电动毛细管色谱（MECC或MEKC）

胶束电动毛细管色谱是采用CZE技术并结合色谱原理而形成，主要用于非离子状态的样品，亦称电中性物质的分离分析。MECC法是把离子型表面活性剂（如阴离子表面活性剂SDS）加到缓冲液中，当其浓度超过临界浓度时，便会聚集形成一具疏水内核、外壳带负电的亲水胶束。溶质分子则在极性缓冲液与胶束中心的非极性相（准固定相）之间有一定的分配。中性粒子因其本身疏水性不同，在两相中分配存在差异，在电渗流作用下，胶束携带溶质一起前行，疏水性强的粒子和胶束结合牢，流出时间慢。不同分子在两相中的分配差异是本法分离的基础。MECC使一般CE不能分离的中性物质得以分离，这是对CE的极大贡献。在MECC的基础上，环糊精电动色谱（CDEKC）、离子交换电动色谱（IEEKC）和微滴乳状液电动色谱（MEEKC）均获得发展。环糊精修饰的胶束电动色谱也呈现了良好的应用前景，构成了电动色谱很重要的分支。

3. 毛细管凝胶电泳（CGE）

CGE 是将板上的凝胶移到毛细管中作支持物进行的电泳。凝胶具多孔性，与分子筛相似，溶质能按分子大小逐一分离。凝胶黏度大，能降低溶质扩散，使电泳得到的峰形尖锐，为 CE 中柱效最高的模式。但柱制备较复杂，寿命短，重现性不好。现已有人研究用黏度较小的线性聚合物，如甲基纤维素、羟丙基甲基纤维素代替普通的聚丙烯酰胺（PAGE），则可获得无凝胶、但仍有筛分作用的"无胶筛分"（non-gel sieving），分离能力虽稍逊，但柱价低，寿命长，重现性好，方便实用。CGE 和无胶筛分广泛应用于蛋白质和 DNA 片段的分离。

4. 毛细管等电聚焦电泳（CIEF）

CIEF 是将普通等电聚焦电泳移到毛细管中进行。它具有较高的分辨率，通常可以分离等电点差异小于 0.01pH 单位的相邻蛋白。通过管壁涂层可使 EOF 降至最小，从而防止蛋白吸附于管壁及破坏稳定的聚焦区带。聚焦时，于阳极放稀酸，阴极放稀碱，加高电压（6~8kV）。几秒后，毛细管内部建立起 pH 梯度，使两性蛋白顺梯度迁移至各自的等电点处，停下聚焦，产生一窄的聚焦带。最后再改变阴极的 pH 值，即加入含除 OH^- 之外的阴离子的物质，如 NaCl，使聚焦后的蛋白质依次通过检测器向阴极运动时，而得以检测。但在等电点时，蛋白质易沉淀而堵塞柱子，可通过调整聚焦时间、电压、蛋白质浓度以及添加剂等加以解决。

除了以上分离模式外，毛细管等速电泳（CITP）是一种较早的模式，目前应用不多；毛细管电色谱（CEC）是将 HPLC 中的各种固定相微粒填入毛细管，以样品与固定相之间的相互作用为分离机制，以电渗流为流动相驱动力的色谱过程，虽然柱效有所下降，但增加了选择性，CEC 技术有很好的发展前景。

五、毛细管电泳技术在药物分析中的应用

高效毛细管电泳兼有电泳和色谱技术的双重优点，对基因工程药物的分析具有高效、低耗、快速、灵敏等特点，随着各种不同的预浓缩技术、堆积技术、场放大技术、固相预柱等技术以及新分离模式毛细管电色谱等的应用，仪器的不断改进，高效毛细管电泳将成为生物药物分析的重要工具，是未来生物药物发展的新趋势。毛细管电泳技术可检测多种样品，如血清、血浆、尿样、脑脊液、红细胞、体液或组织及其实验动物活体实验；且可分离分析多种组分，如核酸/核苷酸、蛋白质/多肽/氨基酸、糖类/糖蛋白、酶、碱性氨基酸、微量元素、小的生物活性分子等的快速分析，以及 DNA 序列分析和 DNA 合成中产物纯度测定等，甚至可用于碱性药物分子及其代谢产物、无机及有机离子/有机酸、单细胞分析、药物与细胞的相互作用和病毒的分析，如在缓冲液中加入表面活性剂则可用于手性分离中性化合物。

从原理上讲，CE 可用于所有溶液性样品的分离分析。但 CE 的多种分离模式以及与 HPLC 不同的分离机制，又使它不仅能省时、低耗、高效地分离分析 HPLC 能分离的中小分子，而且在分离包括生物大分子、蛋白质、手性异构体在内的组分上具有独到的优点。在选择性方面，二者又有很大程度的互补性，将来 CE 有望取代许多 HPLC 方法，并进入新药开发的研究领域。

CE 操作示例：抑肽酶中去丙氨酸-去甘氨酸-抑肽酶和去丙氨酸-抑肽酶的分析

抑肽酶是动物脏器中提取的一种蛋白酶抑制药，具有抑制胰蛋白酶、糜蛋白酶及纤维蛋白酶的作用，由包含 16 种氨基酸的 58 个残基组成。我国国家药品不良反应监测中心数据库显示，使用抑肽酶产生不良反应主要为过敏反应。抑肽酶是从动物组织中提取的一种异体碱性多肽，具有天然蛋白的抗原分子结构，抑肽酶产品纯度不高，或含有其他杂质可能影响药物的用药安全有效。因此分析抑肽酶中的杂质对于控制抑肽酶的质量显得尤为必要。

（1）电泳条件　未涂层石英毛细管柱 60cm×75μm（使用前用甲醇、0.1mol/L 的 HCl、

1mol/L 的 NaOH 和去离子水各冲洗 10min）；运行缓冲液为 120mmol/L 的磷酸二氢钾溶液（pH2.5）；压力进样 3s（0.2psi，145psi≈1MPa）；运行电压为 12kV，柱温 30℃；检测波长 214nm；每次进样前，依次用 0.1mol/L 氢氧化钠溶液、去离子水和运行缓冲液清洗毛细管柱各 2min；所用溶液均经 0.45μm 的微孔滤膜过滤。

（2）对照品、样品溶液的配制　分别取抑肽酶对照品、原料药和注射用粉末适量，精密称定，加水溶解制成每 1mL 中约含 6IU 的溶液。

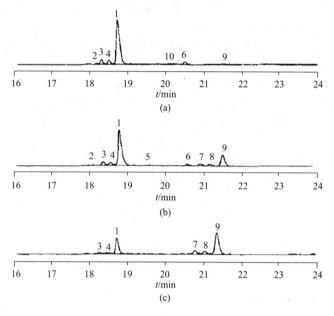

图 4-7　抑肽酶的毛细管电泳图谱
(a) 抑肽酶对照品；(b) 抑肽酶原料药；(c) 注射用抑肽酶；1—抑肽酶；2～10—杂质
[其中 3 为去丙氨酸-抑肽酶（des-Ala-aprotinin）；4 为去丙氨酸-去甘氨酸-抑肽酶（des-Ala-des-Gly-aprotinin）]

（3）系统适用性试验　分别将抑肽酶对照品溶液、供试品溶液依照电泳条件进行分析，结果如图 4-7 所示。抑肽酶对照品的毛细管电泳图谱中，抑肽酶主峰的理论塔板数为 187182，拖尾因子（T）为 1.9，杂质 3 和 4 相对于抑肽酶的保留时间（r_{31} 和 r_{41}）分别为 0.977 和 0.988，$R_{(3,4)}$ 为 1.52，$R_{(4,1)}$ 为 1.42，符合 USP31 版的要求（$T \leqslant 3$，$r_{31}=0.98$，$r_{41}=0.99$，$R_{(3,4)} \geqslant 0.8$，$R_{(4,1)} \geqslant 0.5$）。

（4）溶液稳定性试验　取样品溶液，分别于 0、1h、2h、4h、8h 测定，抑肽酶主峰和杂质 3、4 校正峰面积百分比的 RSD 分别为 0.68%、4.61%、4.25%，表明供试品溶液在 8h 内稳定性良好。

（5）定量分析　为消除组分的淌度差异而导致的峰面积响应误差，采用峰面积（A）与迁移时间（t）之比获得校正峰面积（A/t）代替峰面积。抑肽酶、去丙氨酸-抑肽酶、去丙氨酸-去甘氨酸-抑肽酶迁移时间的 RSD 分别为 1.13%、1.11%、1.11%，校正峰面积（A/t）的 RSD 分别为 3.96%、3.94%、3.84%，面积归一化法计算百分含量（$A/t\%$）的 RSD 分别为 0.18%、0.96%、1.13%。CZE 法分析抑肽酶中的去丙氨酸-抑肽酶和去丙氨酸-去甘氨酸-抑肽酶高效快速，杂质分离度高，操作成本低，有助于控制其产品质量。

本 章 小 结

电泳法是指带电荷的供试品（蛋白质、核苷酸等）在惰性支持介质（如纸、醋酸纤维素、琼脂糖凝胶、聚丙烯酰胺凝胶等）中，在电场的作用下，带电粒子按各自的速度向极性相反的电极方向进行泳动，使组分分离成狭窄的区带，用适宜的检测方法记录其电泳区带图谱并计算其含量的方法。电泳法可分为三大类：自由界面电泳、区带电泳、高效毛细管电泳。区带电泳是目前应用最广泛的电泳技术。影响迁移率的主要因素有：带电颗粒的性质；电场强度；缓冲液的性质；电渗作用；溶液的温度和黏度；分子筛效应等。按支持物介质不同，可分为纸电泳、醋酸纤维素薄膜电泳、琼脂糖凝胶电泳及聚丙烯酰胺凝胶电泳以及SDS-聚丙烯酰胺凝胶电泳等。

毛细管电泳（capillary electrophoresis，CE），亦称高效毛细管电泳（high performance capillary electrophoresis，HPCE），是近十几年迅速发展起来的一种新的分离分析方法。它是以弹性石英毛细管为分离通道，以高压直流电场为驱动力，依据样品中各组分的淌度和（或）分配行为上的差别进行分离和分析。

思 考 题

1. 电泳分析法的基本原理是什么？
2. 电泳分析法的分类有哪些？
3. 影响迁移率的因素有哪些？
4. 什么是毛细管电泳法？HPCE 相对于 HPLC 有哪些优点？

第五章 高效液相色谱法

第一节 概述

一、高效液相色谱法的概念及发展沿革

高效液相色谱法（high performance liquid chromatography，HPLC）是采用高压输液泵将规定的流动相泵入装有填充剂的色谱柱，对供试品进行分离测定的色谱方法。注入的供试品，由流动相带入柱内，各组分在柱内被分离，并依次进入检测器，由积分仪或数据处理系统记录和处理色谱信号。

经典的液相色谱法是采用普通性能的固定相及常压输送流动相的液相色谱法。这种色谱法柱效低，分离周期长，且多不具备在线检测器，通常作为分离手段使用。高效液相色谱法是在经典的液相色谱法的基础上，于20世纪60年代后期引入了气相色谱法的理论，迅速发展起来的一种分离分析方法。早期以提高输液压力而获得高效率，因此前期称这种色谱法为高压液相色谱法（high perssure liquid chromatography，HPLC）。因分析速率快，又被称为高速液相色谱法（high speed liquid chromatography，HSLC）。70年代，逐渐采用了高效固定相，装柱技术也不断改进，使液相色谱柱的柱效不断提高，因此把采用高效色谱柱的液相色谱法称为高效液相色谱法。

高效液相色谱法具有分离效能高、分析速率快、应用范围广等诸多优点，已成为药物分析中最重要的分析方法之一。在《中国药典》1985年版刚规定使用时，只有8个品种规定使用高效液相色谱法检测，而到1995年版已达到113个品种，2005年版《中华人民共和国药典》，HPLC由2000年版的105个大幅上升为518个，2010年版《中国药典》中，则增补更改了更多使用HPLC方法检测的品种，在药典所有分析方法中它是发展最快的一种分析方法。

二、高效液相色谱的分离过程

高效液相色谱同其他的色谱一样，都是溶质在固定相和流动相之间进行的一种连续多次的分配过程，是借不同组分在两相间亲和力、吸附能力、离子交换或分子排阻作用等的差异而进行分离。

当样品进入色谱柱后，液体流动相在高压作用下携带样品通过色谱柱。样品与固定相之间发生相互作用，在流动相与固定相之间进行分配。由于样品中各组分物理、化学性质不同，在两相间的分配系数也不同。分配系数小的组分不易被固定相滞留，流出色谱柱较早，分配系数大的组分在固定相中滞留时间长，较晚流出色谱柱，若一个含有多组分的混合物进入色谱系统，则混合物中各组分便按其在两相间的分配系数的不同先后流出色谱柱。

高效液相色谱法按其分离机制的不同分为以下几种类型：液-固吸附色谱、液-液分配色谱、化学键合相色谱、离子交换色谱、离子对色谱、分子排阻色谱及亲和色谱等，如表5-1所示。

表 5-1　HPLC 按分离机理的分类及其应用领域

类　型	主要分离机理	主要分析对象或应用领域
分配色谱	疏水作用	有机化合物分离、分析、制备
吸附色谱	吸附能、氢键	异构体分离、制备
离子交换色谱	库仑力	无机阴离子与阳离子,环境与食品工程分析
亲和色谱	特异亲和力	蛋白质、酶、抗体分离,生物工程和医药分析
凝胶色谱	溶质分子大小	大分子量样品分离测定,如蛋白质和人造聚合物的分离
离子排斥色谱	Donnan 膜平衡	有机离子、弱电解质
离子对色谱	疏水作用	离子性物质
离子抑制色谱	疏水作用	有机弱酸、弱碱
配位体交换色谱	配合作用	氨基酸、几何异构体
手性色谱	立体效应	手性异构体分离

三、高效液相色谱仪

高效液相色谱仪主要包括高压输液系统、进样系统、色谱柱系统、检测器及数据处理系统等组成。其中输液系统主要为高压输液泵,有的仪器还有梯度洗脱装置;进样系统多为进样阀,较先进的仪器还带有自动进样装置;色谱柱系统除色谱柱外,还包括柱温控制器;数据记录系统可以是简单的记录仪,更多仪器有数据处理装置(工作站)。现代高效液相色谱仪还备有自动馏分收集装置。

如图 5-1 所示为一台典型高效液相色谱仪的流程示意图。当样品被进样器注入色谱系统后,即被高压输液泵输送的流动相带入色谱柱,并在流动相和固定相之间进行色谱分离。经分离后的各组分依次通过检测器的流动样品池进行检测,并将检测信号送入数据处理系统,进行各组分的色谱峰及相关数据的记录、处理和保存。流出检测器的各部分,可依次进行自动收集和废弃。

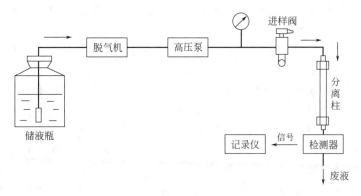

图 5-1　高效液相色谱仪的基本流程图

1. 高压输液系统

(1) 高压输液泵　高效液相色谱的流动相是通过高压输液泵来输送的,泵的性能好坏直接影响到整个高效液相色谱仪的质量和分析结果的可靠性,因此高压输液泵是高效液相色谱仪最重要的部件之一。输液泵应具有输出流量稳定,重复性高;输出流量范围宽;能在高压下连续工作 8~24h;液缸容积小,密封性能好,耐化学腐蚀等性能。

往复柱塞泵因它的体积小,易于清洗和更换溶剂系统,特别适合于梯度洗脱,目前广泛应用于高效液相色谱中。

(2) 梯度洗脱装置　在一种分离分配比 k 值相差几十乃至上百倍的样品液中,若用同一梯度的流动相洗脱,效果会很差,但如果采用梯度洗脱则效果可以很好。梯度洗脱是指在洗脱过程中连续或间断地改变流动相的相对组成,通过调节流动相的极性、pH 等因素,使每个流出的组分都有合适的 k 值，以获得良好的选择性分离。梯度洗脱可以提高柱效，缩短分析时间，改善检测器的灵敏度。梯度洗脱装置可分为低压梯度装置和高压梯度装置两类，多溶剂、低压梯度装置是目前仪器多采用的方式。

2. 进样系统

进样系统是将被分析试样导入色谱柱的装置，装在色谱柱的入口处。对于高压液相色谱的进样装置，通常要求具有重复性好，死体积小，保证中心进样，进样时对色谱柱系统流量波动要小，便于实现自动化等性能。

简易液相色谱仪配制六通进样阀，高级液相色谱仪配有自动进样器。六通进样阀具有进样量准确、重复性好的优点，所用微量注射器的针是平头的，不同于能穿过隔膜的尖头进样器。自动进样器效率高、重复性好，适合于大量样品的分析，节省人力，可实现自动化操作。

3. 色谱柱系统

色谱柱是色谱分离系统的核心部分，要求分离度高、柱容量大、分析速度快。高性能的色谱柱与固定相本身性能、柱结构、装填和使用技术有关。

色谱柱管为内部抛光的不锈钢柱管或塑料柱管。高效液相色谱柱几乎都是直形，按主要用途分为分析型和制备型。内径小于 2mm 的为细管径柱；内径在 2～5mm 范围的为常规高效液相色谱柱；内径大于 5mm 的为半制备柱或制备柱；通用的分析型色谱柱一般为 10～30cm 长，增加柱长有利于组分的分离，但同时也增加了柱压。

近年来，内径为 0.1～0.5mm、长 10～200mm 的微径色谱柱受到人们的关注，其具有高的柱效和灵敏度、流动相消耗少、分析速度快等特点。

4. 检测器

高效液相色谱仪中的检测器是检测色谱过程中组分的浓度随时间变化的部件。要求检测器应具有灵敏度高、噪声低、线性范围宽、对所有化合物都有响应、对温度和流速不敏感的性能，但实际上不总是都能达到。

常用紫外检测器，包括二极管阵列检测器，敏感波长在 254nm，现在常用可变波长检测器，应用范围较广。

除紫外检测器外，还有示差折光检测器，应用范围广，但灵敏度低，现已被蒸发光散射检测器所取代；荧光和电化学检测器，灵敏度较高。

5. 色谱数据处理系统

高效液相色谱的分析结果除可用记录仪绘制谱图外，现已广泛使用色谱数据处理机和色谱工作站来记录和处理色谱分析的数据。色谱工作站多采用微型计算机，计算机技术的广泛应用使现代高效液相色谱仪的操作更加快速、便捷、准确、精密和自动化。其主要功能有自行诊断功能、全部操作参数控制功能、智能化数据处理和谱图处理功能以及进行计量认证的功能等。

四、高效液相色谱法的特点

高效液相色谱法是在经典液相色谱法的基础上引入了气相色谱的理论和实验方法发展而成的分离分析方法，它与经典的液相色谱的主要区别是：流动相改为高压输送、采用高效固定相、具有在线检测器及仪器化等。

高效液相色谱法分析对象广泛，它只要求样品能制成溶液，而不需要气化，因此不受样品挥发性的约束。对于挥发性低、热稳定性差、相对分子质量大的样品，以及离子型化合物尤为有利，如氨基酸、多肽、蛋白质、生物碱、核酸类（DNA 等）、糖类、甾体、类脂、维生素、抗生素以及无机盐等，都可用高效液相色谱法进行分析。

HPLC 与经典液相色谱相比有如下优点：①速度快。通常分析一个样品在 15～30min，有些样品甚至在 5 min 内即可完成一次分析。②分辨率高。可选择固定相和流动相以达到最佳分离效果。③灵敏度高。紫外检测器达 10^{-7}g，荧光和电化学检测器达 10^{-12}g。④柱子可反复使用。用一根色谱柱可分离不同的化合物，使用后柱子也可能变坏，这取决于样品的类型、溶剂的性质和操作的情况。⑤样品容易回收。样品经过色谱柱后不被破坏，可以收集单一组分或做制备。

高效液相色谱法虽具有应用范围广的优点，但也具有一定的局限性。如在 HPLC 中使用多种溶剂作为流动相，相对于气相色谱法来说，既增加了成本，又易引起环境污染。而且某些物质如受压易分解、变性的生物活性样品只能采用中、低压柱色谱法分析。

第二节　基 本 理 论

一、色谱分离过程

1. 液-固吸附色谱法

（1）概述　流动相为液体，固定相为固体吸附剂，根据物质吸附作用的不同来分离物质。将带有活性表面的物质填到色谱柱中，填料为硅胶或氧化铝等，它们的表面含有极性的基团，是活性中心。分离是靠溶质分子（被分离组分）与流动相分子争夺填料表面的活性中心来实现。如果流动相是强极性的，它将与填料表面稳定地结合，弱极性的样品会很快从柱中流出。如果流动相的极性比样品弱，则样品将与填料表面稳定地结合，而慢慢流出柱子。

（2）固定相与流动相　吸附色谱中，首先考虑用硅胶作固定相，其次用活性氧化铝，较常用的还有高分子多孔微球（有机胶）、分子筛及聚酰胺等。吸附剂可分为极性和非极性两类，极性吸附剂又可分为酸性吸附剂（硅胶等）和碱性吸附剂（氧化铝等）。

在用硅胶为固定相的液-固色谱法中，流动相是以烷烃为底剂的，加入适量的极性调节剂，控制溶剂的极性，以控制组分的保留时间。极性越大，洗脱力越大，保留时间越短。

在液-固色谱中，依靠流动相溶剂分子与溶质分子竞争固定相活性位置，从而使溶质从色谱柱上洗脱下来。当组分分子结构与吸附剂表面活性中心的刚性几何结构相适应时，易于吸附。因而吸附色谱在分离几何异构体方面有较高的选择性，同时还可用于分离相对分子量中等的油溶性物质，例如磷脂、甾体化合物、脂溶性维生素和前列腺素等。

2. 液-液分配色谱法

（1）概述　流动相和固定相都是液体的色谱法即为液-液色谱法，是利用样品组分在两种不相溶的液相间的分配来进行分离。一种液相为流动相，另一种是涂渍于载体上的固定相。分离是由于样品在流动相和固定相中相对溶解度的差别。流动相极性小于固定相极性的液-液色谱法称为正相液-液分配色谱法。流动相极性大于固定相极性的液-液色谱法则称为反相液-液分配色谱法。实际上常用反相液-液分配色谱法。

（2）固定相和流动相　液-液分配色谱法固定相为涂渍在载体上的固定液，一般常用硅胶、硅藻土等作为固定液的载体。固定液可采用气相色谱中常用的某些固定液，如不同聚合度的聚乙二醇、甲酰胺、亚丙基二醇等。流动相一般采用与固定液性质相差很大的不混溶的溶剂为流动相，流动相对固定液的溶解度尽可能小。为避免固定液流失，流动相使用前需预先用固定液饱和。

正相色谱法用含水硅胶为固定相，烷烃为流动相，可作为原始正相液-液色谱法的代表，这种方法因固定液易流失、重复性差，在 HPLC 中已被正相键合色谱法所替代。最早的反相色谱法的例子，是 1950 年 Howard 和 Martin 用正辛烷为固定相，用水作流动相，进行石蜡油的液-液色谱分离。由于固定液易于流失，也已被反相化学键合相色谱法取代。

3. 化学键合相色谱法

（1）概述　早期液-液色谱法，固定相是简单地吸附在柱上。由于固定相在流动相中的溶解度非常小，洗脱剂必须被固定相饱和，以避免固定相的流失，但温度的变化和不同批号流动相的差别常引起柱子的变化，另外在流动相中存在的固定相也使样品的分离和收集复杂化。因此，现在都应用键合固定相。固定相化学键合到固体支持剂上，这样就避免了固定相从柱中流出或样品被固定相污染。

将固定液的官能团键合在载体的表面，而构成化学键合相。以化学键合相为固定相的色谱法称为化学键合相色谱法。由于化学键合相的官能团不易流失，因而化学键合相广泛应用于正相与反相色谱法、离子交换色谱法、手性色谱法及亲和色谱法等诸多色谱法中。

（2）固定相和流动相

① 反相键合色谱法。一般用非极性固定相，常用十八烷基硅烷（octadecyl silane, ODS；或用 C_{18} 表示），还有辛烷基（用 C_8 表示）。这类固定相适用于分离非极性样品，配合使用的流动相主要是水，加入与水互溶的有机溶剂为调节剂，常用的有甲醇、乙腈等。

② 正相键合色谱法。常用的固定相是氨基与氰基化学键合相，适用于分离极性样品。流动相主选烷烃溶剂，加入适量的有机溶剂进行调节，常用的有机调节剂为乙醇、异丙醇、四氢呋喃、三氯甲烷等。

反相色谱法随着应用范围的扩大，已应用于某些无机样品或易解离的样品的分析。为了控制样品在分离过程中的解离，就需要用缓冲溶液控制流动相的 pH 值。常用 HAc-NaAc 缓冲液，其 pH 值应用范围为 3.5～5.5。磷酸及磷酸盐缓冲液可在较宽 pH 值范围使用，但色谱柱使用的 pH 值范围应控制在 2～8 之间，太高的 pH 值会使硅胶溶解，太低的 pH 值会使键合的烷基脱落。有报道新产品商品柱可在 pH1.5～10 范围操作。

4. 离子交换色谱法

离子交换色谱是一种成熟的技术，柱填料含有极性可离子化的基团，如羧酸、磺酸或季铵离子，在合适的 pH 值下，这些基团将解离，吸引相反电荷的物质。由于离子型物质能与柱填料反应，所以可被分离。

缓冲溶液常被用作离子交换色谱的流动相。缓冲溶液的 pH 值和离子强度将影响化合物从柱中的洗脱。这是由于改变 pH 值，可改变化合物的解离程度所致。样品电离度的降低，减小了样品与色谱柱的反应，样品组分就可以较快地从柱中流出。增加流动相的离子强度，平衡移向不利于样品与柱填料反应的方向，利于样品从柱中较快流出。

5. 离子对色谱法

设样品在水溶液中可解离为带电荷的离子，若向其中加入相反电荷的离子，使其形成中性的离子对，从而增大在非极性固定相中的溶解度，增加分配系数，改善分离效果。

分析碱类物质常用的离子对试剂为烷基磺酸盐，如正戊磺酸盐、正己磺酸盐、正庚磺酸盐及正辛磺酸钠，另外三氯酸也可与多种碱性样品形成很强的离子对。

分析酸性物质常用四丁基季铵盐，如四丁基铵磷酸盐。

离子对色谱法在药物分析中是很重要的方法。常用 ODS（十八烷基硅烷键合硅胶填料）柱，流动相为甲醇-水或乙腈-水中加入 3～10mmol/L 的离子对试剂，在一定的 pH 值范围内进行分离。测定体内的药物浓度时，有利于与其代谢产物及内源性杂质分离。

6. 分子排阻色谱法

分子排阻色谱法是基于样品分子量大小不同而对样品进行分离的色谱法。固定相是有一定孔径的多孔性填料，小分子量的化合物可完全进入孔中，流动相是可以溶解样品的溶剂。分离过程是按分子量大小的顺序，分子量大的化合物先从柱中洗脱。

分子排阻色谱法常用于分离高分子化合物或复杂的物质，如组织提取物、核酸、蛋白质等。

7. 亲和色谱法

将具有生物活性的配基（如酶、辅酶、抗体等）键合到非溶性载体或基质表面上，形成固定相，利用蛋白质或生物大分子与亲和色谱固定相表面上配基的专属性亲和力进行分离的色谱法，称为亲和色谱法。这种方法专用于生物样品的分离、分析与纯化。

二、色谱流出曲线及相关术语

1. 色谱图

色谱仪以电信号强度对时间作图所绘制的曲线，为色谱流出曲线，即色谱图，如图 5-2 所示。图中曲线水平部分为基线，曲线上突起的部分为色谱峰。理想的色谱流出曲线应该是正态分布曲线。

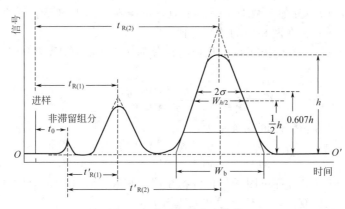

图 5-2　典型色谱流出曲线

2. 峰高

峰高（h）即色谱峰顶到基线的垂直距离。

3. 峰宽

峰宽（W）或称 W_b 是指峰两侧拐点处所做的两条切线与基线的两个交点间的距离。

4. 半高峰宽

半高峰宽（$W_{h/2}$）是指峰高一半处的峰宽。

5. 峰面积

峰面积（A）是指峰和峰底所包围的面积。峰面积或峰高是定量分析的主要依据。

6. 保留值

色谱保留值是定性分析的依据。

（1）死时间（t_0）　是指不保留组分从进样开始到流出色谱柱所需的时间，即流动相（溶剂）通过色谱柱的时间。

（2）死体积（V_0）　是柱中溶剂的总体积。

$$V_0 = F t_0 \tag{5-1}$$

式中，F 为流速。

（3）保留时间（t_R）　是样品通过色谱柱所需时间，即从进样开始到柱后出现组分浓度极大值所需的时间。

t_R 与流动相和固定相的性质、固定相的量、柱温、流速和柱体积有关。

（4）保留体积（V_R）　是从进样开始到柱后被测组分出现浓度最大值时流出溶剂的总体积。

$$V_R = F t_R \tag{5-2}$$

在其他条件不变时，V_R 不受流速影响，因为流速（F）加大时，保留时间（t_R）缩短，二者乘积不变。

（5）调整保留时间（t_R'）　是指扣除了死时间的保留时间。

$$t_R' = t_R - t_0 \tag{5-3}$$

（6）调整保留体积（V_R'）　是指扣除了死体积后剩余的保留体积。

$$V_R' = V_R = V_0 = F(t_R - t_0) \tag{5-4}$$

三、色谱柱参数

色谱柱参数主要有相平衡参数（分配系数和容量因子）、柱选择性参数和柱效参数（理论塔板数和理论塔板高）。

1. 相平衡参数

（1）分配系数（k）　分配系数即相平衡常数，系指在一定温度下，化合物在固定相和流动相之间分配达平衡时，在两相中的浓度之比。

（2）容量因子（k'）　容量因子系指化合物在分配达平衡时在固定相和流动相中存在量的比值。

$$k' = \frac{\text{化合物在固定相中的量}}{\text{化合物在流动相中的量}} = \frac{M_S}{M_m} \tag{5-5}$$

容量因子与色谱保留值之间的关系为：

$$k' = \frac{M_S}{M_m} = k \cdot \frac{V_S}{V_0} = \frac{V_R - V_0}{V_0} = \frac{t_R - t_0}{t_0} = \frac{t_R'}{t_0} \tag{5-6}$$

从式（5-6）可以看出，容量因子与化合物在固定相和流动相中的分配性质、柱温以及固定相与流动相的体积比有关，与柱尺寸和流速无关。

容量因子是色谱保留行为的反映。k' 值越小，保留时间越短。$k'=0$ 时，化合物在固定相中不保留，全部存在于流动相中。k' 越大，保留时间越长。

因为容量因子与定性参数及柱效参数密切相关，且比分配系数易于测定，所以在色谱分析中一般都用容量因子代替分配系数，是最重要的色谱参数之一。

2. 柱选择性参数

柱选择性（α）即色谱相对保留值，为两个组分调整保留值之比。α 与分配系数及容量因子的关系为：

$$\alpha = \frac{t_{R_2}'}{t_{R_1}'} = \frac{k_2'}{k_1'} = \frac{k_2}{k_1} \tag{5-7}$$

在同种条件下，样品中各组分的分配系数和容量因子不等（$\alpha \neq 1$）是色谱分离的前提。α 值越大，分离效果越好。

α 与溶质在固定相和流动相中的分配性质、柱温有关，与柱尺寸、流速、填充情况无关。

3. 柱效参数

色谱柱的分离效率（简称柱效）可定量地用理论塔板数（n）表示。如果峰形对称并符合高斯分布，理论塔板数可近似表示为：

$$n = \left(\frac{t_R}{\sigma}\right)^2 = 16\left(\frac{t_R}{W}\right)^2 \tag{5-8}$$

式中，σ 为标准偏差；W 为峰宽。

n 为常量时，W 随 t_R 成正比例变化。在一张多组分色谱图上，如果各组分含量相当，则后洗脱的峰比前面的峰要逐渐加宽，峰高则逐渐降低。由于峰宽随着组分在柱中的前进而加宽，故可用作色谱柱的峰相对扩展的量度。

理论塔板数也可用半高峰宽（$W_{h/2}$）和保留时间的关系来表示：

$$n=5.54\left(\frac{t_R}{W_{h/2}}\right)^2 \tag{5-9}$$

应用半高峰宽比用峰宽计算更为方便，因为半高峰宽更易准确测定，尤其是对稍有拖尾的峰。

理论塔板数与柱长成正比，柱子越长，n 值越高。用 n 表示柱效时应注明柱长，如果未注明，则表示柱长为 1m 时的理论塔板数。在计算理论塔板数时还应注意峰宽、半高峰宽与保留时间的单位必须一致。

计算理论塔板数是为了研究柱效受填料颗粒度、柱内径、流动相流速和黏度及进样方法等因素的影响。由于色谱柱长短不同，其理论塔板数亦不同，为了更方便地比较色谱柱之间的效率，采用理论塔板高度（H）来表示柱效。

$$H=\frac{L}{n} \tag{5-10}$$

式中，L 为柱长，H、L 的单位均为 mm。

H 值越小，柱效率越高。具有相同保留时间的两个峰，峰形越窄，其柱效越高，因此高柱效更易使化合物分离。但在实际工作中，对柱效要求并不太高，药典上对每个待测药物规定了理论塔板数的最低值。通过计算柱效可以比较不同柱子的性能和所使用柱子的变坏程度。

四、分离度及其影响因素

1. 分离度

色谱过程的根本目的是样品中各组分的相互分离，考查相邻两峰的分离程度是至关重要的（图 5-3）。对于一个多组分样品的色谱图，相邻两峰之间的关系取决于最大峰值间的距离和峰的宽度。图 5-4 表示了三种不同的色谱分离情况。

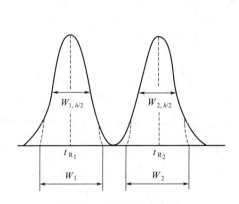

图 5-3 分离的相邻两峰

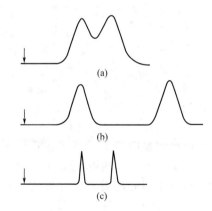

图 5-4 三种不同的色谱分离情况

图 5-4 中(a) 为相邻两峰未被分开，峰底部重叠在一起；(b) 为最大峰间距离加大，峰宽保持不变，两峰完全分开；(c) 为最大峰间距离没有变化，但峰宽减小，两峰被分开。由此可见，要获得较好的色谱分离有两个途径，一是最大峰间的距离要大，二是色谱峰要窄。

一般采用分离度来定量表示相邻两峰的分离程度。分离度也叫分辨率，用 R 表示，是色谱中两个组分分离程度好坏的标志。

$$R=\frac{2(t_{R_2}-t_{R_1})}{W_1+W_2} \text{ 或 } R=\frac{2(t_{R_2}-t_{R_1})}{1.70(W_{1,h/2}+W_{2,h/2})} \tag{5-11}$$

式中，t_{R_2} 为相邻两峰中后一峰的保留时间；t_{R_1} 为相邻两峰中前一峰的保留时间；W_1、W_2 及 $W_{1,h/2}$、$W_{2,h/2}$ 分别为此相邻两峰的峰宽及半高峰宽（参见图 5-3）。

从式(5-11)也可以看出，保留时间差值越大（即两峰间距离越远），峰宽之和越小（即两峰越窄），分离度越大，分离越好。

如果两个峰的宽度相同，$W_1=W_2=4\sigma$，则 R 可表示为：

$$R=\frac{t_{R_2}-t_{R_1}}{4\sigma} \tag{5-12}$$

当 $R=1$ 时，两峰间的距离是 4σ，两组分分离可达 98%；当 $R=1.25$ 时，可达 99.2%。如果需要获得更好的分离效果，可将 R 提高。当 $R<1$ 时，两峰部分重叠，R 值越小，重叠程度越大。$R=0.6$ 时，只有 86% 分离。

分离度越大，色谱峰分离越好，但并非要求其值很大，而是争取在最短的时间内获得最佳分离效果。如果得到的是高斯曲线，分离度 $R=1.5$（6σ 的峰间距离）对于定量分析就足够了。

2. 影响分离度的因素

如果相邻两个色谱峰具有相同的峰宽和峰面积，其分离度与三个色谱基本参数有如下的关系：

$$R=\frac{1}{4}\left(\frac{\alpha-1}{\alpha}\right)\left(\frac{k'}{1+k'}\right)\cdot n^{\frac{1}{2}} \tag{5-13}$$

式中，α 为相对保留值；$\frac{\alpha-1}{\alpha}$ 为相对分配值因子；k' 为容量因子；$\frac{k'}{1+k'}$ 称为保留值因子；n 是理论塔板数。相对分配值因子和保留值因子与色谱过程热力学因素有关，理论塔板数 n 主要与色谱过程动力学特性有关。

从式(5-13)可以看出，提高分离度 R 有以下 3 种途径。

（1）增加选择性 α　即增加后一组分对于前一组分的保留时间以提高分离度。改变组分的分配系数可改进选择性，这可通过改变固定相和流动相的组成来实现。改变固定相是一种较好的方法，但必须用不同固定相的柱子，比较麻烦，而且往往由于考虑流动相的适应性而产生困难。比较有效的方法是改变流动相的组成及 pH 值，调整流动相的极性来改变 α。增加 α，适当地延长分离时间，提高分离度。

（2）增加理论塔板数 n　在其他条件相同的情况下，增加理论塔板数使色谱峰变窄，这可通过增加柱长来实现，但分离时间增加，所以主要应通过提高固定相的效能实现。采用高效的固定相，不仅可提高分离度，而且可以因峰形变窄而提高检出灵敏度。

（3）改变容量因子 k'　对于正相色谱，流动相极性增加，k' 减小，色谱峰保留时间缩短，分离度降低；流动相极性减小，k' 增加，组分峰保留时间增加，可提高分离度。但 k' 不能过大，否则不但分离时间拖得很长，而且峰形变宽，会影响分离度和检出灵敏度。一般 k' 在 1.5~4 为宜。

由上述讨论可知，为了达到高速、高效分离的目的，最好是选用高效固定相来增加理论塔板数和适当增加选择性，如图 5-5 所示。

理想的色谱分离是具有较高的分辨率、较短的分析速度和大的样品容量，但现实中却很难达到。三者相互影响、相互制约，所以工作中必须谨慎处理三者之间的关系。分离度可由牺牲速度和样品容量来改善，通常一次分析不超过 30min。如果要收集样品做进一步鉴定，则柱容量是重要的，一些检测器的较低检测限也限制了样品的最小值。一般情况 HPLC 的首要优化条件是分析速度和分辨率，柱容量是次要的。制备柱的容量通常为 100mg 的样品。

五、速率理论及色谱峰扩大的影响因素

1. Van Deemter 方程式

1956年，荷兰学者 Van Deemter 等人吸收了塔板理论的概念，并把影响塔板高度的动力学因素结合起来，提出了色谱过程的动力学理论。速率理论认为：单个组分粒子在色谱柱内固定相和流动相间要发生千万次的转移，加之分子扩散和运动途径等因素，它在柱内的运动是高度不规则的，在柱中随流动相前进的速率是不均一的。无限多个随机运动的组分粒子流经色谱柱所用的时间呈现正态分布，t_R 是其平均值，即组分粒子的平均行为。

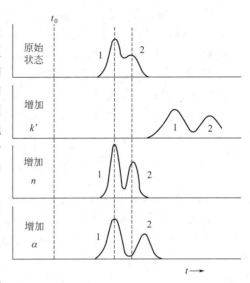

理论塔板高（H）与流动相线速度（u）之间的关系可用 Van Deemter 方程式来描述：

$$H = A + B/u + Cu \tag{5-14}$$

式中，A 为涡流扩散项；B 为分子扩散系数；C 为传质阻力系数。当流动相线速度（u）一定时，A、B、C 越小，板高越小，柱效越高。

图 5-5　容量因子（k'）、柱效（n）及分配系数比（α）对分离度（R）的影响

(1) 涡流扩散项（A）　在填充色谱柱中，流动相碰到填充物颗粒时，不断改变方向，使样品组分在流动相中形成紊乱的类似涡流的流动，从而导致同一组分的粒子所通过路径的长短互不相同，如图 5-6 所示。因此，在柱中停留的时间也不相同，引起色谱峰的扩张，称为涡流扩散。涡流扩散项与柱填充物的平均颗粒大小和均匀性有关。

$$A = 2\lambda d_p \tag{5-15}$$

式中，λ 为填充不规则因子；d_p 为填充物颗粒平均直径。使用适当细粒度和颗粒均匀的载体，并尽量填充均匀，是减少涡流扩散、提高柱效的有效途径。

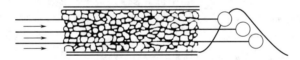

图 5-6　涡流扩散示意图

(2) 分子扩散项（B/u）　分子扩散又称为纵向扩散，它是由于组分在柱中的分布存在浓度梯度，色谱带浓的中心部分有向两侧较稀的区域扩散的倾向而引起的，导致了色谱峰的扩展。分子扩散项与分子在流动相中的扩散系数（D_m）成正比，与流动相的线速度（u）成反比：

$$B/u = C_d D_m / u \tag{5-16}$$

式中，C_d 为常数；分子在液相中的扩散系数（D_m）比在气相中要小 4～5 个数量级。在 HPLC 中，纵向扩散项对谱带扩张的影响可以忽略不计。

(3) 传质阻力项（Cu）　传质阻力项是由于组分在两相间的传质过程实际上不能瞬间达到平衡引起的。液相色谱的传质阻力项包括固定相传质阻力项和流动相传质阻力项。

① 固定相传质阻力项（H_s）。主要发生在液-液分配色谱中，样品分子从流动相进入到固定液内，进行质量交换的传质过程取决于固定液的液膜厚度（d_f）以及样品分子在固定液内的扩散系数（D_s）：

$$H_s = \frac{C_s d_f^2 u}{D_s} \tag{5-17}$$

式中，C_s 为常数。从式(5-17)中可以看出，固定液的液膜较薄时，H_s 较小。

② 流动相传质阻力项（$H_m + H_{sm}$）。系指样品分子在流动相中的传质过程，这种传质又有两种形式，即在流动的流动相中的传质和滞留的流动相中的传质。

a. 流动的流动相中传质阻力（H_m）。当流动相流经柱内填充物时，靠近填充物颗粒的流动相流速较慢，而在流路中心流速较快。这种引起板高变化的影响是与固定相粒度（d_p）的平方和流动相线速（u）成正比，与样品分子在流动相中的扩散系数（D_m）成反比：

$$H_m = \frac{C_m d_p^2 u}{D_m} \tag{5-18}$$

式中，C_m 为常数。

b. 滞留的流动相中的传质阻力项（H_{sm}）。固定相的多孔性，使一部分流动相滞留在固定相微孔内。流动相中的样品分子要与固定相进行传质，必须先自流动相扩散到滞留区。由于固定相的微孔有一定深度，样品分子的扩散路程不同，因而就造成了谱带扩张。该种传质阻力项可用下式表示：

$$H_{sm} = \frac{C_{sm} d_p^2 u}{D_m} \tag{5-19}$$

式中，C_{sm} 是常数，与颗粒微孔中被流动相所占据部分的分数及容量因子有关。

滞留的流动相传质阻力对峰扩张的影响在整个传质过程中起着主要作用。固定相的颗粒越小，微孔孔径越大，传质途径就越小，传质速率就越高。所以改进固定相结构，减小滞留的流动相传质阻力是提高液相色谱柱效的关键。

综上所述，由于柱内色谱峰扩展所引起的塔板高度的变化可归纳为：

$$H = 2\lambda d_p + \frac{C_d D_m}{u} + \left(\frac{C_s d_f^2}{D_s} + \frac{C_m d_p^2}{D_m} + \frac{C_{sm} d_p^2}{D_m}\right) u \tag{5-20}$$

要提高液相色谱法的柱效，必须提高柱内填料装填的均匀性并减小粒度以加快传质速率，减小涡流扩散和流动相传质阻力。选用低黏度的流动相也有利于减小传质阻力，提高柱效。降低流动相流速可降低传质阻力项的影响，但会增加纵向扩散项并延长分析时间，所以流速不宜太低。

2. 柱外展宽

影响色谱峰扩展的因素除了色谱柱内的涡流扩散、分子扩散和传质阻力外，对于液相色谱，还有其他一些因素，如柱外展宽等。柱外展宽也称为柱外效应，是指色谱柱外各种因素引起的峰扩展。它可分为柱前展宽和柱后展宽两种。

(1) 柱前展宽　柱前峰扩展主要是由进样所引起的，HPLC 的进样常采用进样阀进样和注射进样两种方式。进样阀进样，是由流动相将样品带入柱内，由于阀有死体积，会引起峰的展宽；注射进样，将样品注入液流中或注入色谱柱顶端滤塞上，由于进样器内的死体积以及注样时液流扰动引起的扩散会造成色谱峰的不对称和峰扩展。减小进样阀的死体积或将样品直接注入到柱顶端填料上的中心点或中心点之内 1~2mm 处，可减小柱前峰展宽并使峰的不对称性得到改善，提高柱效。

(2) 柱后展宽　柱后展宽主要由接管、检测器流通池体积及检测器与记录器等的响应速度等因素引起。由于流动相在接管中心流速较快而管壁附近流速较慢，因而管中心处样品分子比管壁部分先到达检测器，引起峰扩展。因此，应用尽可能短的接管并减小流通池的体积来提高柱效。另外，检测器、放大器和记录仪响应速度较慢也会使描绘的色谱峰宽增加，峰高降低，这对于保留值较小的组分影响尤为突出。所以，改进检测器等的响应速度也是降低柱后展宽的一个途径。

第三节 高效液相色谱的定性和定量分析

一、定性分析

HPLC 在药物分析中常用于药物的鉴别和检查。

1. 利用已知物对照法定性

（1）利用保留特性　色谱图上的保留时间可用于各组分的鉴别。其方法是在完全相同的条件下，与已知物的保留时间相比进行确认。因同一种物质的保留时间在相同条件（色谱柱、流动相及流速、温度）下是一致的。

样品的保留时间应有好的重现性。重现性越高，用保留时间鉴别药物的准确性也越高，但不同化合物也可能有相同的保留时间。

（2）利用不同柱比较　若两种物质在同一根柱上有相同的保留时间，可和不同极性的柱子比较，观察已知物与未知物的峰是否始终一致。

2. 色谱法与其他方法结合定性

（1）利用化学反应定性　色谱法与化学反应相结合是一种简便有效的用于官能团定性的方法。可将峰的流出物收集，利用分类试剂定性。

（2）利用选择性检测器定性　同一种检测器对不同的样品响应值不同，不同检测器对同一种化合物响应值也不同。所以当一个化合物被两种或两种以上的检测器检测时，根据响应值的不同可以鉴别不同的化合物。

（3）液相色谱-质谱联用技术、液相色谱-核磁共振联用技术　近年来发展起来的液相色谱-质谱联用技术、液相色谱-核磁共振联用技术可快速、准确地测定未知物，是目前解决复杂未知物定性的有效手段，尤其对药物代谢产物的研究很有用。最新的技术是把色谱仪、核磁共振仪和质谱仪三种仪器联合使用，形成 LC-DAD-NMR-MS 系统进行药物代谢的研究。

二、定量分析

一个混合物经 HPLC 分离后，进行测定的依据是色谱峰的峰面积或峰高与样品的量存在一定的关系。当流动相流速恒定时，峰面积与从柱中流出物质的量成正比；在峰宽固定的前提下，峰高也与物质的量成正比。

早期都用峰面积定量，但自动进样器的使用减小了峰宽的波动，而且峰高对流速的波动不像峰面积那样灵敏，因此用峰高定量也很准确。峰高和峰面积都可用于色谱的定量分析。多数情况下人们习惯采用峰面积进行定量分析，但有时用峰面积定量分析并不是最佳选择。以下情况更适合采用峰高定量：①色谱峰严重拖尾；②色谱峰有潜在干扰或未与相邻峰完全分离（痕量分析中常见问题）；③流动相流速不稳定。实际应用时，峰高法常用于痕量分析，因要考虑其他组分的干扰。用峰高计算受相邻部分重叠峰的干扰较小。

1. 峰高和峰面积的测量

（1）峰高　对于一个分离良好的单一组分而言，峰高是指色谱峰最高点到基线的距离，如图 5-7 中的色谱峰 2。当由于长噪声或基线漂移导致基线变化时，测量峰高的方法就必须修正。如图 5-7 中的色谱峰 3，在这种情况下，基线的位置可从色谱峰的起点到终点用内插法求得。对于没有与相邻峰完全分离的色谱峰峰高可用切线法测得，如图 5-7 中的色谱峰 1。切线法仅适用于出在主峰峰尾上的小色谱峰。尽管现代色谱工作站可直接计算给出峰高，但确认它们是否恰当地判断了基线仍然是十分重要的。

（2）峰面积　峰面积是色谱定量分析方法中最常用的表达检测器对待测物响应值的一个参数。对于一个完全分离的色谱峰而言，峰面积是指从色谱峰开始到结束时间范围内待测物信号响应的积分值。影响色谱峰面积准确测量的因素很多。首先必须准确判断基线，这一点在有长、短噪声存在时显得尤其重要。其次必须准确判断色谱峰的起点和终点。这种判断对于非对称峰或拖尾峰而言是比较困难的，往往会导致峰面积测量不准确。色谱工作站的数据处理系统判断色谱峰的起点和终点的准确与否取决于阈值的合理设定。

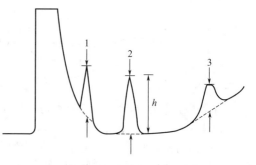

图 5-7 色谱图中峰高的测量

HPLC 的定量分析是建立在待测物的量与峰面积成正比的关系上。但是，同一物质在不同类型的检测器上具有不同的峰面积，不同组分对同一检测器的灵敏度不一定相同，所以不能用峰面积直接计算物质的含量，需要在定量计算中引入校正因子来解决这个问题。

2. 定量方法

（1）内标法　内标法分为内标工作曲线法和内标校正因子法。当校正因子未知的情况下，可采用内标对比法进行定量。《中国药典》采用的是内标校正因子法，是按各品种项下的规定，精密称（量）取对照品和内标物质，分别配成溶液，精密量取各适量，混合配成校正因子测定用的对照溶液。取一定量注入仪器，记录色谱图。测量对照品和内标物质的峰面积或峰高，按下式计算校正因子。

$$校正因子(f) = \frac{A_S/c_S}{A_R/c_R} \tag{5-21}$$

式中，A_S 为内标物质的峰面积或峰高；A_R 为对照品的峰面积或峰高；c_S 为内标物质的浓度；c_R 为对照品的浓度。

再取各品种项下含有内标物质的供试品溶液，注入仪器，记录色谱图，测量供试品中待测成分（或其杂质）和内标物质的峰面积或峰高，按下式计算含量。

$$含量(c_X) = f \cdot \frac{A_X}{A'_S/c'_S} \tag{5-22}$$

式中，A_X 为供试品的峰面积或峰高；c_X 为供试品的浓度；A'_S 为内标物质的峰面积或峰高；c'_S 为内标物质的浓度；f 为校正因子。

内标法的主要问题是选择合适的内标物。内标物必须满足下列要求：①在样品中不存在；②与样品中各组分完全分离；③与待测物的保留时间相近；④与待测物峰的大小相近；⑤不与待测物中各组分起化学反应；⑥很纯且在贮存中稳定。

采用内标法，可避免因样品前处理及进样体积误差对测定结果的影响。故生物样品等复杂样品的分析一般采用内标法进行定量分析。

内标法的优点是定量比较准确，分析的操作条件不必像外标法那样严格，进样量也不必严格控制，只要被测组分与内标物产生信号即可测量。该法适宜于低含量组分的分析，且不受归一法使用上的局限。该法的缺点是样品配制比较麻烦，内标物不易寻找。

（2）外标法　外标法可分为外标工作曲线法、外标一点法及外标两点法等。《中国药典》采用的是外标一点法，是用一定浓度被测组分的对照品溶液，对比测定供试品溶液中 X 组分含量的方法。按各品种项下的规定，精密称（量）取对照品和供试品，配制成溶液，分别精密取一定量，注入仪器，记录色谱图，测量对照品溶液和供试品溶液中待测成分的峰面积（或峰高），按下式计算含量。

$$含量(c_X) = c_R \frac{A_X}{A_R} \tag{5-23}$$

式中各符号意义同上。

由于微量注射器不易精确控制进样量,当采用外标法测定供试品中成分或杂质含量时,以定量环或自动进样器进样为好。在 HPLC 中,因进样量较大,一般为 20~100μL,而且常采用六通阀定量进样,进样量误差相对较小,因此外标法是 HPLC 常用定量方法之一。

外标法的优点是不需要知道校正因子,只要被测组分出峰,无干扰,保留时间适宜,就可以进行定量分析。缺点是进样量必须准确,否则定量误差大。外标法的主要误差来源是进样的重现性。对于现代分析仪器而言,仪器自动进样器的进样精密度好于 0.5%,这是常规定量分析可以接受的。对于手动进样而言,进样的重现性往往没有这样好,这主要取决于操作者的熟练程度等因素。化学药物制剂的分析一般采用外标法进行定量分析。

【示例】 叶酸(folic acid)**的测定**(《中国药典(2010 年版)二部》第 137 页)

(1) 色谱条件　色谱柱:C_{18};流动相:KH_2PO_4 6.8g+KOH(0.1mol/L)70mL,加水约 800mL 溶解,调 pH 至 6.3,加甲醇 80mL,加水至 1000mL;检测波长:254nm。理论板数按叶酸峰计不低于 1500。

(2) 测定方法　取叶酸约 10mg,精密称定,置 50mL 量瓶中,加 0.5% 氨溶液约 30mL 溶解后,用水稀释至刻度,摇匀,精密量取 10μL 注入液相色谱仪,记录色谱图;另取叶酸对照品,同法测定。按外标法以峰面积计算,即得。

(3) 主要成分自身对照法　《中国药典》中用于考察药物中杂质的含量的方法有两种:不加校正因子的主成分自身对照法和加校正因子的主成分自身对照法。

① 加校正因子的主成分自身对照法。该法在测定杂质含量时使用。测定杂质含量时,可采用加校正因子的主成分自身对照法。在建立方法时,按各品种项下的规定,精密称(量)取杂质对照品和待测成分对照品各适量,配制测定杂质校正因子的溶液,进样,记录色谱图,按上述内标法计算杂质的校正因子。此校正因子可直接载入各品种项下,用于校正杂质的实测峰面积。这些需作校正计算的杂质,通常以主成分为参照,采用相对保留时间定位,其数值一并载入各品种项下。

测定杂质含量时,按各品种项下规定的杂质限度,将供试品溶液稀释成与杂质限度相当的溶液作为对照溶液,进样,调节检测灵敏度(以噪声水平可接受为限)或进样量(以柱子不过载为限),使对照溶液的主成分色谱峰的峰高约达满量程的 10%~25% 或其峰面积能准确积分[通常含量低于 0.5% 的杂质,峰面积的相对标准偏差(RSD)应小于 10%;含量在 0.5%~2% 的杂质,峰面积的 RSD 应小于 5%;含量大于 2% 的杂质,峰面积的 RSD 应小于 2%]。然后,取供试品,分别进样,供试品溶液的记录时间,除另有规定外,应为主成分色谱峰保留时间的 2 倍,测量供试品溶液色谱图上各杂质的峰面积,分别乘以相应的校正因子后与对照溶液主成分的峰面积比较,依法计算各杂质含量。

② 不加校正因子的主成分自身对照法。该法用于估算药物中杂质的含量。测定杂质含量时,若没有杂质对照品,也可采用不加校正因子的主成分自身对照法。同上述加校正因子的主成分自身对照法配制对照溶液并调节检测灵敏度后,取供试品溶液和对照溶液适量,分别进样,前者的记录时间,除另有规定外,应为主成分色谱峰保留时间的 2 倍,测量供试品溶液色谱图上各杂质的峰面积并与对照溶液主成分的峰面积比较,计算杂质含量。

若供试品所含的部分杂质未与溶剂峰完全分离,则按规定先记录供试品溶液的色谱图Ⅰ,再记录等体积纯溶剂的色谱图Ⅱ。色谱图Ⅰ上杂质峰的总面积(包括溶剂峰),减去色谱图Ⅱ上的溶剂峰面积,即为总杂质峰的校正面积。然后依法计算。

(4) 面积归一化法　按各品种项下的规定,配制供试品溶液,取一定量注入仪器,记录色谱图。测量各峰的面积和色谱图上除溶剂峰以外的总色谱峰面积,计算各峰面积占总峰面积的百分率。

如果样品中所有组分都能流出色谱柱，且在检测器上均可得到相应的色谱峰，同时已知各组分的校正因子时，可按下式求出各组分的含量：

$$c_i\% = \frac{A_i f_i}{\sum_{i=1}^{n} A_i f_i} \times 100\% \tag{5-24}$$

如果试样中各组分为性质很相似的同系物，由于它们的校正因子很接近，可略去不计，用下式计算：

$$c_X = \frac{A_X}{A_1 + A_2 + A_3 + \cdots + A_n} \times 100\% \tag{5-25}$$

本法的优点是简便、准确、定量结果与进样量重复性无关（在色谱柱不超载的范围内）、操作条件略有变化时对结果影响较小。缺点是用于杂质检查时，由于峰面积归一化法测定误差大，因此，本法通常只能用于粗略考察供试品中的杂质含量。除另有规定外，一般不宜用于微量杂质的检测。

第四节　实际操作中的问题

一、HPLC方法的建立

应用 HPLC 对样品进行分离、分析，主要根据样品的性质选择合适的分离类型及所用的色谱柱和流动相、检测器等。

1. 样品的性质

样品中待测组分的分子量大小、化学结构、溶解性等化学、物理性质决定着色谱分离类型的选择。

如果样品是复杂的混合物，需要柱效高的色谱柱，也可考虑梯度洗脱。若只需测定混合物中一个或两个组分或测定反应原料与产物的情况时，可选用较简单的方法，只要待测组分能分开即可，不必将所有组分都分开。

原料药常需要很纯，需将所有组分分开，即主药物、中间体、杂质和降解产物的峰都应分开。纯度范围窄的，方法的精密度必须足够好，通常重复测定的相对标准偏差应低于 2%。如果分析复方制剂，应考虑赋形剂和降解产物的干扰。

如果测定的药品中有微量杂质存在，而且此杂质有毒性或副作用，则必须提高方法的灵敏度，以区分少量杂质与噪声，此时色谱柱和溶剂条件必须允许大量样品的进样。

HPLC 的检测通常是测定从柱中洗脱出来的组分的光学性质，常用的是紫外检测，因此组分的紫外和可见光谱对最佳检测波长的选择非常重要。

在选择色谱条件时，还应考虑样品的稳定性，如果某些条件能使待测组分分解，则必须避免使用此条件。

2. 色谱分离类型的选择

HPLC 的各种方法有其各自的特点和应用范围，应根据分离分析的目的、样品的性质和含量、现有的设备条件等选择合适的方法。通常分离类型应根据样品的性质（如分子量的大小、化学结构、溶解性及极性等）来选择，并据此选择色谱柱和流动相。

3. 溶剂的选择

在 HPLC 分析中，流动相的种类、配比对色谱分离效果影响很大，而可供选择的固定相填料种类较少，因此流动相的选择非常重要。

(1) 对流动相的要求

① 溶剂纯度要高。一般使用分析纯或色谱纯溶剂，必要时需进一步纯化，以除去干扰性杂质。如四氢呋喃易被氧化，常加入一些抗氧化剂，用前需蒸馏。如果溶剂不纯，会导致检测器噪声增加，同时也会影响收集的组分的纯度。

② 不能引起柱效损失或保留特性变化。如吸附色谱中，使用硅胶吸附剂时，不能使用碱性（胺类）溶剂或含有碱性杂质的溶剂；使用氧化铝吸附剂时，不能使用酸性溶剂。分配色谱中，流动相应与固定相不相溶，否则固定液会流失，柱的保留特性会发生变化。

③ 对样品要有适宜的溶解度。一般要求容量因子（k'）在 1~10 范围内。k' 值太小，不利于分离；k' 值太大，会使样品在流动相中沉淀而凝结于柱头。

④ 溶剂的黏度要小。溶剂黏度大，会降低样品组分的液相传质速率，降低柱效，另外也会增加柱压。

⑤ 必须与检测器相匹配。如使用紫外检测器时，不能使用在检测波长下对紫外光有吸收的溶剂。

（2）溶剂系统的选择　溶剂的极性是选择溶剂的重要依据。溶剂的极性大小顺序通常根据溶剂在氧化铝上的吸附能力（ε^0）排列，见表 5-2。

表 5-2　色谱用溶剂的强度和一般性质

溶剂	$\varepsilon^0(Al_2O_3)$	黏度(20℃)/cP①	折射率	紫外极限波长/nm	沸点/℃
多氟烷烃	−0.25	—	1.25	—	—
正戊烷	0.00	0.23	1.358	210	36
异辛烷	0.01	0.54	1.404	210	118
正己烷	0.01	0.32	1.38	210	69
正庚烷	0.01	0.41	1.388	210	98.4
环己烷	0.04	0.93	1.427	210	81
二硫化碳	0.15	0.37	1.626	380	45
四氯化碳	0.18	0.97	1.466	265	76.7
异丙醚	0.28	0.37	1.368	220	69
甲苯	0.29	0.59	1.496	285	110.6
氯苯	0.30	0.80	1.525	280	132
苯	0.32	0.65	1.501	280	80.1
溴乙烷	0.37	0.41	1.424	225	38.4
乙醚	0.38	0.23	1.353	220	34.6
三氯甲烷	0.40	0.57	1.443	245	61.2
二氯甲烷	0.42	0.44	1.424	245	41
四氢呋喃	0.45	0.55	1.404	210	66
二氯乙烯	0.49	0.79	1.445	230	84
甲乙酮	0.51	0.43	1.381	330	79.6
丙酮	0.56	0.32	1.359	330	56.2
醋酸乙酯	0.58	0.45	1.370	260	77.1
醋酸甲酯	0.60	0.30	1.362	260	57
戊醇	0.1	4.1	1.410	210	137.3
苯胺	0.62	4.4	1.586	325	184
硝基甲烷	0.64	0.67	1.394	380	100.8
乙腈	0.65	0.37	1.344	190	82
吡啶	0.71	0.94	1.510	305	115.5
二甲亚砜	0.75	2.24	1.478	270	189
异丙醇	0.82	2.3	1.38	210	82.4
乙醇	0.88	1.20	1.361	210	78.5
甲醇	0.95	0.60	1.329	210	65
乙二醇	1.11	19.9	1.472	210	198
醋酸	很大	1.26	1.372	230	118.5
水	很大	1.00	1.333	170	100

① $1cP=10^{-3}Pa·s$。

溶剂的极性也可用 Snyder 提出的溶剂极性参数 p' 表示。Snyder 溶剂分类方法为：选乙醇（质子给予体）、二氧六环（质子接受体）和硝基甲烷（强偶极分子）三个参考物质来检验溶剂分子的接受质子能力（X_e）、给予质子能力（X_d）和偶极作用力（X_n）。X_e、X_n 分别为这三种作用力大小的相对值，三者之和为 1。常用溶剂的 p' 值和 X_e、X_d、X_n 值列于表 5-3 中。p' 值越大，溶剂的极性越强。对于吸附色谱和正相分配色谱，溶剂的极性越大，则洗脱能力越大。

表 5-3 常用溶剂的极性参数和选择性参数

溶剂	p'	X_e	X_d	X_n	溶剂	p'	X_e	X_d	X_n
正戊烷	0.0	—	—	—	乙醇	4.3	0.52	0.19	0.29
正己烷	0.1	—	—	—	醋酸乙酯	4.4	0.34	0.23	0.43
苯	2.7	0.23	0.32	0.45	丙酮	5.1	0.35	0.23	0.42
乙醚	2.8	0.53	0.13	0.34	甲醇	5.1	0.48	0.22	0.31
二氯甲烷	3.1	0.29	0.18	0.53	乙腈	5.8	0.31	0.27	0.42
正丙醇	4.0	0.53	0.21	0.26	醋酸	6.0	0.39	0.31	0.30
四氢呋喃	4.0	0.38	0.20	0.46	水	10.2	0.37	0.37	0.25
氯仿	4.1	0.25	0.41	0.33					

根据 X_e、X_d、X_n 选择性参数的相似性，Snyder 将常用溶剂分成八组（见表 5-4），不同组别的溶剂与组分的主要作用力不同，因此选用不同组别的溶剂会使样品组分有不同的分配系数，会提高分离选择性。

表 5-4 溶剂选择性分组

组别	溶剂	组别	溶剂
Ⅰ	脂肪醚、三烷基胺、四甲基胍、六甲基磷酰胺	Ⅴ	二氯甲烷、二氯乙烷
Ⅱ	脂肪醇	Ⅵ(a)	三甲苯基磷酸酯、脂肪族酮和酯、聚醚、二氧六环
Ⅲ	吡啶衍生物、四氢呋喃、酰胺（除甲酰胺）、乙二醇醚、亚砜	Ⅵ(b)	砜、腈、碳酸亚丙酯
		Ⅶ	芳烃、卤代芳烃、硝基化合物、芳醚
Ⅳ	乙二醇、苄醇、乙酸、甲酰胺	Ⅷ	氟代醇、间甲苯酚、水、氯仿

实际工作中，常用混合溶剂作为流动相，以改善分离效果。混合溶剂的极性参数 p' 可用下式表示：

$$p'_{混} = p'_a \varphi_a + p'_b \varphi_b + \cdots \tag{5-26}$$

式中，p'_a、p'_b 分别为纯溶剂 a、b 的极性参数；φ_a、φ_b 分别为溶剂 a、b 所占体积分数；其他以此类推。溶剂的极性参数应调节为分离组分的容量因子 k' 在 2～5 的最佳范围。

溶剂系统的选择常用 Glajch 三角形优化法。

在分析复杂样品时，可采用梯度洗脱方法，即按一定程序连续地或阶段地改变流动相的组成，来提高色谱分离效率，改善峰形，加快分析速度。

(3) 样品溶剂的选择　样品的溶剂应对样品溶解性大，且对样品稳定并与检测器相匹配，最好与流动相相同。这样可允许大的进样量，但待测物的洗脱不应受影响。当样品溶剂与流动相不同时，则会出现样品溶剂的峰。

当样品溶剂不同于流动相时，理想情况是样品溶剂比流动相弱，这样允许进大体积样品，对典型的分析柱可达到 50～100μL。若样品的溶剂比流动相强，当样品体积变化时，将引起化合物保留体积的波动，为此，应用小体积样品，最大进样量为 10～15 μL。

(4) 缓冲系统　色谱柱使用的流动相 pH 范围为 2.5～7.5，酸性太强会使键合的烷基脱落，碱性太强会使硅胶溶解，通常用缓冲溶液维持一定的 pH 值。缓冲溶液浓度范围为

0.005~0.5mol/L，尽量用稀溶液为好。在用水和有机溶剂的系统中，应注意盐的存在会改变溶剂的可混合性。在色谱分离过程中，绝不能发生相的分离和盐的沉淀。

在 HPLC 中，最常用的缓冲溶液是醋酸盐和磷酸盐缓冲液。

4. 检测器的选择

HPLC 检测中，当样品有紫外吸收时，常选用紫外检测器。在药物分析文献中，用紫外检测器的占95%以上。使用时要注意溶剂的使用波长，即溶剂的极限波长必须低于检测波长，若使用荧光检测器或电化学检测器，可使灵敏度提高 2~3 个数量级，但不是所有化合物都有荧光，无荧光的物质可经衍生化作用形成有荧光的化合物，电化学检测适用于有氧化还原性的药物。

二、溶剂的处理

溶剂的纯度及溶在其中的气体常是液相色谱工作问题的来源，事先必须严格处理，以保证工作的顺利进行。

1. 溶剂的纯化

在 HPLC 分离测定中，溶剂的纯度是很关键的，溶剂足够纯才不至于产生问题，对溶剂纯度的要求依应用情况而定。

对于非梯度洗脱工作，溶剂纯度并不要求很高，只要不超出线性动态范围，检测器可用参比池空白或电臂来平衡。因为任何有紫外吸收或荧光的杂质通常可在柱内达到稳态平衡，检测器的基线可保持相对的高但恒定，在许多非梯度分析工作中，基线漂移是不明显的。

对于梯度洗脱工作，溶剂纯度则要求很高。在梯度洗脱中，开始用弱的洗脱剂，然后随时间连续或阶梯地增加洗脱剂的强度。如果较弱的洗脱剂含有强保留的紫外吸收或荧光杂质，则在梯度洗脱开始或过程中将会在柱头浓集，当洗脱剂强度增加时，这些杂质将从柱中下移，当其从柱中流出时，就可被检测到，有时产生峰，但更多是引起基线漂移，这将干扰待测物峰的测定。

在不进样品的情况下进行溶剂空白梯度洗脱检测是检查溶剂纯度、决定溶剂是否适用的好方法，杂质的响应依据体积而变，体积越大，杂质的响应也越大，如果杂质来源于弱洗脱剂，则它通过柱子的体积越大，杂质响应也就越大，如果强洗脱剂含有杂质，情况相似，但由于其通过柱子的量少，杂质峰响应变化不很明显，但当溶剂强度增加时，杂质流出更快，强洗脱剂中的杂质常引起基线漂移。

为避免色谱分析工作问题的发生，应使用光谱纯或色谱纯溶剂，但考虑价格等因素，使用较低纯度溶剂或易被氧化分解等溶剂时，则应将溶剂进行纯化。

水的纯化可通过滤过、反渗透、去离子、蒸馏、电解或这些技术相结合来实现，要求水中不能含有所用检测器能检测到的杂质。

有机溶剂可通过蒸馏或色谱方法纯化，如非极性溶剂可先用浓硫酸洗，以除去碱性杂质，然后将溶剂通过一个用100g 铝床（上床）和100g 硅床（下床）充满的玻璃色谱柱，这种方法可纯化烃（如己烷、庚烷等）、卤代烃（如二氯甲烷、氯仿）和环醚（如二氧六环、四氢呋喃）以及乙酸乙酯等。

在吸附色谱中，流动相中含有的水量的微小变化可较大地改变保留时间和分离度，因此，必须严格控制溶剂中水的含量，这可能通过混合需要量的纯溶剂与需要量的用水饱和的溶剂来实现，用水饱和的溶剂应保持在恒温下，因为水在烃中的溶解度随温度变化较大，并且一旦制备好了溶剂，必须防止大气中的湿气。

2. 溶剂的脱气

液相色谱仪的检测器常被溶剂中的气泡干扰，气泡的形成是由于被空气饱和的溶剂从高压流向低压，如柱出口，这些气泡形成干扰检测器光学通路的折射表面，非极性溶剂（如己烷）可被溶解在溶剂中的氧"淬灭"而降低荧光，色谱柱的性能也受气泡影响，在流动中的氧也会与某些柱填料反应，如氧与烷基胺反应。

限制气泡和伴随的噪声的常用办法是在用前从溶剂中除去气泡，常用的脱气方法有真空脱气法和煮沸脱气法。

（1）真空脱气法　真空脱气法可按下列方法操作：将溶剂放在抽气瓶中，盖好，接抽气装置，下面用磁力搅拌器，或用超声代替磁力快速搅拌，真空脱气 5min 即可。

脱气的溶剂应在一周内使用，否则用前还需脱气，应注意的是，如果被脱气的是混合溶剂，若其中一种组分易挥发时，脱气后的溶剂中易挥发组分的比例会减小，因此会改变色谱行为，如保留时间。

若溶液贮存在塑料容器中，可导致溶剂的污染，因许多有机溶剂如甲醇、醋酸等可浸出容器表面的增塑剂，所以溶剂应贮存在玻璃瓶中。

（2）煮沸脱气法　煮沸是溶剂脱气的另一种有效方法，可在回流下慢慢煮沸溶剂，混合流动相不用此法，因易挥发组分会损失而改变流动相组成。

（3）溶剂的滤过　所有溶剂在用前都必须通过 $0.5\mu m$ 的滤膜，一方面滤去机械性杂质，另一方面也起到脱气的作用。

在用滤膜滤过时，特别要注意分清脂溶性滤膜和水溶性滤膜，若用脂溶性滤膜滤过水，则滤不下来；用水溶性滤膜滤过有机溶剂，则滤膜会被溶解，进入滤器的烧结孔内，很难洗下，应特别小心，若发生此问题，应先用洗液泡，再用水洗净，用混合滤膜时无此问题。

3. 缓冲液的处理

磷酸盐、乙酸盐缓冲液是霉菌生长的很好基质，这会堵塞色谱柱和系统，通常为避免霉菌生长，尽量使用新配的缓冲溶液，必要时可放在冰箱中贮存，另外贮液器应定期用酸、水清洗，特别是盛水和缓冲液的瓶子，很易发霉，因甲醇有防腐作用，所以盛有甲醇的瓶子无此现象。

三、系统适用性试验

当选用 HPLC 方法后，不同操作者及各实验室之间实验数据的重现应引起注意，在 HPLC 中，很难实现很好的重现性，因有许多具有相同名称的填料，由于生产厂家不同，性质也不尽相同，有许多 HPLC 填料或柱随着使用而变坏，其原因是填料的水解或柱的死体积因填料溶解而增加，因此面临着色谱柱是否与建立方法时的柱效相同的问题。

当用 HPLC 方法时，系统要有合适的性能，系统性能受所用的色谱柱和溶剂的影响，通常用分离度、理论塔板数、重复性和峰拖尾因子等四个基本参数来测定系统性能，其中，分离度和重复性是系统适用性试验中更重要的参数。

分离度用于评价至少含有两个化合物的样品的测定，用样品中分离最差的两个组分的分离度来评价，其中之一应是主要待测物，此时应规定最小的分离度，并在测定前予以满足，通常 $R>1.5$，否则此数据不可靠。

在药物分析中，分离度并不容易测得，因分离度的测定需要有与主要待测组分相近量的第二个化合物，而许多药物制剂中没有较大量的另种化合物（杂质或降解产物），为克服此问题，可用一参比样品，如《中国药典》（2005 年版）中甲氨喋呤的测定中，要加入叶酸测其分离度，规定甲氨喋呤峰与叶酸峰的分离度 $R>8.0$。

引进第 2 个化合物的另一种方法是加入某一种与样品中待测组分有合适分离度的物质，内标物即可用于此目的。

峰形状是用于控制系统适用性的另一色谱参数，监测峰形的重要方法之一是测定理论塔板数，但因用峰宽或半峰宽的计算不能表示峰是否拖尾，所以用于测量理论塔板数的方法并不标准，而在系统适用性试验中，峰拖尾程度可作为衡量柱效的另一指标，峰拖尾程度用拖尾因子表示，拖尾因子（T）定义为：

$$T=\frac{W_{0.05h}}{2d_1} \tag{5-27}$$

式中，$W_{0.05h}$ 为 5%峰高处的峰宽；d_1 为 5%峰高出峰顶点至峰前沿之间的距离，如图 5-8 所示。除另有规定外，峰高法定量时，T 应在 0.95～1.05。

由于噪声及其他因素影响基线的稳定性，峰高 5%处的峰宽值易受其影响，从而干扰测定结果，有人在峰高 10%处测定，重现性较好，峰拖尾程度对柱死体积和柱填料的变化很敏感，因此可作为衡量柱能否再用的标准。

重复性用于评价连续进样后色谱系统响应值的重复性能。采用外标法时，通常取各品种项下的对照品溶液，连续进样 5 次，除另有规定外，其峰面积测量值的相对标准偏差应不大于 2.0%；采用内标法时，通常配制相当于 80%、100%和 120%的对照品溶液，加入规定量的内标溶液，配成 3 种不同浓度的溶液，分别至少进样 2 次，计算平均校正因子。其相对标准偏差应不大于 2.0%。

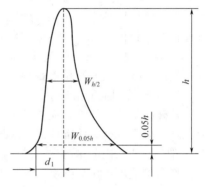

图 5-8 拖尾因子的测量法

总之，柱性能是否处于良好水平，可使用关键的参数（如校正线的斜率、理论塔板数和峰拖尾程度）来衡量，当这些参数已超出允许的范围时，就不应再用此柱进行实验。

四、无参比标准的纯度评价

HPLC 已成为鉴定药物纯度的主要工具，用于鉴别和检测样品中的杂质，首先要求分离完全，为此要选择合适的色谱系统将杂质、降解产物与主成分分离，评价杂质的主要问题是杂质的定量，可在相同的色谱条件下，将杂质的峰面积与已知浓度的对照品的峰面积进行比较，但通常杂质是未知的，因此为测定样品中未知杂质的浓度，就需做一些假设。

由于未知的痕量物常与主化合物有相同的色谱性质，并且是由同一生产过程产生的，因此假设痕量成分与主化合物有相似的光谱特性，痕量成分的定量可用主化合物的稀溶液的响应来校正，稀样品溶液的响应与每一痕量水平的峰相比较，以确定每一存在的物质的相对量。

首先应进一针样品溶剂空白，以决定哪些是样品产生的峰，哪些是溶剂产生的峰，用色谱工作站可用样品峰减去空白的溶剂峰后来判断。

HPLC 可评价许多参比物和特殊样品，然而在样品中存在的许多化合物却不能被观察到，如残留的溶剂和无机物，以及不能与样品主峰完全分离的物质等。另外杂质的光谱性质与样品主化合物完全不同的情况，杂质的定量会有误差。因此 HPLC 数据应与其他适宜技术联用，以得到样品中的杂质的真实值。如 HPLC-MS 联用技术的应用，结合了 HPLC 和 MS 的优点，对药物分析的发展起到了很大的促进作用。

五、仪器的使用

液相色谱是通过电、机械和硬件系统的功能相结合使样品组分得以分离，但由于仪器的某些故障，常常致使实验失败，对于仪器的某些部件，使用寿命远比整个系统的使用寿命短，通常需要更换，如垫圈、检测器的灯等，但有些部件如积分电路或支承架很少出故障，它们的预期寿命超过仪器自身。

色谱仪的使用寿命通常为 10～20 年，限制仪器使用寿命的是组件本身有一定的工作寿命,这意味着仪器的故障随时间而增加,有时故障出现非常频繁,以至于仪器变得不可靠或不值得维修,仪器的寿命可由于精心使用和保养而延长,为此介绍以下内容供参考。

1. 不锈钢管的清洗

HPLC 的检测器是光学通路,溶剂中一些外来物质都会引起检测器的响应,因此用在溶剂流路的管子都必须在用前清洗,清洗不锈钢管的过程如下。

① 确保管尖已被去除毛刺。

② 用溶剂洗管子,顺序为:a. 丙酮;b. 苯;c. 异丙醇;d. 蒸馏水;e. 5% HNO_3;将管放在酸中浸泡 20min;f. 蒸馏水。

③ 通空气、氮气或氦气吹干,要确保气体清洁干燥。

注意不要将酸和有机溶剂混在一起,否则会发生危险的放热反应。

2. 紫外检测池的清洗

紫外检测池应清洁,应避免外来物和残留液的膜迹,可用硝酸清洗样品池和参比池,如果池子太脏且其他方法都解决不了时,就必须拆下,清洗后再装上,如果拆下清洗,应注意有些部件不能在硝酸中清洗。

许多检测池可用硝酸洗,但它必须是由对硝酸稳定的物质制作而成,用硝酸清洗检测池的过程如下。

① 戴上安全眼镜。

② 用蒸馏水洗池。

③ 用 5~10mL 注射器取 50% HNO_3 溶液。

④ 用尼龙管将注射管针头连到流通池的入口处。

⑤ 用硝酸彻底洗池,可使酸在池中停留 20min,以氧化污染物,应避免硝酸碰到流通池附件或光学部件,否则会损坏池。

⑥ 用清洁、滤过的水彻底洗每个池,蒸馏水必须洁净,否则会二次污染流通池,也可用氦气洗出流通池中的外来颗粒。

3. 仪器使用注意事项

仪器使用前应仔细阅读仪器说明书,应保持系统和周围环境的清洁,由于压缩液体,尤其有机溶剂对人和仪器有潜在的危险,遵守下列操作注意事项,可安全操作并能减少仪器的维修。

① 实验前应检查系统中是否有气泡和泄漏。

② 注意安全,实验室内禁止吸烟,应无火源,在使用易燃、可燃性溶剂时更应注意。

③ 当泵压缩或冲击时,不要在泵上操作,除非是修理时。

④ 不要在电气装置上存放有机溶剂。

⑤ 当用腐蚀性溶剂时,要特别小心,因其对仪器、衣服和人都有危险。

⑥ 当流动相流速、柱压力和基线漂移等改变时,要考虑溶剂黏度的改变。

⑦ 尽量用光谱纯或 HPLC 级溶剂,若用其他级别的试剂,应经试验确证后方可使用。

⑧ 仔细检查系统和流通池中有无气泡,如有,应设法除去。

⑨ 当改变溶剂时要清洗系统和流通池。

⑩ 当流动相的组成、流速和温度变化时,要监测并记录色谱柱的柱头压力和流速。

⑪ 构成溶剂输送系统的不锈钢管易受卤酸和强氧化剂腐蚀,所以,流动相中不应有这类物质。

六、操作中常出现的问题及其解决方法

仪器在使用中出现的故障或不正常现象多数情况是由于操作不当引起的,而且可能性是一个也可能是多个原因造成,必须先找出原因,才能尽快排除故障,使仪器正常工作,表

5-5 列出了 HPLC 操作中常出现的问题及解决方法。

表 5-5　HPLC 操作中常出现的问题和解决方法

问　　题	可 能 的 原 因	解　决　方　法
1. 无柱后流出液或柱压	1.1 无溶剂或溶剂泄漏	1.1 加溶剂或检漏
2. 柱压或流速不对	2.1 流动相泄漏	2.1 检漏
	2.2 泵中有气泡	2.2 溶剂脱气、洗泵
	2.3 有外来污染物	2.3 滤过或使用高纯溶剂
3. 柱压太高	3.1 化学吸附	3.1 洗柱或更换柱
	3.2 样品或溶剂组分残留	3.2 过滤或使用高纯溶剂
4. 柱头压太高	4.1 柱头堵塞	4.1 洗柱或将柱头拆下超声处理
	4.2 检测池脏	4.2 洗检测池
5. 保留时间改变	5.1 溶剂组成变化	5.1 控制溶剂组成
	5.2 柱温改变	5.2 控制柱温
6. 保留时间增加	6.1 管道泄漏	6.1 检漏
	6.2 溶剂错	6.2 检查并纠正溶剂
	6.3 流速低	6.3 提高流速
	6.4 柱温太低	6.4 提高柱温
7. 保留时间减小	7.1 固定相流失	7.1 换柱
	7.2 流动相改变后未充分平衡	7.2 平衡柱子
8. 分离不好	8.1 柱过载	8.1 减少样品进样量
	8.2 柱中有大的死体积	8.2 减少柱死体积,填柱
	8.3 坏柱	8.3
	8.3.1 烧结片阻塞	8.3.1 倒洗柱或换烧结过滤片
	8.3.2 柱头塌陷	8.3.2 补柱头并倒柱或换柱
	8.4 强保留的物质保留在柱上	8.4 洗柱
	8.5 溶剂组成不对	8.5 改变溶剂组成
	8.6 流速太高	8.6 降低溶剂流速
	8.7 流动相的 pH 值太高或太低	8.7 选择合适的缓冲液,调节 pH 值
	8.8 柱与溶剂不匹配	8.8 换溶剂
9. 平头峰	9.1 柱过载	9.1 减少样品量
	9.2 检测器过载	9.2 减少样品量或改变检测波长
10. 歪斜峰或分叉峰	10.1 柱中有大死体积	10.1 填柱
	10.2 坏柱	10.2 换柱
11. 检测器信号为脉冲状	11.1 流过系统有气泡	11.1 溶剂脱气
	11.2 灯坏了(变闪、灯失灵)	11.2 换灯
12. 检测器调不到零而具有高背景	12.1 样品池脏	12.1 洗池
	12.2 超过溶剂的极限	12.2 改变检测波长或选不同的溶剂
	12.3 溶剂中含紫外吸收的杂质	12.3 用不含杂质的溶剂
	12.4 灯能量低	12.4 换灯
	12.5 检测池不平衡	12.5 洗池
13. 检测器具有低背景	13.1 参比池脏或有外来物	13.1 洗池
	13.2 参比池漏或有湿气	13.2 修池
14. 基线噪声	14.1 样品或参比池污染	14.1 洗池
	14.2 灯老化	14.2 换灯
	14.3 样品池中有小气泡	14.3 溶剂脱气
	14.4 记录仪或仪器地线有问题	14.4 检查地线
	14.5 溶剂脏,不纯	14.5 使用高纯溶剂
15. 基线漂移	15.1 柱污染	15.1 柱再生或换柱
	15.2 参比和样品池间漏	15.2 检漏
	15.3 柱温变化	15.3 控制温度
	15.4 溶剂组成变化	15.4 控制溶剂组成

第五节　高效液相色谱法在药物分析中的应用

高效液相色谱法（HPLC）的种类很多，应用十分广泛，现将生化药物中常用的方法概述如下。

一、反相高效液相色谱法

反相高效液相色谱法（RP-HPLC）是以（C_4、C_8、C_{18}）烷基硅键合相为柱填料，以甲醇、水、乙腈、水或甲醇、乙腈与缓冲液构成的溶液为流动相，以紫外、荧光或电化学检测器为检测手段，这种色谱体系在生化药物（例如肽类、氨基酸、蛋白质、多糖等）定量分析中应用广泛。

【示例】 生长抑素（somatostatin）的含量测定

生长抑素又称生长激素释放抑制激素，是由14个氨基酸组成的环状肽类化合物。其具有广泛的生物学活性，目前已广泛用于治疗门静脉高压、上消化道出血和胰腺炎等疾病。其含量测定方法如下所述。

（1）色谱条件　色谱柱规格为 Ominispher C_{18} 柱（250mm×46mm，5μm，美国 Varian 公司）。流动相 A 液：含 0.1％三氟乙酸的水溶液；流动相 B 液：含 0.1％三氟乙酸的乙腈溶液；采用梯度洗脱，洗脱程序：流动相 A 与流动相 B 比例在 2min 维持 100∶0，然后，20min 内由 100∶0 调至 65∶35，流速 1mL/min；检测波长 215nm，柱温为室温；进样量 20μL。理论板数按生长抑素峰计算大于 20000，样品色谱图如图 5-9(a) 所示。

（2）样品含量测定　精密称取合成的生长抑素原料约 10mg，置 50mL 量瓶中。加蒸馏水溶解并稀释至刻度，摇匀，得贮备液。再吸取 4mL 置 10mL 量瓶中，用蒸馏水稀释至刻度，摇匀，取 20μL 进样测定，记录峰面积。

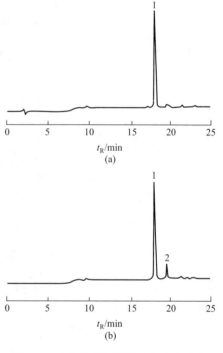

图 5-9　生长抑素色谱图和分离度考察
(a) 生长抑素色谱图；(b) 生长抑素分离度考察；
1—生长抑素；2—中间体未环化 14 肽

上述色谱条件下测定生长抑素的方法灵敏、准确，重复性好，生长抑素浓度在 40～140μg/mL 范围内与峰面积呈良好的线性关系，操作简便，可同时测定生长抑素的含量及其有关物质的含量。用建立的色谱方法，分析样品中的生长抑素和杂质，主峰峰形对称，与杂质峰得到很好分离。

二、高效离子交换色谱法

高效离子交换色谱法（HPIEC）是蛋白质、多肽分离分析中常见的方法之一。HPIEC 具有以下特点。

① 蛋白质、多肽的分离是根据其相应的离子化程度而进行的。暴露在外的带电荷的氨基酸残端的数量（如天冬氨酸、赖氨酸）将影响洗脱过程。

② 分离过程是以盐浓度增大的梯度洗脱法进行的。样品液必须和进样前的流动相保持相同的 pH 和离子强度。为获得良好的重现性，样品进样前，柱必须充分平衡。典型的分离

梯度是缓冲液为 0.3~1.0mol/L 的盐溶液。如有可能应尽量避免使用卤素类盐，以延长不锈钢柱的寿命。

③ 柱效中等并具有较高质量的活性回收。虽然获得的峰比反相色谱更宽，但活性回收更佳。活性蛋白质的回收可能通过不同强弱交换剂类型的选择而优化。对于一些敏感蛋白质，如果回收有问题，弱型离子交换剂可获得更好的活性的质量回收。

【示例】 阳离子交换 HPLC 测定合成鲑鱼降钙素（sCT）

（1）色谱条件　色谱柱为 Bio-Gel TSK，SP-5PW 柱（75cm×7.5mm）。流动相—A 20mmol/L 磷酸钾缓冲液（pH6.8）-乙腈（95∶5）；B 20mmol/L 磷酸钾和 500mmol/L 氯化钠，pH6.8。梯度—0~20min，0~100%B。流速 1mL/min。检测波长 220nm。

（2）样品测定　取鲑鱼降钙素样品用流动相稀释成 0.2mg/mL 的溶液。取溶液 200μL 进样。鲑鱼降钙素保留时间为 43min。

（3）测定结果　用上述色谱条件进行合成鲑鱼降钙素纯度检查并与 RP-HPLC 梯度洗脱比较，结果一致；用离子交换法对降钙素 sCT 及其杂质，以及天（门）冬-3sCT、亮-16sCT 片段进行分离获得较好效果；将粗降钙素溶液用离子交换色谱法分离并分段收集，再对每段分别进行检查测定，也获得较好结果。在测定浓度的 50%~150%范围内，浓度与峰高或峰面积有良好线性关系；用该法可将降钙素合成副产物及其他杂质分离，也可证实降钙素与其分子量相似的合成产物具有不同的分子结构。

三、高效凝胶过滤色谱法

高效凝胶过滤色谱法（HPGFC）可用于多肽和蛋白质等生化药物的分离及分子量的测定。HPGFC 柱上填充着微粒状的具有亲水性表面组成的有机物载体或表面性质得到改造的硅胶类物质。HPGFC 具有如下优点。

① 活性蛋白质可得以回收。填料和样品间的相互作用在所有的液相色谱技术中，本法是最温和的。因此，活性蛋白质几乎可以全部回收，除非流动相中含水量有变性剂（如尿素等）。

② 分离是在固定比例的水溶液中进行的。流动相通常为缓冲液。为了提高分离能力，可加入少量的能与水互溶的有机改性或表面活性剂。

③ 分离是根据蛋白质或多肽在溶液中相应的有效粒径而进行的。当蛋白质具有相同的形状（如球状或纤维状）时，通常可以根据分子量来预示组分的洗脱顺序，故可用来测定蛋白类药物的分子量。

【示例】 用 HPGFC 法测定重组人肿瘤坏死因子（rh-TNF）衍生物的分子量，现介绍如下。

rh-TNF 属基因工程药物，其分子量的测定是该药质量控制的主要指标之一。

（1）仪器与色谱条件　岛津 LC-10A HPLC 仪；色谱柱：Beckman Ultraspherogel SEC 3000（30cm×7.5cm）柱；流动相为 0.1mmol/L KH_2PO_4：0.1mmol/L Na_2SO_4（1∶1）+0.05%叠氮化钠，流速 1mL/min；检测波长为 280nm。

（2）标准蛋白分子量曲线的制备　选用 4 种蛋白：醛缩酶、血清白蛋白、碳酸酐酶及抑蛋白酶肽制成混合标样。考虑到流速等因素对保留时间 T 的影响而选用了内标法，即在混合标样中加入右旋糖酐蓝和酪氨酸作为内标，进样后可同时测得完全排阻和完全进入填料孔隙的两种内标的保留时间 T_0 和 T_1，用分配系数（K_d）对分子量对数（lgM_W）作图，从而保证测定结果有较好的重现性。结果见表 5-6、图 5-10、图 5-11。

（3）样品测定　根据样品的保留时间 T 求出其分配系数 K_d [$K_d=(T-T_0)/(T_t-T_0)$]，由 K_d 从标准蛋白分子量曲线上查出相应的 lgM_W 计算出相对分子质量。测定了 3 个厂家的 7 批 rh-TNF 衍生物样品，其中 3 批相对分子质量为 45000，提示其天然活性成分形式可能是三聚体；而其他 4 批相对分子质量为 36000，提示其天然活性成分形式可能是二聚体。

表 5-6　用内标法测定 K_d 计算结果（$n=5$）

蛋白质	K_d	RDS/%	蛋白质	K_d	RDS/%
醛缩酶	0.436	0.97	碳酸酐酶	0.670	0.082
血清白蛋白	0.528	1.12	抑蛋白酶肽	0.796	0.089

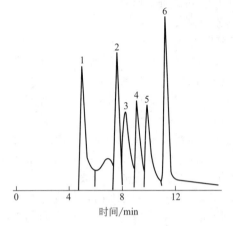

图 5-10　标准蛋白色谱图
1—右旋糖酐蓝；2—醛缩酶；3—血清白蛋白；
4—碳酸酐酶；5—抑蛋白酶肽；6—酪氨酸

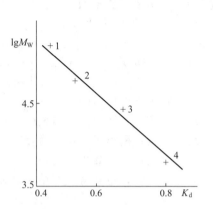

图 5-11　标准蛋白分子量曲线
1—醛缩酶；2—血清白蛋白；3—碳酸酐酶；
4—抑蛋白酶肽；M_W 为相对分子质量

HPGFC 法测定蛋白质分子量，具有快速、准确、重现性好、简便易行、样品用量少（微克级）等优点，是一种测定蛋白质分子量的重要方法。

本 章 小 结

高效液相色谱法（high performance liquid chromatography，HPLC）系采用高压输液泵将规定的流动相泵入装有填充剂的色谱柱，对供试品进行分离测定的色谱方法。注入的供试品，由流动相带入柱内，各组分在柱内被分离，并依次进入检测器，由积分仪或数据处理系统记录和处理色谱信号。具有分离效能高、选择性高、检测灵敏度高、分析速度快等优点。高效液相色谱仪主要由高压输液系统、进样系统、色谱柱系统、检测器及数据处理系统等组成。高效液相色谱法按其分离机制的不同分为以下几种类型：液-固吸附色谱、液-液分配色谱、化学键合相色谱、离子交换色谱、离子对色谱、分子排阻色谱及亲和色谱。高效液相色谱法利用纯物质对照法来进行定性。常用定量方法有内标法、外标法、主要成分自身对照法、面积归一化法等。HPLC 法广泛应用于生物药物的鉴别、检查和含量测定中。

思 考 题

1. 什么是高效液相色谱法？高效液相色谱法具有哪些特点？
2. 高效液相色谱法按分离机制的不同可分为哪几种类型？简述各种分离类型的原理。
3. 常用的化学键合相有哪几种，分别用于哪些液相色谱法中？
4. HPLC 对流动相有什么要求？
5. 什么是正相色谱？什么是反相色谱？各适用于分离哪些组分？
6. 简述高效液相色谱仪的组成及主要部件？
7. 提高液相色谱柱效的途径有哪些？最有效的途径是什么？

第六章 生物检定法

第一节 概 述

生物检定属生物法分析,是利用药物对生物体(整体动物、离体组织、微生物等)的作用以测定其效价或生物活性的一种方法。它以药物的药理作用为基础,统计学为工具,选用特定的实验设计,在一定条件下比较供试品和相当的标准品所产生的特定反应,通过等反应剂量间比例的计算,从而测得供试品中活性成分的效价。

由于生物差异的存在,生物检定结果误差较大,重现性比较差,需要控制的条件较多,测定费时、计算繁琐。主要用于无适当理化方法进行检定的药物,补充了理化检验的不足。由于科学技术的发展,一些品种的生物检定可能被理化检验代替,而一些新药的生物检定方法又在不断建立。

生物检定包括整体和离体测定,前者直接反映药品对生物的综合作用,但需要动物、需用供试品量多,耗时长、精密度和灵敏度较差;后者个体差异小,实验时间较短,精密度和灵敏度较高。生物检定能在一定程度上保留药理作用特性,尤其适用于微量激素的测定,缺点是不一定能反映供试品在整体的作用。

一、生物检定的应用范围

(1) 药物的效价测定 对一些理化方法不能测定含量或理化测定不能反映临床生物活性的药物,可用生物检定来控制药物质量。例如洋地黄、胰岛素、肝素、绒促性素、缩宫素等的生物测定法,以及多种抗生素的微生物测定法。

有些天然药物、生物制品往往因结构复杂,而且往往又是由结构类似、比例不定的多种成分组成,很难用理化方法反映其生物活性;另一些药物,尤其是一些激素类药物,其结构相近,而生物活性不同;还有些药物虽可用理化方法测定含量,但含量不能完全反映效价,如天青A变色反应测定肝素,测定结果与抗凝血效价不一致,因此,这些药物的质量控制都离不开生物检定。

(2) 体内微量生理活性物质的测定 一些神经介质、激素等微量生理活性物质,由于其很强的生理活性,在体内的浓度很低,加上体液中各种物质的干扰,很难用理化方法测定,而不少活性物质的生物测定法由于灵敏度高,专一性强,对供试品稍作处理即可直接测定,如乙酰胆碱、5-羟色胺等活性物质的测定。

(3) 中药质量的控制 中药成分复杂,大部分中药的有效成分尚未搞清,难以用理化方法加以控制,一部分中药可用一些以其疗效为基础的生物测定方法来控制其质量。

(4) 某些有害杂质的限度检查 如农药残留量,热原质、抗生素及生化制剂中降压物质的限度检查等。

二、标准品

生物检定,一般需要应用标准品,以降低由于生物差异造成的实验误差,使在不同实验室中检定同一药物时,即使实验条件或影响因素不尽相同,但由于同时作用于标准品和供试品,在对比检定中这些影响因素可以互相抵消,它们之间的反应强度比例保持不变,这样就大大提高了生物检定的可靠性和精密度。《中国药典》所采用的标准品,为参照国际标准品制备的对照标准品,由中国药品与生物制品检定所发放,单位效价相当于国际单位效价。标准品具有均匀、稳定而持久的性质,应存放于除去氧气的干燥器中,低温处避光贮放。

三、效价检定的基本概念

1. 生物反应是生物检定的基础

被测物特有的生物学作用都可作为生物法分析的基础,例如生长素具有促进生长、蛋白质同化、脂肪动员作用,生长素分泌异常可致糖尿、血酮,影响盐类代谢,已据之设计出多种生长素生物学定量法(见表6-1)。

表6-1 生长素生物学定量法

形态学方法	生物化学方法
a. 去垂体大鼠体重增加法	a. 正常狗血中含氮物减少法
b. 正常大鼠体重增加法	b. 去垂体大鼠血清碱性磷酸酶增加法
c. 侏儒小鼠体重增加法	c. 去肾大鼠血中尿素氮减少法
d. 去垂体大鼠尾椎生长法	d. 正常狗或正常大鼠氮贮留增加法
e. 正常大鼠肝重增加法	e. 去垂体大鼠血清无机磷增加法
f. 正常大鼠下颚骨或头盖骨测定法	f. 遗传性高血糖大鼠血糖上升法
g. 去垂体大鼠近胃端软骨增大法	g. 去垂体大鼠肾转脒基酶活性上升法

2. 剂量与反应关系

生物检定是利用药物不同剂量引起生物体反应程度的变化以进行药物效价测定的,要计算效价,首先要研究剂量与反应之间的关系。

在生物检定中,剂量与反应间一般都是曲线关系,可通过各种坐标转换的方法,使剂量与反应间呈直线关系,即数学表达式为简单的直线方程:$y=a+bx$,最便于处理和应用。生物反应基本上可分为以下两种类型,即质反应和量反应。

(1)质反应 当一定剂量的药物注入动物体内后,观察某一反应或反应的某一特定程度出现与否,例如死或不死,惊厥或不惊厥,只有出现与不出现两种情况,故不能用量来表示个体的反应程度,只能用一组动物中出现正(或负)反应的百分率来表示,如死亡率、惊厥率,这类反应称质反应。

在质反应中,将动物分组,分别给以不同剂量,通过调节剂量,使最大剂量组接近但不全部产生阳性反应,最小剂量组接近但不全部产生阴性反应,则各组阳性反应动物的百分率将随剂量的增加而递升,剂量与反应率之间的关系是一条长尾的"肩斜"形曲线,如将剂量转换为对数,反应率转换为适当的函数后则呈直线关系,常见的转换方法有概率单位、Logit、角度等。

(2)量反应 药物对生物体所引起的反应随着药物剂量的增加产生的量变可以测量者,称为量反应。例如血压的变化值、血糖浓度、组织器官重量的增减、抑菌圈直径的大小等。时反应虽有某些特殊性,但基本上仍可属于量反应,它是观察某一反应或反应的某种程度出现所需的时间,例如血液的凝结时间、动物生存的时间等。

在一定剂量范围内,很多反应中反应与剂量的关系是一种先锐后钝的类似对数曲线,此时将剂量转换成对数剂量,即可成一条直线,属于这一类的有抗生素效价测定中药浓度与抑菌圈的直径、催产素与大鼠离体子宫的收缩高度等。

在大部分时反应中,剂量与反应呈现先锐的曲线,将剂量转换为对数,反应值亦转换为对数,则两者呈直线关系,属于这一类型的有肝素浓度与体外血凝时间、凝血因子Ⅷ与体外促凝时间等。

通常利用对数进行坐标转换已能解决大部分曲线的直线化问题，其他方法还有将反应值转为平方根、立方根或倒数等。

3. 对比检定

生物检定的目的是将供试品（T）和已知效价的标准品（S）进行效力对比，根据它们的反应程度，求供试品的效力相当于标准品效力的倍数，再从中计算出供试品的效价，因此它属于对比检定。

但是，标准品和供试品效价高低的对比，并不直接等于反应高低的对比，因为大多数药物的剂量和反应关系并不成正比例，如某药，$1\mu g$ 降血压 $15mmHg$，$2\mu g$ 降压 $25mmHg$，$3\mu g$ 降压 $30mmHg$，即每增加 $1\mu g$，降压反应并不是都增加 $10mmHg$。故不能以反应增减值来代表药物效价或剂量的增减值，标准品与供试品效价的高低对比应该从产生等反应的剂量对比关系上去看。

当标准品的剂量 d_S 和供试品的剂量 d_T 产生的反应程度相等时，d_S、d_T 为标准品和供试品的等反应剂量，d_S 中所含的单位 $d_S \cdot P_S$ 和 d_T 中所含的单位 $d_T \cdot P_T$ 相等，即 $P_S d_S = P_T d_T$。两药效价的比值：

$$R = \frac{P_T}{P_S} = \frac{d_S}{d_T} \tag{6-1}$$

即标准品与供试品的效价之比（R）是它们等反应剂量的反比，效价强 R 倍，等反应剂量就小 R 倍，相反亦然。式(6-1)中 P_S 已知，d_S 和 d_T 是实验中所用的剂量，P_T 是供试品的效价，是需要通过实验测定的。所以

$$P_T = \frac{d_S}{d_T} \times P_S \tag{6-2}$$

式(6-1)和式(6-2)是效价计算中最基本的公式，它的形式简单，但非常重要，任何效价计算公式都贯彻这个基本关系。

生物检定中，供试品（T）和标准品（S）各自的对数剂量和反应（或反应的函数）应呈直线关系，T 和 S 的两条直线应相互平行（T 和 S 的作用性质相同）。

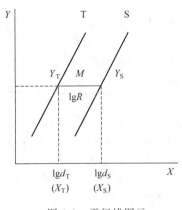

图 6-1 平行线图示

图 6-1 中 M 是在 S 和 T 两条直线之间任意做的一条平行于横轴的连线，M 与 S 和 T 两直线的交点 Y_S 和 Y_T 的纵坐标相等，是 S 和 T 的等反应点。由此两点间向 X 轴作垂线，其垂足是 X_S 和 X_T，即是 S 和 T 产生等反应程度时的对数剂量，且 $X_S - X_T = M$。

当式(6-1)和式(6-2)以对数表示，X 代以 $\lg d$，M 代以 $\lg R$ 时，则 $\lg R = M = \lg \frac{P_T}{P_S} = \lg \frac{d_S}{d_T}$

$$M = \lg R = \lg P_T - \lg P_S = \lg d_S - \lg d_T = X_S - X_T$$

效价比值 $\qquad R = \lg^{-1} M = \lg^{-1}(X_S - X_T) \tag{6-3}$

供试品效价 $\qquad P_T = \lg^{-1}(X_S - X_T + \lg P_S) \tag{6-4}$

当供试品按标示量或估计效价进行试验时：

$$P_T = R \times A_T \quad \text{（A_T 为供试品的估计效价或标示量）} \tag{6-5}$$

效价检定就是根据药物反应的性质设计不同的检定方法，以测定等反应剂量。公式(6-3)和公式(6-5)是效价测定常用公式。

在生物检定中，S 和 T 的等反应剂量大多不是通过实验直接得到，而是根据药物作用的特性，反应指标的性质，剂量与反应的关系以及生物差异的规律等，运用生物统计的原理设计各种类型的检定方法，从检定结果的资料中计算出来的。对比检定除了测定供试品效价

P_T 外 (P_T 一般以 u 或 mg 表示)，还需要对实验结果进行误差估计，生物检定常用可信限 (FL) 来表示实验误差。一般以概率水平 $P=0.95$ 时，实验结果的可信限低限 ($M-t \cdot S_M$)、高限 ($M+t \cdot S_M$) 的范围来表示。

四、生物检定的常用方法

包括质反应的直接测定法、量反应的平行线测定法及质反应的平行线测定法。

1. 质反应的直接测定法

直接测定法就是在较短的时间内能够准确地测得各个动物对 S 和 T 的最小效量的方法。某些发挥作用较快的药物，将药液由静脉缓慢注入动物体内，或者定时注入一较小的剂量，反应指标（如死亡、心跳停止、痉挛、血液或血浆的凝结等）明确可靠，能清楚地分辨并记录达到该特定反应指标的最小有效量（MED）。由于动物的个体差异，最小有效量参差不齐，但有一定的规律性，直接测定最小有效量的方法虽然比较简单，但受药物性质及给药方法的限制，用在生物检定中的例子不多，如洋地黄效价测定的鸽法。

直接测定法的具体方法是将实验对象分成两组，一组为 S（为标准品）、一组为 T（为供试品），分别测定 S 和 T 的 MED（最小有效量），然后再计算出 S 和 T 各自的 lgMED，及其均值 $\overline{X_S}$ 和 $\overline{X_T}$。

$$R = \text{antilg}M = \text{antilg}(\overline{X}_S - \overline{X}_T) \tag{6-6}$$

此外直接测定法也可以用 S 和 T 各自的 MED 均值 d_S 和 d_T 作为 S 和 T 的等反应剂量，直接计算 S 和 T 的强度比值 R。

$$R = \frac{\overline{d}_S}{\overline{d}_T} \tag{6-7}$$

两种方法所得结果比较接近。

直接测定法的优点是可使用较少量的动物，直接测得 S 和 T 的等反应剂量。本法常用的实验设计有两种类型：随机设计和配对交叉设计。

【示例】 洋地黄效价测定——鸽最小致死量（MLD）法

洋地黄为玄参科植物紫花洋地黄的干粉，主要成分是洋地黄毒苷、吉妥辛等强心苷。强心苷可增强心肌收缩力，用于治疗各种原因引起的心功能不全（充血性心力衰竭）。由于洋地黄有多种强心苷，不宜用化学方法测定含量。生物测定法进行效价测定是基于适量强心苷用于增强心肌收缩力，而过量将导致产生心室纤维性颤动而使被测动物死亡，使动物产生室颤与其治疗效价基本成平行关系。

洋地黄的生物检定法系通过比较标准品与供试品对鸽的最小致死量来决定供试品效价。

检定法：取健康无伤的鸽，试验前 $16 \sim 24$ h 移去饲料，但仍给予饮水，临试验前准确称取体重，选取体重在 $250 \sim 400$ g 的鸽（每次试验所用鸽的体重相差不得超过 100g），分成两组，每组至少 6 只，一组为标准品组，一组为供试品组，两组间鸽的情况应尽可能相近。将鸽仰缚于适宜的固定板上，在一侧翼静脉处缓缓注入标准品稀释液或供试品稀释液，开始时一次注入 0.5 mL，然后以 0.2 mL/min 的等速连续注入，至鸽中毒死亡立即停止注入。一般死亡前有强烈颤抖、恶心呕吐、排便等现象发生至瞳孔迅速放大，呼吸停止为终点。记录注入稀释液的总量，换算成每 1 kg 体重所需要酊剂的体积（mL），即作为该鸽的千克致死量。分别求得标准品组与供试品组的平均千克致死量。

S 为洋地黄标准品，按标示效价配成 1 u/mL 的酊剂，临试前稀释 25 倍。

T 为洋地黄叶粉，估计效价 $A_T = 10$ u/g，配成 1 u/mL 的酊剂，临试前稀释 25 倍，测定结果见表 6-2。

表 6-2　效价测定结果

S		T	
$MLD_S(d_S)$ u/kg 体重	X_S $\lg(d_S \times 10)$	$MLD_T(d_T)$ u/kg 体重	X_T $\lg(d_T \times 10)$
1.15	1.061	1.11	1.045
1.01	1.004	1.23	1.090
1.10	1.041	1.06	1.025
1.14	1.057	1.31	1.117
1.06	1.025	0.94	0.973
0.95	0.978	1.36	1.134
ΣX_S	6.166	ΣX_T	6.384
$\overline{X}_S$	1.028	$\overline{X}_T$	1.064

X_S 和 X_T 为 S 组和 T 组各个动物的对数最小致死量，$\overline{X}_S$ 和 $\overline{X}_T$ 为它们的均值，n_S 和 n_T 为 S 组和 T 组的动物个数。

效价计算：

$$M = \overline{X}_S - \overline{X}_T = 1.028 - 1.064 = -0.036$$

$$R = \text{antilg}(\overline{X}_S - \overline{X}_T) = \text{antilg}M$$

$$= \text{antilg}(-0.036) = 0.9204$$

$$P_T = R \cdot A_T = 10 \times 0.9204 = 9.20(\text{u/g})$$

误差项及可信限计算：

$$s^2 = \frac{\Sigma X_S^2 - \frac{(\Sigma X_S)^2}{n_S} + \Sigma X_T^2 - \frac{(\Sigma X_T)^2}{n_T}}{n_S + n_T - 2}$$

$$= \frac{1.061^2 + 1.004^2 + \cdots + 0.978^2 - \frac{6.166^2}{6} + 1.045^2 + 1.090^2 + \cdots + 1.134^2 - \frac{6.384^2}{6}}{6 + 6 - 2}$$

$$= 0.002373$$

$$S_M = \sqrt{s^2 \cdot \frac{n_S + n_T}{n_S \cdot n_T}} = \sqrt{0.002373 \times \frac{6+6}{6 \times 6}} = 0.02812$$

$$f = n_S + n_T - 2 = 6 + 6 - 2 = 10$$

查 t 值表 $t = 2.23$

$$P_T \text{ 的 FL} = A_T \cdot \text{antilg}(M \pm t \cdot S_M) = 10\text{antilg}(-0.036 \pm 2.23 \times 0.02812)$$

$$= 7.97 \sim 10.6(\text{u/g})$$

$$R(\text{或 } P_T) \text{ 的 FL\%} = \left[\frac{R_{高限}(\text{或 } P_{T,高限}) - R_{低限}(\text{或 } P_{T,低限})}{2R(\text{或 } 2P_T)} \times 100\right]\%$$

$$P_T \text{ 的 FL\%} = \frac{10.6 - 7.97}{2 \times 9.20} \times 100\% = 14.3\%$$

2. 量反应的平行线测定法

药物对生物体所引起的反应随着药物剂量的增加产生的量变可以测量者，称量反应，如血压、血糖的变化值以及抑菌圈的大小等。

量反应平行线测定法，要求在一定剂量范围内，S 和 T 的对数剂量 X 和反应或反应的特定函数 Y 呈直线关系，当 S 和 T 的活性组分基本相同时，两直线平行。

药典生物检定品种的量反应检定主要有（2.2）法；（3.3）法或（2.2.2）法、（3.3.3）法，即 S、T（或 U）各用 2 个剂量组或 3 个剂量组，统称（K.K）或（K.K.K）法，一般都是按（K.K）法实验设计。

《中国药典》平行线测定法的计算都用简算法，因此要求实验设计还必须符合以下条件：
① S 和 T 相邻高低剂量组的比值（r）要相等，一般 r 用（1∶0.8）～（1∶0.5），$\lg r = I$。
② 各剂量组的反应个数（m）应相等。

(1) 实验设计类型　根据不同的检定方法可加以限制的因级数采用不同的实验设计类型。药典主要用下面三种实验设计类型。

① 随机设计。剂量组内不加因级限制，有关因子的各级随机分配到各剂量组。本设计类型的实验结果只能分离不同剂量（剂间）所致变异，如绒促性素的生物检定。

② 随机区组设计。这是生物检定中最常用、效果最好的实验设计类型。随机区组设计将实验动物或实验对象分成区组，一个区组可以是一窝动物、一只双碟或一次实验。在剂量组内的各行间加以区组间（如窝间、碟间、实验次序间）的因级限制。随机区组设计要求每一区组的容量（如每一窝动物的受试动物只数、每一只双碟能容纳的小杯数等）必须和剂量组数相同，这样可以使每一窝动物或每一只双碟都能接受到各个不同的剂量。因此随机区组设计除了从总变异中分离剂间变异之外，还可以分离区组间变异，减小实验误差。例如抗生素杯碟法效价测定。

③ 交叉设计。同一动物可以分两次进行实验者适合用交叉设计。交叉设计是将动物分组，每组可以是一只动物，也可以是几只动物，但各组的动物只数应相等。标准品（S）和供试品（T）对比时，一组动物在第一次试验时接受 S 的一个剂量，第二次试验时则接受 T 的一个剂量，如此调换交叉进行，可以在同一动物身上进行不同试品、不同剂量的比较，以去除动物间差异对实验误差的影响，提高实验精确度，节约实验动物。

(2.2) 法中 S 和 T 各两组剂量，用双交叉设计，将动物分成四组；对各组中的每一只动物都标上识别号。每一只动物都按给药次序表（表 6-3）进行两次实验。

表 6-3　双交叉设计两次实验的给药次序表

	第一组	第二组	第三组	第四组
第一次实验	d_{S_1}	d_{S_2}	d_{T_1}	d_{T_2}
第二次实验	d_{T_2}	d_{T_1}	d_{S_2}	d_{S_1}

(2) 效价及可信限计算　效价（P_T）和可信限（FL）的计算按《中国药典》（2010 年版）二部附录 XIV（附录 138）有关计算公式进行计算。

处理步骤如下：
① 将反应值或规定的函数（y）按剂量分组列成方阵表。
② 特异反应剔除和缺项补足。
③ 方差分析与可靠性测验。
④ 进行效价及可信限计算。

【示例】　缩宫素生物检定法——大鼠子宫法

量反应平行线测定随机区组设计（2.2）法。

① 原理。本法系将标准品与供试品用大白鼠离体子宫比较两者引起子宫收缩的程度，以决定供试品效价的一种方法。

② 检定法。动物：健康、雌性大白鼠，断乳后即与雄鼠隔离，体重160～240g，并为出生后3个月以内者，试验当日选择阴道涂片在动情前期的动物。

取选定的大白鼠，迅速杀死后，剖腹取出子宫，注意避免子宫受损，在子宫的分叉处剪下左右2条。悬1条于离体器官水浴中，上端用棉线与记录杠杆相连，以描记子宫收缩，下端固定于离体器官恒温水浴装的浴杯底部，加入一定量的子宫肌蓄养液（30～50mL），连续通入适量空气。蓄养液应调节至30～35℃。子宫放入水浴后，静置15min。按次序准确加入供试品或标准品的稀释液（0.3～0.8mL），待子宫收缩至最高点开始松弛时（约60～90s)，将蓄养液放去。用蓄养液洗涤一次，放去后，再加入同量蓄养液。静置，等反应恢复稳定后，进行第二次药液加注，两次加注药液间隔的时间必须固定，通常约3～5 min。

以标准品和供试品各高低两个剂量（d_{S_1}、d_{S_2}、d_{T_1}、d_{T_2}）为一组。其高低剂量比值不得大于1:0.7。按随机区组设计的次序轮流注入每组4个剂量，重复4～6组，测量各剂量所致子宫收缩的高度。

S 为标准品　　　　　　　　　　　稀释液0.02u/mL
$d_{S_1}=0.0068u$（0.34mL）　　　　　$d_{S_2}=0.009u$（0.45mL）
T 为注射液　　　　　　　　　　　标示量10u/mL，稀释液0.02u/mL
$d_{T_1}=0.008u$（0.40mL）　　　　　$d_{T_2}=0.0106u$（0.53mL）
剂距 $r=1:0.75$　　　　　　　　　　$I=0.125$
反应（y）为子宫收缩高度（mm）。

测定结果见表6-4。

表6-4　剂价测定结果

反应	d_{S_1} 0.0068u(0.34mL)	d_{S_2} 0.0090u(0.45mL)	d_{T_1} 0.0080u(0.40mL)	d_{T_2} 0.0106u(0.53mL)	$\sum y_m$
y	39.5	68.0	41.0	71.0	219.5
	37.0	62.5	36.0	53.0	188.5
	35.0	63.0	37.0	62.0	197.0
	31.5	58.0	34.5	60.0	184.0
	30.0	50.0	(15.0) 35.0	60.0	175.0
$\sum y_{(k)}$	173.0 S_1	301.5 S_2	183.5 T_1	306.0 T_2	946.0

随机区组设计（2.2）法，$k=4$。每组4剂的给药次序为剂量组内所加因级限制。每剂量内5个反应，$m=5$。

特异反应处理：

表6-4第三列第四行 d_{T_1} 的第4个数值特小，本例为随机区组设计按有关公式计算决定此值是否属特异值。

$$m=5 \quad y_a=15 \quad y_2=35 \quad y_n=41$$

$$J_1=\frac{y_2-y_a}{y_n-y_a}=\frac{35-15}{41-15}=0.77$$

查 J 值表，$m=5$，$J_1=0.73$，小于计算值0.77，故此值可以剔除。剔除后形成缺项按有关公式补足。

$$C=149 \quad R=149.5 \quad G=929.5$$
$$K=4 \quad m=5$$

$$y=\frac{KC+mR-G}{(K-1)(m-1)}=\frac{4\times149+5\times149.5-929.5}{(4-1)\times(5-1)}=34.5$$

各项差方和计算：

补足了一个缺项，误差项的自由度按有关公式再减1。

$$\text{差方和}_{(总)} = \sum y^2 - \frac{(\sum y)^2}{n}$$

$$= 39.5^2 + 37.0^2 + \cdots + 60.0^2 + 60.0^2 - \frac{964.0^2}{5 \times 4} = 3600.20$$

$$f = 5 \times 4 - 1 = 19$$

$$\text{差方和}_{(剂间)} = \frac{\sum [\sum y_{(k)}]^2}{m} - \frac{(\sum y)^2}{n}$$

$$= \frac{173.0^2 + 301.5^2 + 183.5^2 + 306.0^2}{5} - \frac{964.0^2}{5 \times 4} = 3163.10$$

$$f = 4 - 1 = 3$$

$$\text{差方和}_{(组内)} = \frac{\sum [\sum y_{(m)}]^2}{K} - \frac{(\sum y)^2}{n}$$

$$= \frac{219.5^2 + 188.5^2 + \cdots + 184.0^2 + 175.0^2}{4} - \frac{964.0^2}{5 \times 4} = 285.82$$

$$f = 5 - 1 = 4$$

$$\text{差方和}_{(误差)} = \text{差方和}_{(总)} - \text{差方和}_{(剂间)} - \text{差方和}_{(组内)}$$

$$= 3600.20 - 3163.10 - 285.82 = 151.28$$

$$f = 19 - 3 - 4 - 1 = 11$$

剂间变异分析及可靠性测验：

按（2.2）法计算，结果见表6-5、表6-6。

表6-5 （2.2）法剂间变异分析

变异来源	$\sum y_{(k)}$				分母 $m\sum C_i^2$	$\sum [C_i \sum y_{(k)}]$	差方和 $\frac{[\sum (C_i \sum y_{(k)})]^2}{m\sum C_i^2}$
	S_1 173.0	S_1 301.5	T_1 183.5	T_2 306.0			
	正交多项系数（C_i）						
试品间	−1	−1	1	1	5×4	15.0	11.25
回归	−1	1	−1	1	5×4	251.0	3150.05
偏离平行	1	−1	−1	1	5×4	6.00	1.80

表6-6 效价测定的可靠性测验结果

变异来源	自由度 f	差方和	方差	F	P
试品间	1	11.25	11.25	<1	>0.05
回归	1	3150.05	3150.05	229.06	<0.01
偏离平行	1	1.80	1.80	<1	>0.05
剂间	3	3163.10	1054.37	76.67	<0.01
行间	4	285.82	71.46	5.20	<0.05
误差	11	151.27	13.75(S^2)		>0.01
总	19	3600.20			

结论：回归非常显著（$P<0.01$），偏离平行不显著（$P>0.05$），实验结果成立。行间差异显著（$P<0.05$），去除行间差异，可以减少实验误差。

效价（P_T）及可信限（FL）计算。

按（2.2）法及计算。

剂距$r=1:0.75$ $I=0.125$ $s^2=13.75$
$f=11$ $t=2.20$

$$V=\frac{1}{2}(T_1+T_2-S_1-S_2)$$
$$=\frac{1}{2}\times(183.5+306.0-173.0-301.5)=7.5$$

$$W=\frac{1}{2}(T_2-T_1+S_2-S_1)$$
$$=\frac{1}{2}\times(306.0-183.5+301.5-173.0)=125.5$$

$$g=\frac{t^2S^2m}{W^2}$$
$$=\frac{13.75\times2.20^2\times5}{125.5^2}=0.021$$

$$D=\frac{d_{S_2}}{d_{T_2}}=\frac{0.009}{0.0106}, A=1, B=1$$

$$R=D\cdot\text{antilg}\frac{IV}{W}$$
$$=\frac{0.009}{0.0106}\text{antilg}\frac{7.5}{125.5}\times0.125=0.864$$

$$P_T=R\cdot A_T=10\times0.864=8.64\text{u/mL}$$

$$S_M=\frac{I}{W^2(1-g)}\sqrt{mS^2[(1-g)AW^2+BV^2]}$$
$$=\frac{0.125}{125.5^2\times(1-0.021)}\times\sqrt{5\times13.75\times[(1-0.021)\times125.5^2+7.5^2]}$$
$$=0.008362$$

$$R\text{ 的 FL}=A_T\cdot\text{antilg}\left[\frac{\lg R}{1-g}\pm t\cdot S_M\right]$$
$$=\text{antilg}\left[\frac{\lg0.864}{(1-0.021)}\pm2.2\times0.008362\right]=0.826\sim0.899$$

$$P_T\text{ 的 FL}=A_r\cdot\text{antilg}\left[\frac{\lg R}{1-g}\pm t\cdot S_M\right]$$
$$=10\times(0.826\sim0.899)=8.26\sim8.99\text{u/mL}$$

$$P_T\text{ 的 FL\%}=\frac{P_T(\text{高限})-P_T(\text{低限})}{2P_T}\times100\%=\frac{8.99-8.26}{2\times8.64}\times100\%=4.2\%$$

第二节 胰岛素生物检定法

胰岛素是从哺乳动物胰腺的胰岛β细胞中提取的一种蛋白类激素，为六方系结晶，相对分子质量约6000，易溶于80％乙醇和酸性水溶液，在pH2.5的酸性溶液中比较稳定。

胰岛素的主要药理作用是降低血糖，大剂量注入可引起惊厥、休克甚至死亡。常用制剂有普通胰岛素注射液（一般为每1mL含40u、80u）、精蛋白锌胰岛素（胰岛素长效制剂，每1mL含40u、80u）。

长期以来，胰岛素的效价测定系采用生物测定法，不过，在2010年版药典中，胰岛素的含量测定采用了高效液相色谱法,生物测定法则用于胰岛素的生物活性检查。

胰岛素的生物检定法,是基于其有降低血糖的作用而采用小鼠血糖法、小鼠惊厥法、家兔血糖法。长效制剂的延缓作用只能用血糖法测定。下面介绍小鼠血糖法:该法是利用胰岛素引起小鼠血糖降低的原理,检测给药后小鼠血糖降低的程度,与标准品比较以决定供试品效价的一种方法。

一、供试用动物

选取出生日期相近(不超过 3d)、体重 18～20g、性别相同、来源相同的健康小鼠 40 只(各鼠体重差不超过 3g),按体重均匀分成 4 组,每组 10 只。将动物逐只编号备用。

二、试剂准备(均用 AR 规格)

(1) 0.1mol/L 枸橼酸缓冲液(pH6.60) 取枸橼酸 0.7350g,枸橼酸三钠 13.620g,混合加水至 500mL,测 pH 应在 5.4～7.0 之间。

(2) 葡萄糖氧化酶试剂(或用血糖测定试剂盒) ①过氧化物酶(POD)溶液:精密称取 POD 适量,用水溶解并稀释成 3mg/mL 的溶液,冰箱保存;②葡萄糖氧化酶(GOD)溶液:效价 40U/mL 以上,避光冷藏;③4-氨基安替比林(4-AA);④二甲基苯胺。

取 POD 溶液 0.2mL(0.6mg)、GOD 溶液 120U、4-AA 10mg、二甲基苯胺 0.05mL 混合,加枸橼酸缓冲液至 200mL,置冰箱保存,1 周内不显红色可用。

(3) 5%三氯醋酸溶液 称取三氯醋酸 5g,加水至 100mL。

(4) 1%草酸钾溶液 称取草酸钾 1g,加水至 100mL。

(5) 葡萄糖标准溶液 精密称取无水葡萄糖 200mg,加煮沸放冷的水至 20mL,得 10mg/mL 溶液。

分别精密量取 10mg/mL 溶液 0.25mL、0.5mL、1.0mL、1.5mL 置 50mL 量瓶中,加水稀释至刻度,混匀,得 5mg/100mL、10mg/100mL、20mg/100mL、30mg/100mL 不同浓度的葡萄糖标准液。置 4～8℃保存备用,如出现浑浊长菌时,不得使用。

三、操作

1. 标准品溶液的配制与稀释

精密称取胰岛素标准品适量,按标示效价,加入每 100mL 中含苯酚 0.2g 并用盐酸调节 pH 值为 2.5 的 0.9%氯化钠溶液,使溶解成每 1mL 中含 20 单位的溶液,4～8℃储存,以不超过 5d 为宜。

试验当日,精密量取标准品溶液适量,按高低剂量组(d_{S_2}, d_{S_1})加 0.9%氯化钠溶液(pH2.5)配成两种浓度的稀释液,高低剂量的比值(r)不得大于 1:0.5。高浓度稀释液一般可配成每 1mL 中含 0.06～0.12 单位,调节剂量使低剂量能引起血糖明显下降,高剂量不致引起血糖浓度降低,高低剂量间引起的血糖下降有明显差别。

2. 供试品溶液的配制与稀释

按供试品的标示量或估计效价(A_T),照标准品溶液的配制与稀释法配成高、低两种浓度的稀释液,其比值(r)应与标准品相等,供试品与标准品高低剂量所致的反应平均值相近。

3. 检定

四组动物按顺序分别自皮下注射相同容量(0.2～0.3mL)的标准品及供试品稀释液,给药 40min 后按给药顺序分别自眼眶静脉丛取血,用葡萄糖氧化酶-过氧化物酶法测定血糖值。

第一次给药后间隔 3h 后,按双交叉设计,对每组的各鼠进行第二次给药,并测定给药后 40min 的血糖值。交叉设计安排见表 6-7。

表 6-7 给药顺序

	第一组	第二组	第三组	第四组
第一次实验	d_{S_1}	d_{S_2}	d_{T_1}	d_{T_2}
第二次实验	d_{T_2}	d_{T_1}	d_{S_2}	d_{S_1}

血糖测定法：用毛细管插入小鼠眼眶静脉丛，使血液滴于凝集盘（预先滴入1%草酸钾溶液3滴并使其自然干燥），用取液器吸取0.06mL血，加入预先盛有5%三氯醋酸0.36mL的离心管中，2500～3000r/min离心15min，取上清液0.2mL，加葡萄糖氧化酶试剂2mL，再水浴（37℃）保温30min，于550nm处测定吸收度值。并以每100mL含5mg、10mg、20mg、30mg葡萄糖的标准液与血样同法操作所得到的标准曲线上求出血糖浓度值。

结果计算：按《中国药典》（2010年版）附录中量反应平行线测定双交叉设计法计算效价及实验误差。

【示例】 小鼠血糖法测定胰岛素效价

S为胰岛素标准品、T为供试品、标示量 A_T：27u/mg

d_{S_1}：25mu/mL，0.25mL/鼠　　d_{S_2}：50mu/mL，0.25mL/鼠

d_{T_1}：25mu/mL，0.25mL/鼠　　d_{T_2}：50mu/mL，0.25mL/鼠

$r=1:0.5$　$I=0.301$　反应值 y：血糖值（mg%）

每组用鼠10只（$n=10$），测定结果如下（表6-8）。

表 6-8 胰岛素效价测定结果

第一组			第二组			第三组			第四组			
第一次 d_{S_1}	第二次 d_{T_2}	2次反应和	第一次 d_{S_2}	第二次 d_{T_1}	2次反应和	第一次 d_{T_1}	第二次 d_{S_2}	2次反应和	第一次 d_{T_2}	第二次 d_{S_1}	2次反应和	
$y_{S_1(1)}$	$y_{T_2(2)}$	y_1+y_2	$y_{S_2(1)}$	$y_{T_1(2)}$	y_1+y_2	$y_{T_1(1)}$	$y_{S_2(2)}$	y_1+y_2	$y_{T_2(1)}$	$y_{S_1(2)}$	y_1+y_2	
103.99	87.01	191.00	83.21	119.43	202.64	116.54	85.82	202.36	105.37	128.92	234.29	
113.21	104.61	271.89	61.05	76.53	137.58	94.19	77.72	171.91	73.40	126.95	200.35	
106.94	100.26	207.20	85.56	139.40	224.96	92.82	100.26	193.08	74.38	106.19	180.57	
94.19	96.10	190.29	76.54	126.95	203.49	103.99	79.89	183.88	72.42	100.26	172.68	
103.99	74.56	178.55	76.54	97.49	174.03	113.21	87.01	200.22	66.54	90.77	157.31	
92.82	82.27	175.09	78.70	130.90	209.60	101.05	100.26	201.31	106.94	109.35	216.29	
108.50	87.01	195.51	72.42	93.34	165.76	106.94	122.99	229.93	98.31	103.22	201.53	
89.09	84.64	173.73	77.52	121.21	198.73	92.82	82.27	175.09	113.21	132.88	246.09	
131.45	93.34	224.79	76.54	110.93	187.47	98.31	91.95	190.26	61.83	89.58	151.41	
111.64	88.20	199.84	64.58	94.72	159.30	127.19	106.19	233.72	95.56	110.93	206.49	总和
Σ	1055.82 $S_{1(1)}$		752.66 $S_{2(1)}$					$S_{1(2)}$ 1099.05		S_1 2154.87		
				$T_{1(2)}$ 1110.90			$S_{2(2)}$ 934.36				T_2 2158.30	S_2 1687.02
	$T_{2(2)}$ 898.00					1047.40 $T_{1(1)}$			867.96 $T_{2(1)}$			T_2 1765.96
												Σy 7766.15

（1）方差分析

$$\text{差方和}_{(\text{总})}=103.99^2+113.21^2+\cdots+89.58^2+110.93^2-\frac{7766.15^2}{2\times4\times10}=25865.8223$$

$$f_{(\text{总})}=2\times4\times10-1=79$$

$$\text{差方和}_{(\text{动物间})}=\frac{191.00^2+217.82^2+\cdots+151.41^2+206.49^2}{2}-\frac{7766.15^2}{2\times4\times10}$$

$$=11320.6387$$

$$f_{(\text{动物间})}=4\times10-1=39$$

（2）将测定结果进行变异分析及可靠性测验　结果见表6-9和表6-10。

表 6-9　胰岛素双交叉法剂间变异分析

变异来源	第一次实验 $\sum y_{(1)}$				第二次实验 $\sum y_{(2)}$				$n \cdot \sum C_i^2$	$\sum(C_i \cdot \sum y)$	差方和 $[\sum(C_i \cdot \sum y)]^2 / n \cdot \sum C_i^2$
	$S_{1(1)}$	$S_{2(1)}$	$T_{1(1)}$	$T_{2(1)}$	$S_{1(2)}$	$S_{2(2)}$	$T_{1(2)}$	$T_{2(2)}$			
	1055.82	752.66	1047.70	867.96	1099.05	934.36	1110.90	898.00			
	$C_y \cdot \sum y$										
试品间	−1	−1	1	1	−1	−1	1	1	10×8	82.37	84.8102
回归	−1	1	−1	1	−1	1	−1	1	10×8	−860.19	9249.0855
偏离平行	1	−1	−1	1	1	−1	−1	1	10×8	75.51	71.2720
次间	−1	−1	−1	−1	1	1	1	1	10×8	318.47	1267.7893
次间×试品间	1	1	−1	−1	−1	−1	1	1	10×8	−131.39	215.7915
次间×回归	1	−1	1	−1	−1	1	−1	1	10×8	105.01	137.8388
次间×偏离平行	−1	1	1	−1	1	−1	−1	1	10×8	−171.93	369.4991

表 6-10　可靠性测验结果

变异来源	f	差方和	方差	F	P
偏离平行	1	71.2720	71.2720	<1	>0.05
次间×试品间	1	215.7917	215.7917	<1	>0.05
次间×回归	1	137.8388	137.8388	<1	>0.05
误差$_2$	36	10895.7362	302.6593(s_2^2)		
动物间	39	11320.6387	290.2728	2.92	
试品间	1	84.8102	84.8102	<1	>0.05
回归	1	9249.0855	9249.0855	93.16	<0.01
次间	1	1267.7893	1267.7893	12.77	<0.01
次间×偏离平行	1	369.4911	369.4911	3.72	>0.05
误差$_1$	36	3573.8223	99.2778(s^2)		
总	79	25865.8223			

计算

差方和(误差$_1$) = 25865.8223−11320.6387−84.8102−9249.0855−1267.7895−369.4991
　　　　　　　 = 3573.9995

$$f(误差_1) = 4 \times (10-1) = 36$$

差方和（误差$_2$）= 11320.6387−71.2720−215.7917−137.8388
　　　　　　　 = 10895.7362

$$f(误差_2) = 4 \times (10-1) = 36$$

结论：回归非常显著，偏离平行不显著，实验结果成立。两次实验间的差异非常显著，用双交叉设计可以消除实验间变异对实验误差的影响，提高实验的精确度。

（3）效价（P_T）及可信限（FL）计算　用表 6-8 的 S_1、S_2、T_1、T_2，按《中国药典》（2010 年版）二部附录的"生物检定统计法"量反应平行线测定（2.2）法双交叉设计的有关公式计算。

$r = 1 : 0.5 \quad I = 0.301$

$s^2 = 99.2778 \quad f = 36 \quad t = 2.03$

$V = 1/2 \times (1765.96 + 2158.30 − 1687.02 − 2154.87) = 41.185$

$W = 1/2 \times (1765.96 − 2158.30 + 1687.02 − 2154.87) = −430.95$

$$R = \frac{50}{50} \lg^{-1} \left(\frac{41.185}{-430.095} \times 0.301 \right) = 0.936$$

$P_T = 27 \times 0.936 = 25.27 \text{u/mg}$

$$g=\frac{99.2778\times 2.03^2\times 2\times 10}{(-430.095)^2}=0.044$$

$$S_M=\frac{0.301}{(-430.095)^2\times(1-0.044)}\times\sqrt{2\times 10\times 99.2778\times[(1-0.044)\times(1-430.095)^2+41.185^2]}$$

$$=0.03204$$

$$R \text{ 的 FL}=\lg^{-1}\left[\frac{\lg 0.936}{(1-0.044)}\pm 2.03\times 0.03204\right]=0.803\sim 1.084$$

$$P_T \text{ 的 FL}=27\times(0.803\sim 1.084)=21.68\sim 29.27\text{u/mg}$$

$$P_T \text{ 的 FL}\%=\left[\frac{29.27-21.68}{2\times 25.27}\times 100\right]\%=15.0\%$$

本法的可信限率 FL（%）不得大于 25%。测得 P_T 的 FL% 为 15.0%，实验误差符合要求。可信限率大于 25% 者应重复实验。

可靠性测验结果中（表 6-10），试品间如非常显著，说明测得效价与估计效价相差较大，应调整剂量或估计效价重复试验。次间×试品间、次间×回归、次间×偏离平行如非常显著，说明该项变异在第一次与第二次试验间有差别，对此检定结果的结论应慎重，以复试为宜。

四、注意事项

① 实验常用剂量：高剂量浓度用 30～130mu/100mL，具体使用时因各单位动物饲养条件、饲料配方不同而不同。一般小鼠正常血糖浓度值为 120～160mg/100mL 全血（6.7～8.96mmol/L）。实验中要求低剂量能使血糖下降 20%～30%，高剂量血糖值不要低于 50mg/100mL 全血（2.8mmol/L）。以保证在灵敏度较好的范围内，提高实验成功率。

② 动物质量与实验结果关系密切，动物间应选用胎次、体重、日龄相近，性别相同的小鼠，可提高实验成功率，减少误差。

③ 季节、室温对胰岛素降糖作用有较密切关系，所用剂量要按季节、室温而变，夏天室温较高时降糖作用较为敏感，试验过程中应保持室温的恒定。

④ 交叉间隔时间一般可选用 3h。

⑤ 血糖测定方法很多，为避免采血过多可选用灵敏度较高的葡萄糖氧化酶-过氧化物酶法。

第三节　肝素生物检定法

肝素是由健康牛、猪、羊等食用动物的肺、肝、肠黏膜中提取的有延长凝血时间作用的黏多糖类物质，本品为白色或淡黄色无晶形粉末，有吸湿性，在水中易溶，在中性及微碱性中较稳定。按干燥品计算，每 1mg 的效价不得低于 170u。

肝素的生物检定法是根据对数剂量与血凝时间的对数呈线性关系而设计的，常用的有兔全血法，硫酸钠兔全血法，此外还有使用牛、羊血法测定肝素效价的方法。

一、供试用动物

体重 2.5 kg 以上家兔一只，雌雄均可，雌者应无孕。

二、操作

1. 标准品溶液的配制与稀释

精密称取肝素标准品适量，按标示效价，用新沸放冷的蒸馏水溶解成每毫升中含 100u

的溶液，密封，置冰箱保存，如无沉淀可使用三个月。临用时用生理盐水稀释成适当浓度。

试验当日，精密量取肝素标准品适量，按高、中、低剂量组（d_{S_3}、d_{S_2}、d_{S_1}）用0.9%氯化钠溶液配成三种浓度的稀释液，相邻两浓度的比值（r）应相等；调节剂量使低剂量组各管的平均凝结时间较不加肝素对照组明显延长。高剂量组各管的平均凝结时间以不超过60min为宜，其稀释一般可配成每1mL含肝素2~5个单位，r为1：0.7左右。

2. 供试品溶液的配制与稀释

按供试品的标示量或估计效价（A_T），照标准品溶液的配制与稀释法配成高、中、低（d_{T_3}、d_{T_2}、d_{T_1}）三种浓度的稀释液，相邻两浓度的比值（r）应与标准品相等，供试品与标准品剂量组的凝结时间应相近。

3. 检定

① 采血。取供试用家兔，以兔台固定，在颈部以1%普鲁卡因局部麻醉后，切开皮肤，分离出一侧颈动脉，结扎远心端，向心端夹以动脉夹，切口后以8号针头连接20mL注射器抽取全血约20mL。

② 取内径约0.8cm小试管20支，分别加上述各种浓度的标准品与供试品稀释液0.1mL，每种剂量3支，另两支各加生理盐水0.1mL为空白对照。取刚抽出的血液，分别加于上述小试管内。每管0.9mL，立即混匀后放入37℃±0.5℃恒温水浴中，注意观察，记录由保温到血凝的时间。由抽血到开始保温的间隔不得超过3min。高剂量血凝时间以30~60min，低剂量血凝时间明显高于空白管，相邻较低剂量血凝时间不超过较高剂量的85%。将剂量及血凝时间换算成对数后，再按《中国药典》（2010年版）生物检定统计法中量反应平行线测定（3.3）法随机或随机区组设计法计算效价及实验误差。

【示例】 肝素效价的测定（用倒转法观察终点）

试验设计：肝素国家标准品，标示效价170u/mg，供试品为肝素粉，标示效价150u/mg。注射剂量如下。

标准品稀释液：

d_{S_3}	4.00u/mL	0.1mL/只
d_{S_2}	2.80u/mL	0.1mL/只
d_{S_1}	1.96u/mL	0.1mL/只

供试品稀释液：

d_{T_3}	4.00u/mL	0.1mL/只
d_{T_2}	2.80u/mL	0.1mL/只
d_{T_1}	1.96u/mL	0.1mL/只

$r=1：0.7$　　　　$I=0.1549$　　　　$k=6$　$m=3$

反应值：y（血凝时间的对数值）

测定结果见表6-11。

表6-11 肝素效价测定结果（兔全血法）

组别	d_{S_1} 0.196u		d_{S_2} 0.280u		d_{S_3} 0.400u		d_{T_1} 0.196u		d_{T_2} 0.280u		d_{T_3} 0.400u		$\sum y_{(m)}$
	min	y	min	y	min	y	min	y	min	y	min	y	
反应值 y	18.67	1.2711	32.25	1.5085	46.50	1.6674	17.83	1.2512	32.17	1.5074	52.83	1.7229	8.9285
	20.50	1.3118	32.83	1.5163	53.33	1.7270	21.00	1.3222	33.33	1.5228	55.00	1.7404	9.1405
	23.00	1.3617	33.00	1.5185	54.33	1.7350	21.33	1.3290	39.50	1.5966	55.33	1.7430	9.2838
$\sum y_{(k)}$	3.9446		4.5433		5.1294		3.9024		4.6268		5.2063		27.3528

(1) 计算各项差方和

$$SS_{(总)} = \sum y^2 - \frac{(\sum y)^2}{mk}$$

$$= 1.2711^2 + 1.3118^2 + \cdots + 1.7404^2 + 1.7430^2 - \frac{27.3528^2}{3 \times 6} = 0.5347$$

$$f_{(总)} = km - 1 = 6 \times 3 - 1 = 17$$

$$SS_{(组间)} = \frac{\sum [\sum y_{(k)}]^2}{m} - \frac{(\sum y)^2}{mk}$$

$$= \frac{3.9446^2 + 4.5433^2 + \cdots + 4.6268 + 5.2063^2}{3} - \frac{27.3528^2}{3 \times 6} = 0.1593$$

$$f_{(组间)} = k - 1 = 6 - 1 = 5$$

$$SS_{(区组)} = \frac{\sum [\sum y_{(m)}]^2}{k} - \frac{(\sum y)^2}{m-k}$$

$$= \frac{8.9285^2 + 9.1405^2 + 9.2838^2}{6} - \frac{27.3528^2}{3 \times 6} = 0.0106$$

$$f_{(区组)} = m - 1 = 3 - 1 = 2$$

$$SS_{(误差)} = SS_{(总)} - SS_{(组间)} - SS_{(区组)}$$

$$= 0.5347 - 0.5193 - 0.0106 = 0.0048$$

$$f_{(误差)} = f_{(总)} - f_{(组间)} - f_{(区组)} = 17 - 5 - 2 = 10$$

(2) 组间变异分析及可靠性测验　见表 6-12、表 6-13。

表 6-12　肝素效价测定 (3.3) 法组间变异分析

变异来源	$\sum y_{(k)}$						$m\sum C_i^2$	$\sum [C_i \sum y_{(k)}]$	差方和 $\frac{[\sum(C_i \sum y_{(k)})]^2}{m\sum C_i^2}$
	S_1	S_2	S_3	T_1	T_2	T_3			
	3.9446	4.5433	5.1294	3.9024	4.6268	5.2063			
	正交多项系数 (C_i)								
试品间	−1	−1	−1	1	1	1	3×6	0.1182	0.0008
回归	−1	0	1	−1	0	1	3×4	2.4887	0.5161
偏离平行	1	0	−1	−1	0	1	3×4	0.1191	0.0012
二次曲线	1	−2	1	1	−2	1	3×12	−0.1575	0.0007
反向二次曲线	−1	2	−1	1	−2	1	3×12	−0.1323	0.0005

表 6-13　肝素效价测定 (3.3) 法可靠性测验结果

变异来源	f	差方和	方差	F	P
试品间	1	0.0008	0.0008	1.06	>0.05
回归	1	0.5161	0.5161	1032.20	<0.01
偏离平行	1	0.0012	0.0012	2.40	>0.05
二次曲线	1	0.0007	0.0007	1.40	>0.05
反向二次曲线	1	0.0005	0.0005	1.00	>0.05
剂间	5	0.5193	0.1039	207.80	<0.01
区组（行）间	2	0.0106	0.0053	10.60	<0.01
误差	10	0.0048	0.0005 (s^2)		
总	17	0.5347			

结论：回归、组间非常显著，偏离平行、二次曲线、反向二次曲线均不显著，可靠性测验通过，实验结果成立。

(3) 计算效价 (P_T) 及平均可信限率 (FL%)

$$V = \frac{1}{3}(T_3 + T_2 + T_1 - S_3 - S_2 - S_1)$$

$$= \frac{1}{3} \times (3.9024 + 4.6268 + 5.2063 - 3.9446 - 4.5433 - 5.1294) = 0.0394$$

$$W = \frac{1}{4} \times (T_3 - T_1 + S_3 - S_1)$$

$$= \frac{1}{4} \times (5.2063 - 3.9024 + 5.1294 - 3.9446) = 0.6222$$

$$R = D \cdot \lg^{-1} \frac{IV}{W}$$

$$= \frac{4.00}{4.00} \times \lg^{-1} \frac{0.1549 \times 0.0394}{0.6222} = 1.0228$$

$$P_T = A_T \cdot R = 150 \times 1.0228 = 153.4 \text{u/mg}$$

$$f = 10 \quad t = 2.23 \quad s^2 = 0.0005$$

$$g = \frac{t^2 s^2 m}{4W^2} = \frac{2.23^2 \times 0.0005 \times 3}{4 \times 0.6222^2} = 0.0048$$

$$A = \frac{2}{3} \quad B = \frac{1}{4}$$

$$S_M = \frac{I}{W^2(1-g)} \sqrt{mS^2[(1-g)AW^2 + BV^2]}$$

$$= \frac{0.1549}{0.6222^2(1-0.0048)} \times \sqrt{3 \times 0.0005 \times \left[(1-0.0048) \times \frac{2}{3} \times (0.6222)^2 + \frac{1}{4} \times (0.0394)^2\right]}$$

$$= 0.0079$$

$$P_T \text{ 的 FL} = A_T \cdot \lg^{-1} \left[\frac{\lg R}{1-g} \pm t \cdot S_M\right]$$

$$= 150 \times (0.9822 \sim 1.0652)$$

$$= 147.33 \sim 159.78 \text{u/mg}$$

$$P_T \text{ 的 FL\%} = \left[\frac{P_T \text{ 的高限} - P_T \text{ 的低限}}{2P_T} \times 100\right]\%$$

$$= \left[\frac{159.78 - 147.33}{2 \times 153.4} \times 100\right]\% = 4.06\%$$

三、注意事项

① 本法常用 3.3 法，如一次做 20 管，则一次即可得出实验结果，节约了时间。如一次做 7 管（六个剂量各 1 管，空白一管），则应连续做 3～5 次，结果合并计算。两种方法均可采用。

② 采用 20 管时，可按下列顺序加血。

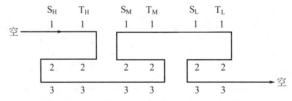

③ 血液加入预先加有肝素的小试管时，应防止产生气泡，加血后立即用小玻棒混匀，各管搅拌要均一。

④ 肝素溶液浓度，一般高剂量浓度在 3～6u/mL。

⑤ 终点观察可采用倾斜法或压板法，采用细管时，只能用压板法或测凝棒法。

倾斜法：将试管轻轻拿出，倾斜90°，血液不流动为终点，开始时，手拿起管子并用手指轻弹管壁，即可见液面颤动，此时可间隔2～3min观察1次，当液面开始凝固，手指轻弹管壁已不太颤动时，每隔1min观察1次，当手弹管壁几乎不再颤动时，半分钟观察1次。

⑥ **硫酸钠兔全血法测定时**，下述几点与兔全血法不同。

a. 采用1.4%～1.8%硫酸钠兔全血：取适当浓度的硫酸钠溶液（相当于无水硫酸钠0.28～0.36g），置50mL锥形瓶中烘干，加入新鲜抽取兔血20mL，摇匀即得。

b. 测试时先预试氯化钙浓度：取清洁干燥小试管，加硫酸钠兔全血0.7mL、蒸馏水0.1mL、凝血质溶液0.1mL与氯化钙含量0.1mL，调节氯化钙含量（0.02%～0.06%间），选择凝血时间在4～6min的浓度。

c. 取小试管6支，供试品高、中、低剂量及标准品高、中、低剂量各1支。每支加入硫酸钠兔全血0.7mL，放入27℃±0.5℃恒温水浴，预温20min，分别加入各剂量稀释液0.1mL（剂量比值不大于1∶0.7）、0.3%凝血质0.1mL、选择的氯化钙溶液0.1mL，立即混匀，记录时间，放入恒温水浴。3min后每隔30s用压板法或测凝棒观察终点1次。重复测试不小于4次。依统计法计算结果。

第四节　抗生素的微生物检定法

一、概述

由于抗生素多为结构复杂的多组分物质，异构体多，且不稳定，容易产生降解杂质，故各国药典均以微生物检定法为主要含量测定法，因为抗生素药品的医疗作用主要是它的抗菌活力，而微生物检定法正是以抗生素的抗菌活力为指标来衡量抗生素效价的一种方法，其测定原理与临床要求相一致，能直接反映抗生素医疗价值，因此一直为各国药典所采用的主要测定方法。

微生物检定法测定抗生素效价，一般可分为稀释法、浊度法（比浊法）和琼脂扩散法（管碟法）三类。其中浊度法和管碟法被列为抗生素微生物检定的国际通用方法。我国一直将管碟法作为微生物检定的经典方法。

二、琼脂扩散法——管碟法

1. 琼脂扩散法——管碟法的原理

琼脂扩散法，亦称管碟法，是利用抗生素在琼脂培养基内的扩散作用，采用量反应平行线原理的设计，比较标准品与供试品两者对接种的试验菌产生抑菌圈的大小，以测定供试品效价的一种方法（图6-2）。

将不锈钢小管安置在摊布特定试验菌的琼脂培养基平板上，当小管内加入抗生素溶液后，抗生素就随溶剂向培养基内呈球形扩散。将培养基平板置培养箱中培养，试验菌就开始繁殖。抗生素分子在琼脂培养基中的浓度，随离开小管的距离增大而降低。当抗生素分子扩散到T时间，这时琼脂培养基中抗生素的浓度恰高于该抗生素对试验菌的最低抑菌浓度，试验菌的繁殖被抑制而呈现出透明的抑菌圈。在抑菌圈的边缘处，琼脂培养基中所含抗生素的浓度即为该抗生素对试验菌的最低抑菌浓度。将已知效价的抗生素标准品溶液与未知效价的供试品溶液在同样试验条件下进行培养，比较两者抑菌圈的大小，由于同质的抗生素对特定试验菌所得的两条剂量反应曲线为平行直线，故可根据此原理，设计一剂量法、二剂量法及三剂量法（《中国药典》（2010年版）中抗生素微生物效价检定主要用二剂量法和三剂量法）等，从而可以较准确地对比出供试品的效价。T=扩散时间（细菌刚繁殖到显示抑菌圈

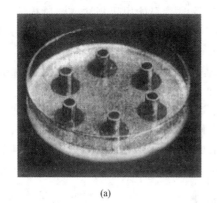 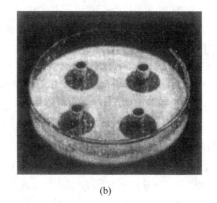

图 6-2 《中国药典》方法——管碟法
(a) 三剂量法（3.3法）；(b) 二剂量法（2.2法）

所需的时间，h）；M＝抗生素在小钢管内的总量（μg）；r＝抑菌圈的半径（mm）；L＝小钢管的高度（mm）；H＝培养基的厚度（mm）；C'＝最低抑菌浓度（μg/mm^3）；D＝扩散系数（mm^2/h）。

根据抗生素在琼脂培养基中的扩散现象，可总结为方程式：

$$r^2 = 4DT[\ln\frac{M}{H} - \ln C' - \ln(4\pi DT)] \tag{6-8}$$

$$\frac{r^2}{4DT} = \ln M - \ln H - \ln C' - \ln(4\pi DT)$$

$$= \ln M - (\ln H + \ln C' + \ln 4\pi DT)$$

$$= \ln M - \ln C'4\pi DTH$$

$$\ln M = \frac{r^2}{4DT} + \ln C'4\pi DTH$$

换成常用对数

$$2.303\lg M = \frac{r^2}{4DT} + 2.303\lg C'4\pi DTH$$

$$\lg M = \frac{r^2}{2.303 \times 4DT} + \lg C'4\pi DTH$$

$$\lg M = \frac{1}{9.21DT}r^2 + \lg C'4\pi DTH \tag{6-9}$$

式(6-9) 相当于直线方程 $y = bx + a$，其中 $y = \lg M$；$x = r^2$；$b = \frac{1}{9.21DT}$；$a = \lg C'4\pi DTH$，可作图（见图 6-3）。

由式(6-9)及图 6-3，可知抗生素对数剂量与抑菌圈半径平方值成直线关系，抗生素的量可根据抑菌圈的大小来推算。这就是抗生素微生物检定法的理论根据。由于抗生素所产生的抑菌圈大小不仅与抗生素的量有关，而且也与抗生素的最低抑菌浓度（C'）、琼脂培养基厚度（H）、抗生素在琼脂培养基内的扩散系数（D）和细菌生长到显示抑菌圈的时间（T）等各因素有关，其中任何一个因素的改变都能影响抑菌圈的大小，因此，在测定抗生素效价时，标准品与供试品必须在相同条件下进行对比试验。应用生物检定平行线设计原理，即可测出相对效价的比率，然后根据标准品的已知效价就可计算出供试品的效价。

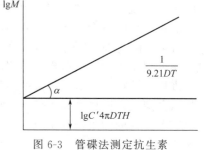

图 6-3 管碟法测定抗生素的剂量反应线

2. 基本设备、用具、试验材料

(1) 基本设备

① 抗生素效价测定实验室。室内应为半无菌，装有紫外线灯，有固定的效价测定台，台面要求水平、防震。该室应与稀释抗生素溶液的工作室隔离，以防止空气、地面污染抗生素。

② 超净工作台。超净工作台应放置在洁净工作室或半无菌室内。

③ 抑菌圈面积测量分析仪。该仪器装有微处理机，可自动测量抑菌圈面积，并打印出统计分析的各种数据。

(2) 用具

① 玻璃双碟。为硬质玻璃制品，碟底内径约 90mm，碟高 16～17mm，碟底面应平，厚薄均匀无凹凸现象。新购的双碟应按上述要求进行检查。检查时可将双碟底平放在水平台上，每碟内加入 2mL 染料液，仔细观察碟底反映的颜色深浅是否一致，挑选底部平的双碟，洗净晾干，置高温烘箱内 140～160℃ 干热灭菌 2h 后备用。

② 陶瓦圆盖。应平，无凹凸现象。

③ 不锈钢小管。外径 (7.8±0.1)mm，内径 (6.0±0.1)mm，高 (10.0±0.1)mm，重量差异不超过 ±25 mg，钢管内外壁要求光洁，管壁厚薄要一致，两端面要平坦光洁。

④ 小钢管放置器。四孔和六孔各一台。

⑤ 游标卡尺。精密度 0.02mm。

⑥ 滴管。管口应细长平滑，不得有缺口。

(3) 试验材料

① 培养基

培养基 I：胨 5g；琼脂 15～20g；牛肉浸出粉 3g；水 1000mL；磷酸氢二钾 3g，除琼脂外，混合上述成分，调节 pH 使比最终的 pH 值略高 0.2～0.4，加入琼脂，加热溶化后滤过，调节 pH 值使灭菌后为 7.8～8.0 或 6.5～6.6，在 115℃ 灭菌 30min。

培养基 II：胨 6g；葡萄糖 1g；牛肉浸出粉 1.5g；琼脂 15～20g；酵母浸出粉 6g；水 1000mL，除琼脂和葡萄糖外，混合上述成分，调节 pH 使比最终的 pH 值略高 0.2～0.4，加入琼脂，加热溶化后滤过，加葡萄糖溶解后，摇匀，调节 pH 值使灭菌后为 7.8～8.0 或 6.5～6.6，在 115℃ 灭菌 30min。

培养基 III：胨 5g；磷酸氢二钾 3.68g；牛肉浸出粉 1.5g；磷酸二氢钾 1.32g；酵母浸出粉 3g；葡萄糖 1g；氯化钠 3.5g；水 1000mL，除葡萄糖外，混合上述成分，加热溶化后滤过，加葡萄糖溶解后，摇匀，调节 pH 值使灭菌后为 7.0～7.2，在 115℃ 灭菌 30min。

培养基 IV：胨 10g；葡萄糖 10g；氯化钠 10g；琼脂 20～30g；枸橼酸钠 10g；水 1000mL，除琼脂和葡萄糖外，混合上述成分，调节 pH 使比最终的 pH 值略高 0.2～0.4，加入琼脂，在 109℃ 加热 15min，于 70℃ 以上保温静置 1h 后滤过，加葡萄糖溶解后，摇匀，调节 pH 值使灭菌后为 6.0～6.2，在 115℃ 灭菌 30min。

培养基 V：胨 10g；琼脂 15～20g；麦芽糖 40g；水 1000mL，除琼脂和麦芽糖外，混合上述成分，调节 pH 使比最终的 pH 值略高 0.2～0.4，加入琼脂，加热溶化后滤过，加麦芽糖溶解后，摇匀，调节 pH 值使灭菌后为 7.2～7.4，按需要分装，在 115℃ 灭菌 30min，趁热斜放使凝固成斜面。

培养基 VI：胨 8g；磷酸二氢钾 1g；牛肉浸出粉 3g；葡萄糖 2.5g；酵母浸出粉 5g；琼脂 15～20g；氯化钠 45g；水 1000mL；磷酸氢二钾 3.3g，除琼脂和葡萄糖外，混合上述成分，调节 pH 使比最终的 pH 值略高 0.2～0.4，加入琼脂，加热溶化后滤过，加葡萄糖溶解后，摇匀，调节 pH 值使灭菌后为 7.2～7.4，在 115℃ 灭菌 30min。

培养基Ⅶ：胨 5g；枸橼酸钠 10g；牛肉浸出粉 3g；琼脂 15～20g；磷酸氢二钾 7g；水 1000mL；磷酸二氢钾 3g，除琼脂外，混合上述成分，调节 pH 使比最终的 pH 值略高 0.2～0.4，加入琼脂，加热溶化后滤过，调节 pH 值使灭菌后为 6.5～6.6，在 115℃灭菌 30min。

培养基Ⅷ：酵母浸出粉 1g；琼脂 15～20g；硫酸铵 1g；磷酸盐缓冲液（pH6.0）1000mL；葡萄糖 5g；混合上述成分，加热溶化后滤过，在 115℃灭菌 30min。

培养基Ⅸ：蛋白胨 10g；氯化钠 5.0g；酵母膏 2.0g；葡萄糖 10.0g；牛肉浸出粉 1.0g；水 1000mL，除葡萄糖外，混合上述成分，加热溶化后滤过，加葡萄糖溶解后，摇匀，调节 pH 值使灭菌后为 6.5，在 115℃灭菌 30min。

营养肉汤培养基：胨 10g；肉浸液 1000mL；氯化钠 5g；取胨和氯化钠加入肉浸液内，微温溶解后，调节 pH 值为弱碱性，煮沸，滤清，调节 pH 值使灭菌后为 7.2±0.2，在 115℃灭菌 30min。

营养琼脂培养基：胨 10g；琼脂 15～20g；氯化钠 5g；肉浸液 1000mL，除琼脂外，混合上述成分，调节 pH 使比最终的 pH 值略高 0.2～0.4，加入琼脂，加热溶化后滤过，调节 pH 值使灭菌后为 7.0～7.2，分装，在 115℃灭菌 30min，趁热斜放使凝固成斜面。

改良马丁琼脂培养基：胨 5.0g；酵母浸出液 2.0g；硫酸镁 0.5g；琼脂 15～20g；磷酸氢二钾 1.0g；水 1000mL；葡萄糖 20.0g，除葡萄糖和琼脂外，混合上述成分，微温溶解，调节 pH 值约为 6.8，加入琼脂，加热溶化后，滤过，加入葡萄糖溶解后，摇匀，调节 pH 值使灭菌后为 6.4±0.2，分装，在 115℃灭菌 30min，趁热斜放使凝固成斜面。

多黏菌素 B 用培养基：蛋白胨 6.0g；酵母浸膏 3.0g；牛肉浸膏 1.5g；琼脂 15～20g；胰消化酪素 4.0g；水 1000mL；葡萄糖 1.0g，除琼脂外，混合上述成分，调节 pH 使比最终的 pH 值略高 0.2～0.4，加入琼脂，加热溶化后滤过，调节 pH 值使灭菌后为 6.5～6.7，在 115℃灭菌 30min。

培养基可以采用相同成分的脱水培养基代替，临用时，照使用说明配制和灭菌，备用。

② 缓冲液制备

磷酸盐缓冲液（pH 6.0）：取磷酸氢二钾 2g 与磷酸二氢钾 8g，加水使成 1000mL，滤过，在 115℃灭菌 30min。

磷酸盐缓冲液（pH 7.0）：取磷酸氢二钠 9.39g 与磷酸二氢钾 3.5g，加水使成 1000mL，滤过，在 115℃灭菌 30min。

磷酸盐缓冲液（pH 7.8）：取磷酸氢二钾 5.59g 与磷酸二氢钾 0.41g，加水使成 1000mL，滤过，在 115℃灭菌 30min。

磷酸盐缓冲液（pH 10.5）：取磷酸氢二钾 35g，加 10mol/L 氢氧化钾溶液 2mL，加水使成 1000mL，滤过，在 115℃灭菌 30min。

③ 试验用菌种。试验用菌种对被测定的抗生素应具有高度的敏感性，在一般培养基上能生长繁殖，易于保存，不应变异或变异性小，具有敏感的生化培养特性，能适合多种抗生素的检定，最好是芽孢菌，因芽孢菌制备成悬液易于保存，不易变异，使用时间长。

a. 试验用菌种的保存。中国药品与生物制品检定所提供的菌种为冷冻干燥菌种，可保存在 4℃的冰箱内。以无菌操作启开冻干菌种，接种在普通琼脂斜面上，置 37℃培养箱中培养 22h。取出涂片镜检，应为典型菌型，并证明无杂菌后，再接种于普通琼脂斜面上，置 37℃培养箱中培养 20～22h。取出放至室温后，放入 4℃的冰箱中保存，即为试验用菌种。试验用菌种每月传代一次，每季度平板分离一次。

b. 菌种的接种方法。从冰箱中取出菌种 1 支，放至室温。另取新鲜制备的普通琼脂斜面 1 支（如琼脂斜面已干燥无凝结水者，则不可使用），注明菌名、接种日期，与菌种斜面一同放于预先用 0.1%新洁尔灭溶液擦拭过的超净工作台内。操作人员用新洁尔灭溶液洗手，然后按无菌操作要求开始接种。先将菌种斜面和待接种的培养基斜面试管口上的棉花塞通过酒精灯火焰稍稍扭动一下，以免接种时不易拔出棉塞。用左手握住菌种斜面和待接种的培养基斜面，将试管口靠近火焰旁，右手拿接种棒后端，在火焰上将接种环烧红约30s，然后将全部金属棒通过火焰往返3次，用右手无名指和小指同时将菌种斜面和待接种的培养基斜面试管口的棉塞拔出，并将两支试管口在火焰上通过一下，立即将接种环伸入菌种斜面管内，先在近管壁的琼脂培养基表面靠一下，使稍冷却，再移至菌苔上刮取少量菌苔，迅速将接种棒取出，并立即伸入到待接种的培养基斜面管内，由下至上在培养基斜面上轻轻曲折移动1次，取出接种棒，立即在火焰旁将原来的棉塞塞上，然后将接种棒上的残余细菌在火焰上烧灼，烧灼时应先将接种环离沾菌处的远端烧灼，使其传热至沾菌处，待菌苔已枯焦、炭化后，才能直接烧灼，切不可直接猛火烧灼沾菌处，以防细菌溅出。接种完毕后，将细菌管置37℃培养箱内培养22～24h（霉菌管一般置26～27℃培养箱内培养7d）。取出放冷至室温后，放入4℃的冰箱中保存。

c. 试验用菌液的制备和保存

枯草芽孢杆菌悬液：取枯草芽孢杆菌［CMCC（B）63 501］的营养琼脂斜面培养物，接种至盛有营养琼脂培养基的培养瓶中，在35～37℃的培养箱中培养7d，用革兰染色法涂片镜检，应有芽孢85%以上，用灭菌水20mL将芽孢洗下，在65℃水浴中加热30min，即得，置4℃冰箱中保存，可使用6个月。

短小芽孢杆菌菌悬液：取短小芽孢杆菌［CMCC（B）63 202］的营养琼脂斜面培养物，照枯草芽孢杆菌悬液制备方法制备。在4℃冰箱中保存，可使用6个月。

金黄色葡萄球菌悬液：取金黄色葡萄球菌［CMCC（B）26 003］的营养琼脂斜面培养物，接种至营养琼脂斜面上，在35～37℃的培养箱中培养20～22h，临用时，用灭菌水或0.9%灭菌生理盐水将菌苔洗下，备用。

藤黄微球菌悬液：取藤黄微球菌［CMCC（B）28 001］的营养琼脂斜面培养物，接种于盛有营养琼脂培养基的培养瓶中，在26～27℃的培养箱中培养24h，或采用适当方法制备的菌斜面，用培养基Ⅲ或0.9%灭菌氯化钠溶液将菌苔洗下，备用。此悬液在4℃冰箱中保存，可使用1个月。

大肠杆菌悬液：取大肠杆菌［CMCC（B）44 103］的营养琼脂斜面培养物，接种至营养琼脂斜面上，在35～37℃的培养箱中培养20～22h，临用时，用灭菌水将菌苔洗下，备用。

啤酒酵母菌悬液：取啤酒酵母菌（9763）的Ⅴ号培养基琼脂斜面培养物，接种于Ⅳ培养基琼脂斜面上，置32～35℃的培养箱中培养24h，用灭菌水将菌苔洗下置含有灭菌玻璃珠的试管中，摇匀。此菌液供当日使用。

肺炎克雷伯菌悬液：取肺炎克雷伯菌［CMCC（B）46117］的营养琼脂斜面培养物，接种于营养琼脂斜面上，在35～37℃培养20～22h。临用时，用灭菌水将菌苔洗下，备用。

支气管炎博德特菌悬液：取支气管炎博德特菌［CMCC（B）58403］的营养琼脂斜面培养物，接种于营养琼脂斜面上，在32～35℃培养24h。临用时，用灭菌水将菌苔洗下，备用。

④ 标准品溶液的制备。标准品的使用和保存，应照标准品说明书的规定。临用时对照药典的规定进行稀释。

⑤ 供试品溶液的制备。精密称（或量）取供试品适量，用各品种项下规定的溶剂溶解后，再按估计效价或标示量参照药典的规定稀释至与标准品相当的浓度。

⑥ 双碟的制备。取已干热灭菌的平底双碟，分别注入加热融化的培养基Ⅰ 20mL，使在碟底内均匀摊布，放置水平台上使凝固，作为底层。另取培养基适量加热融化后，放冷至

50~60℃，加入菌悬液适量（能得清晰的抑菌圈为度），摇匀，在每一双碟中分别加入5mL，使在底层上均匀摊布，作为菌层。放置水平台上冷却后，在每一双碟中以等距离均匀安置不锈钢小管［内径（6.0±0.1）mm，高（10.0±0.1）mm，外径（7.8±0.1）mm］4个，用陶瓦圆盖覆盖备用。

3. 效价测定方法

（1）二剂量法　取照上述方法制备的双碟不得少于4个，在每一双碟中对角的2个不锈钢小管中分别滴装高浓度及低浓度的标准品溶液，其余2个小管中分别滴装相应的高低两种浓度的供试品溶液；高、低浓度的剂距为2∶1或4∶1。在规定的条件下培养后，测量各个抑菌圈的直径（或面积），照生物检定统计法中的二剂量法进行可靠性测验以及效价和可信限计算。

（2）三剂量法　取照上述方法制备并放置6个不锈钢小管的双碟数个（不得少于6个），在每一双碟中间隔的3个不锈钢小管中分别滴装高浓度（S_3）、中浓度（S_2）、低浓度（S_1）的标准品溶液，其余3个小管分别滴装相应的高浓度（T_3）、中浓度（T_2）、低浓度（T_1）的供试品溶液，三种浓度的剂距为1∶0.8。在规定的条件下培养后，测量各个抑菌圈的直径（或面积），照生物检定统计法中的三剂量法进行可靠性测验以及效价和可信限计算。

4. 效价计算公式的推导

（1）二剂量法效价计算公式的推导　从式(6-9)知

$$\lg M = \frac{1}{9.21DT} r^2 + \lg C' 4\pi DTH$$

设：S_2＝高剂量标准品所产生抑菌圈的半径；
S_1＝低剂量标准品所产生抑菌圈的半径；
T_2＝高剂量供试品所产生抑菌圈的半径；
T_1＝低剂量供试品所产生抑菌圈的半径；
M_2＝标准品高剂量；
M'_2＝供试品高剂量；
M_1＝标准品低剂量；
M'_1＝供试品低剂量。

标准品高剂量与抑制圈关系应为

$$\lg M_2 = \frac{1}{9.21DT} S_2^2 + \lg C' 4\pi DTH \tag{6-10}$$

供试品高剂量与抑制圈关系应为

$$\lg M'_2 = \frac{1}{9.21DT} T_2^2 + \lg C' 4\pi DTH \tag{6-11}$$

由于标准品与供试品的质相同，所以最低抑菌浓度C'也相同，且又在同一双碟的菌层平板上进行试验，故二者的$\lg C' 4\pi DTH$的数值也应相同。

式(6-11)与式(6-10)相减，得

$$\lg \frac{M'_2}{M_2} = \frac{1}{9.21DT} (T_2^2 - S_2^2)$$

设θ表示供试品与标准品的效价比率

即 $$\theta = \frac{M'_2}{M_2} \quad \lg\theta = \lg \frac{M'_2}{M_2}$$

则 $$\lg\theta = \frac{1}{9.21DT} (T_2^2 - S_2^2) \tag{6-12}$$

$\frac{1}{9.21DT}$为剂量反应直线的斜率，供试品与标准品的效价比，即等于斜率乘供试品抑菌圈半径平方值与标准品抑菌圈半径平方值的差。因供试品与标准品为同质的抗生素，在特定的试验菌与试验条件下，二者的斜率变异极小，基本上稳定。故式(6-5)为一剂量法效价计算的公式。但为了抵消可能因试验条件变异而导致二者斜率的变异，故设计采用二剂量法。

同理，将标准品低剂量反应和供试品的低剂量反应代入式(6-9)，得

$$\lg M_1 = \frac{1}{9.21DT}S_1^2 + \lg C' 4\pi DTH \tag{6-13}$$

$$\lg M_1' = \frac{1}{9.21DT}T_1^2 + \lg C' 4\pi DTH \tag{6-14}$$

式(6-14)与式(6-13)相减，得

$$\lg \frac{M_1'}{M_1} = \frac{1}{9.21DT}(T_1^2 - S_1^2)$$

$$\lg \theta = \frac{1}{9.21DT}(T_1^2 - S_1^2) \tag{6-15}$$

式(6-12)与式(6-15)相加，得

$$2\lg \theta = \frac{1}{9.21DT}(T_2^2 - S_2^2 + T_1^2 - S_1^2) \tag{6-16}$$

[式(6-10)+式(6-11)]−[式(6-13)+式(6-14)]，得

$$\lg \frac{M_2}{M_1} + \lg \frac{M_2'}{M_1'} = \frac{1}{9.21DT}(S_2^2 + T_2^2 - T_1^2 - S_1^2)$$

设高剂量 M_2 与低剂量 M_1 的比值的对数为 I

即

$$\lg \frac{M_2}{M_1} = I \quad \lg \frac{M_2'}{M_1'} = I$$

则

$$2I = \frac{1}{9.21DT}(S_2^2 + T_2^2 - T_1^2 - S_1^2) \tag{6-17}$$

式(6-16)÷式(6-17)，得

$$\frac{2\lg \theta}{2I} = \frac{T_2^2 - S_2^2 + T_1^2 - S_1^2}{S_2^2 + T_2^2 - S_1^2 - T_1^2}$$

$$\lg \theta = \left(\frac{T_2^2 - S_2^2 + T_1^2 - S_1^2}{S_2^2 + T_2^2 - S_1^2 - T_1^2}\right) \times I$$

$$\theta = \lg^{-1}\left[\left(\frac{T_2^2 - S_2^2 + T_1^2 - S_1^2}{S_2^2 + T_2^2 - S_1^2 - T_1^2}\right) \times I\right] \tag{6-18}$$

此即管碟法的二剂量计算式。从标准曲线绘制的实践中，证明各种抗生素的效价测定，在特定的试验条件下，对数剂量与抑菌圈直径成正比。因此，用抑菌圈直径直接计算效价，可避免用抑菌圈半径平方值的麻烦，故式(6-18)可简化为

$$\theta = \lg^{-1}\left[\left(\frac{T_2 + T_1 - S_2 - S_1}{T_2 + S_2 - T_1 - S_1}\right) \times I\right] \tag{6-19}$$

当效价测定用几个双碟为一组时，则可用抑菌圈直径的总和代入式(6-19)计算，可用下式表示。

$$\theta = \lg^{-1}\left[\left(\frac{\sum T_2 + \sum T_1 - \sum S_2 - \sum S_1}{\sum T_2 + \sum S_2 - \sum T_1 - \sum S_1}\right) \times I\right] \tag{6-20}$$

当剂距为 2：1 时

$$I = \lg \frac{2}{1} = 0.30103$$

当剂距为 4：1 时

$$I = \lg \frac{4}{1} = 0.60206$$

（2）三剂量法效价计算公式的推导　从式(6-9)知

$$\lg M = \frac{1}{9.21DT}r^2 + \lg C' 4\pi DTH$$

设：S_3 = 高剂量标准品所产生抑菌圈的半径；
S_2 = 中剂量标准品所产生抑菌圈的半径；
S_1 = 低剂量标准品所产生抑菌圈的半径；
T_3 = 高剂量供试品所产生抑菌圈的半径；
T_2 = 中剂量供试品所产生抑菌圈的半径；
T_1 = 低剂量供试品所产生抑菌圈的半径；
M_3 = 标准品高剂量；M_2 = 标准品中剂量；M_1 = 标准品低剂量；
M'_3 = 供试品高剂量；M'_2 = 供试品中剂量；M'_1 = 供试品低剂量。

同理得
$$\theta = \lg^{-1}\left[\frac{4(T_3^2 + T_2^2 + T_1^1 - S_3^2 - S_2^2 - S_1^2)}{3(S_3^2 + T_3^2 - S_1^2 - T_1^2)} \times I\right] \tag{6-21}$$

前已证明，在特定的试验条件下，抗生素的对数剂量与抑菌圈直径或面积成正比。当效价测定，用几个双碟为一组时，可将抑菌圈直径的总和或面积的总和代入式(6-21)，得

$$\theta = \lg^{-1}\left[\frac{4(\sum T_3 + \sum T_2 + \sum T_1 - \sum S_3 - \sum S_2 - \sum S_1)}{3(\sum S_3 + \sum T_3 - \sum S_1 - \sum T_1)} \times I\right] \tag{6-22}$$

式(6-22)中 I 随所用剂距而定。

当剂距为 1:0.8，则
$$I = \lg\frac{1}{0.8} = 0.0969$$

如剂距为 1:0.88，则
$$I = \lg\frac{1}{0.88} = 0.0555$$

式(6-22)即管碟法的三剂量法计算式。

5. 可靠性测验、效价及可信限计算

抗生素微生物检定法是以微生物为工具，不可避免地存在着较大的生物差异性，因此，必须借助于生物统计方法来减少生物差异对检定结果的影响，使结果达到一定的精确度。各国药典附录中都详细地制定了生物检定方法的实验设计和统计分析，并根据生物统计的要求规定了各个品种的误差范围。

(1) 可靠性测验　抗生素微生物检定法按照观察的方法和生物反应的类型属量反应，即观察每一反应本身所表现的程度，可以用量来表示。实验设计采用供试品（T）和已知效价的标准品（S）对比试验的平行线原理。由于平行线测定的计算原理是在 T 和 S 的对数剂量与反应呈直线关系以及在 T 和 S 两条直线互相平行的基础上，因此，可靠性测验就是运用统计方法来验证实验结果是否符合量反应的平行线设计原理，是否偏离了直线性和平行性，以便评价实验结果的可靠性。

① 可靠性测验的统计方法。抗生素微生物检定法的可靠性测验采用 F 测验，即实验结果的方差分析。方差分析为测验多组均数之间的差别是否显著。通过统计运算求得试品间、回归、偏离平行、剂间及碟间项的方差，并以统计得到的以上各项方差和误差项方差（s^2）的比值称 F 值（各项 F 值 = $\frac{各该项方差}{误差项方差(s)}$）作为指标来观察其差别的显著性程度。

将实验结果求得的 F 值，按相应各项的自由度及误差项的自由度查 F 值表来判断实验结果求得的 F 值是大于还是小于 F 值表上 $F_{(f_1 \cdot f_2)0.05}$ 和 $F_{(f_1 \cdot f_2)0.01}$ 的 F 值。

若大于 $F_{(f_1 \cdot f_2)0.05}$ 的 F 值，则 $P < 0.05$，表示差别有显著意义。

若大于 $F_{(f_1 \cdot f_2)0.01}$ 的 F 值，则 $P < 0.01$，表示差别有非常显著意义。

若小于 $F_{(f_1 \cdot f_2)0.05}$ 的 F 值，则 $P>0.05$，表示差别无显著意义。

在这里 P 称为概率，即某一事件在一定条件下可能发生的机会，P 就是机会的定量表现形式，用数量的形式来反映出事情必然性的规律，它是生物统计的基础，一般在统计中评定实验结果的可靠程度以 P 表示，$P=0.05$，即表示有95％的可靠性，$P=0.01$，即表示有99％的可靠性。

可靠性测验一般分为下述两个步骤：

a. 实验结果的方差分析。从实验数据的总变异差方和中分出剂间变异和碟间变异的差方和后，即为误差项的差方和，其方差以 s^2 表示。

首先按剂量组将各反应值 y（抑菌圈的直径）列成方阵，见表6-14。

表6-14 实验结果

双碟数	剂量组					总和 $\sum y_m$	总和平方 $[\sum y_m]^2$
	(1)	(2)	(3)	…	(k)		
1	$y_{1(1)}$	$y_{1(2)}$	$y_{1(3)}$	…	$y_{1(k)}$	$\sum y_1$	$[\sum y_1]^2$
2	$y_{2(1)}$	$y_{2(2)}$	$y_{2(3)}$	…	$y_{2(k)}$	$\sum y_2$	$[\sum y_2]^2$
3	$y_{3(1)}$	$y_{3(2)}$	$y_{3(3)}$	…	$y_{3(k)}$	$\sum y_3$	$[\sum y_3]^2$
⋮	⋮	⋮	⋮	⋮	⋮	⋮	⋮
m	$y_{m(1)}$	$y_{m(2)}$	$y_{m(3)}$	…	$y_{m(k)}$	$\sum y_m$	$[\sum y_m]^2$
总和 $\sum y_{(k)}$	$\sum y_{(1)}$	$\sum y_{(2)}$	$\sum y_{(3)}$	…	$\sum y_{(k)}$	总和 $\sum y$	总和 $\sum [\sum y_m]^2$
总和平方 $[\sum y_{(k)}]^2$	$[\sum y_{(1)}]^2$	$[\sum y_{(2)}]^2$	$[\sum y_{(3)}]^2$	…	$[\sum y_{(k)}]^2$	总和 $\sum [\sum y_{(k)}]^2$	y^2 的总和 $\sum y^2$

表6-14中，k 为S和T的剂量组数，m 为各组内 y 的个数（即双碟数），各组的 m 应相等，n 为反应的总个数，$n=m \times k$。

各项变异的差方和及自由度（f）的计算为：

$$差方和_{(总)} = \sum y^2 - \frac{(\sum y)^2}{n}$$

$$f_{(总)} = n-1$$

式中

$$\frac{(\sum y)^2}{n} = 校正数$$

$$差方和_{(剂间)} = \frac{\sum[\sum y_{(k)}]^2}{m} - 校正数$$

$$f_{(剂间)} = k-1$$

$$差方和_{(碟间)} = \frac{\sum[\sum y_{(m)}]^2}{k} - 校正数$$

$$f_{(碟间)} = m-1$$

$$差方和_{(误差)} = 差方和_{(总)} - 差方和_{(剂间)} - 差方和_{(碟间)}$$

$$f_{(误差)} = f_{(总)} - f_{(剂间)} - f_{(碟间)} = (k-1)(m-1)$$

$$方差 = \frac{该项差方和}{该项自由度}$$

$$s^2 = \frac{差方和_{(误差)}}{f_{(误差)}}$$

$$或\ s^2 = \frac{km \cdot \sum y^2 - k \cdot \sum[\sum y_{(k)}]^2 - m \cdot \sum[\sum y_m]^2 + [\sum y]^2}{km(k-1)(m-1)}$$

b. 剂间变异的分析。剂间变异的显著性测验主要包括S和T试品间、回归、平行性及直线性等变异内容。

各项变异的差方和及自由度（f）按表 6-15 二剂量法和表 6-16 三剂量法可靠性测验正交多项系数表计算。

表 6-15　二剂量法可靠性测验正交多项系数表

变异来源	$\sum y_{(k)}$				差　方　和	自由度
	S_1	S_2	T_1	T_2		
	正交多项系数（C_i）					
试品间	−1	−1	1	1	$\dfrac{\{\sum[C_i \cdot \sum y_{(k)}]\}^2}{m \sum C_i^2}$	1
回归	−1	1	−1	1	$\dfrac{\{\sum[C_i \cdot \sum y_{(k)}]\}^2}{m \sum C_i^2}$	1
偏离平行	1	−1	−1	1	$\dfrac{\{\sum[C_i \cdot \sum y_{(k)}]\}^2}{m \sum C_i^2}$	1

表中正交多项系数用 C_i 表示，$\sum y_{(k)}$ 为各剂量组反应值之和。

各项变异的差方和 $=\dfrac{\{\sum[C_i \cdot \sum y_{(k)}]\}^2}{m \cdot \sum C_i^2}$，除以该项的自由度即等于方差。以各变异项的方差与误差项的方差（s^2）的比值作为指标，进行 F 测验，以判断各项变异来源差异是否有显著意义。

表 6-16　三剂量法可靠性测验正交多项系数表

变异来源	$\sum y_{(k)}$						差　方　和	自由度
	S_1	S_2	S_3	T_1	T_2	T_3		
	正交多项系数（C_i）							
试品间	−1	−1	−1	1	1	1	$\dfrac{\{\sum[C_i \cdot \sum y_{(k)}]\}^2}{m \sum C_i^2}$	1
回归	−1	0	1	−1	0	1	$\dfrac{\{\sum[C_i \cdot \sum y_{(k)}]\}^2}{m \sum C_i^2}$	1
偏离平行	1	0	−1	−1	0	1	$\dfrac{\{\sum[C_i \cdot \sum y_{(k)}]\}^2}{m \sum C_i^2}$	1
二次曲线	1	−2	1	1	−2	1	$\dfrac{\{\sum[C_i \cdot \sum y_{(k)}]\}^2}{m \sum C_i^2}$	1
反向二次曲线	−1	2	−1	1	2	1	$\dfrac{\{\sum[C_i \cdot \sum y_{(k)}]\}^2}{m \sum C_i^2}$	1

② 可靠性测验结果分析

a. 试品间。验证标准品（S）和供试品（T）的结果是否有差别，如 $P<0.05$，即差别显著，就表明了 T 的效价估计得不够正确所致。由于 S 和 T 之间差别大，将影响整个实验误差，因此，实验时对 T 的效价的估计应尽量接近真实效价，使该项统计得的 $P>0.05$，即表示差别无显著意义。《中国药典》（2010 年版）规定测定效价应在估计效价的 90%～110%，超过此范围，需重新测定。

b. 回归。验证 S 和 T 两条对数剂量反应直线是否偏离直线性，因实验设计采用的剂量间距是等比级数，故反应应随剂量的增加而有规律的增加，若各反应点均匀地分布在一条直线上，就表明实验的直线性好，当该项统计得的 $P<0.01$ 时，就证实有非常显著的意义。

c. 偏离平行。验证 S 和 T 两条对数剂量反应直线是否偏离平行性。按照平行线的设计原理，实验中所得的 S 和 T 两条直线应互相平行，若不平行，则不能按照平行线原理计算公式来计算效价。如该项统计得的 $P>0.05$，即证明偏离平行不显著，从而说明 S 和 T 两条直线互相平行。

d. 二次曲线与反向二次曲线。当实验设计采用三剂量法时，为了验证 S 和 T 两条直线的三点是否偏离直线性和平行性而增加的测验指标。因三点相连能形成曲线，故二次曲线与反向二次曲线能同时验证 S 和 T 的直线性和平行性。如该项统计得的 $P>0.05$，即表示差别无显著意义，从而证明了 S 和 T 为直线且互为平行。

e. 剂间。二剂量法和三剂量法，各有二个剂量和三个剂量，不同剂量所致的反应应有明显的差别，如无差别则说明剂量反应不在直线范围内，应重新调整剂量进行实验，使该项统计得的 $P<0.05$，则表示差别显著。

f. 碟间。一组实验的双碟在四个以上，应尽量控制双碟间的误差小一些，从而使实验误差减少。当该项统计得的 $P>0.05$ 时，则表示无显著差别。但在一般情况下，双碟之间的差别总是存在的，故在统计公式中已适当地分除碟间差异。

综上所述，实验最可靠的结论归纳如下：

试品间差别不显著，$P>0.05$。

回归显著，$P<0.01$。

偏离平行不显著，$P>0.05$。

二次曲线与反向二次曲线均不显著，$P>0.05$。

剂间差异显著，$P<0.01$。

碟间差异不显著，$P>0.05$。

(2) 效价计算　《中国药典》(2010 年版) 在抗生素微生物效价检定的二剂量和三剂量法中要求 S 和 T 相邻高低剂量组的比值 r 要相等。二剂量法中 r 用 $1:0.5$；三剂量法中 r 用 $1:0.8$。S 和 T 各剂量组的抑菌圈数应相等。

$$P_T = R \times A_T$$

式中，P_T 表示测得供试品的效价单位数，u/mg 或 u/mL；A_T 表示供试品的标示量效价或估计效价；R 表示 测得的供试品 (T) 的效价相当于 A_T 的百分率。

$$R = D \cdot \lg^{-1} M$$

$$M = \frac{VI}{W}$$

I 表示高、低剂量比值的对数。

二剂量法：$D = \dfrac{d_{S_2}}{d_{T_2}} = \dfrac{标准品高剂量}{供试品高剂量}$

$$V = \frac{1}{2}(\sum T_2 + \sum T_1 - \sum S_2 - \sum S_1)$$

$$W = \frac{1}{2}(\sum T_2 + \sum S_2 - \sum T_1 - \sum S_1)$$

三剂量法：$D = \dfrac{d_{S_3}}{d_{T_3}}$

$$V = \frac{1}{3}(\sum T_3 + \sum T_2 + \sum T_1 - \sum S_3 - \sum S_2 - \sum S_1)$$

$$W = \frac{1}{4}(\sum T_3 + \sum S_3 - \sum T_1 - \sum S_1)$$

(3) 可信限计算　由于生物差异性的存在，生物检定的实验误差一般都比较大，故实验结果只是对于真正结果的一个估计值，它对真正结果还有一段距离，可信限 (FL) 就是对真正结果的一个估计范围。因此，可信限是精密度的一个标志，常用来表示实验误差，一般以概率水平 $P=0.95$ 时实验结果的可信限高限和低限的范围来表示，即"实际结果±可信限",在生物检定中,每个品种,根据所规定的检验方法,都可总结出一个正常的可信限率(如中国药典规定抗生素生物检定法的可信限率不得大于5%),若超过这个限率,说明实验结果是可疑,应重新进行实验。

$$R \text{ 的可信限} = \lg^{-1}(M \pm \tau \cdot S_M)$$

$$R \text{ 的可信限低限} = \lg^{-1}(M - \tau \cdot S_M)$$

$$R \text{ 的可信限高限} = \lg^{-1}(M + \tau \cdot S_M)$$

$$P_T \text{ 的可信限低限} = R \text{ 的高限} \times A_T$$

$$P_T \text{ 的可信限高限} = R \text{ 的高限} \times A_T$$

$$P_T \text{ 的平均可信限 } (\overline{FL}) = P_T \pm \frac{P_T \text{高限} - P_T \text{低限}}{2}$$

$$P_T \text{ 的平均可信限率}(\overline{FL}\%) = P_T \frac{P_T \text{高限} - P_T \text{低限}}{2P_T} \times 100\%$$

S_M 为 M 的标准误差:

$$S_M = \frac{I}{W^2(1-g)} \sqrt{ms^2[(1-g)AW^2 + BV^2]}$$

g 是回归系数 b 的显著性指数。当 $g < 0.1$ 时,可省略 g 的计算。

$$S_M = \frac{I}{W^2} \sqrt{ms^2(AW^2 + BV^2)}$$

二剂量法:$g = \dfrac{t^2 s^2 m}{W^2}$ $A = 1$ $B = 1$

三剂量法:$g = \dfrac{t^2 s^2 m}{4W^2}$ $A = \dfrac{2}{3}$ $B = \dfrac{1}{4}$

6. 限度要求及结果判断

(1) 抑菌圈大小的要求

二剂量法:抗生素高剂量浓度溶液所致抑菌圈直径应为18~22mm。

三剂量法:抗生素中间剂量浓度溶液所致抑菌圈直径应为15~18mm。

(2) 可靠性检验 符合可靠性检验各项规定后,才能认为试验结果可靠,方可进行效价和可信限率计算。

(3) 可信限率 供试品效价测定结果(P_T)的可信限率除特殊规定外,不得大于5%。

(4) 实测效价与估计效价 试验计算所得效价应在估计效价的±10%以内,即试验所得效价低于估计效价的90%或高于估计效价的110%,则检验结果仅作为初试,应调整供试品估计效价,予以重试。

以上各项都能符合者,试验结果成立。

7. 影响效价测定的因素

微生物法测定各种抗生素药品的效价,除培养基配方及其pH值、缓冲液浓度及其pH值、供试品溶液的配制方法、试验用菌种及培养条件等略有不同外,其操作步骤基本相同。因而,影响各种抗生素药品效价测定的因素也基本相同。现就可能影响各种抗生素药品效价的因素及其方法简述如下。

(1) 试验菌种 当试验菌种中含有对抗生素敏感度不同的两种或两种以上的菌株时,由于各菌株的最低抑菌浓度不同,在形成抑菌圈时可能出现双圈及边缘不清,影响测量抑菌圈的准确度。因此,应定期将试验菌种进行平板分离。经涂片镜检后,挑选典型的单个菌落作为工作用菌种。陈旧的试验菌培养物也会使抑菌圈边缘模糊不清,故试验时应用新鲜制备的试验菌液。

(2) 培养基 培养基的质量对抑菌圈的大小和清晰度都有影响,故对配制培养基用的几种主要原材料如胨、肉膏、酵母膏及琼脂等都应通过预试验选择适宜的品种使用。琼脂的使用量须随季节不同加以调整，使培养基的硬度合适，太软小钢管容易下陷，太硬容易造成抗生素溶液从小钢管底部漏出，可使抑菌圈破裂。

(3) 双碟的制备　铺双碟底层培养基时，培养基的温度不宜过高，一般将融化后的培养基在室温冷至约70℃时加入双碟中为宜，否则加双碟盖后，底层培养基上会出现冷凝水。当铺菌层培养基时，由于冷凝水的局部冷却和稀释作用，可使菌层培养基凝固后表面不平。菌层培养基一定要铺均匀，这是决定抗生素效价测定的关键。故要求铺菌层时一定要与铺底层时双碟的位置、方向相一致。制备菌层时，培养基的温度不要太高，受热时间也不宜过长，特别是一些对热敏感的试验菌更要注意。否则，可使试验菌部分或全部被杀死，导致抑菌圈破裂或甚至无抑菌圈形成。因此，一定要按规定控制菌层培养基的温度。

在双碟培养基上放置小钢管的距离要合适。当距离太小而抑菌圈又太大时，则相邻两个抑菌圈之间的抗生素扩散区中抗生素的浓度增大，形成互相影响的卵圆形或椭圆形抑菌圈。在滴加抗生素溶液至小钢管时，若毛细滴管口不圆或有小缺口，或管内有气泡，均可使抗生素溶液从管口溅出；若加液太满，溶液会从小钢管口溢出。以上原因均会造成抑菌圈不圆整或破裂成桃形。防止的办法是滴管口要圆整，管口不能太细，管内不能有气泡，加液时滴管口离小钢管的距离不能太高，小钢管两端面要平。

(4) 双碟的培养温度和时间　培养箱的温度要均匀，每组双碟要放在同一层盘内，在培养过程中，不要开启培养箱，以免影响培养箱内的温度。双碟的培养时间也与抑菌圈的清晰度有关，如用黑根霉菌作试验菌种测定制霉菌素效价时，在培养过程中应注意观察，待培养至抑菌圈呈现清晰，即停止培养。如果培养时间过长，菌丝长出就会形成抑菌圈边缘不整齐。如用藤黄八叠球菌作试验菌种测定四环素、土霉素和氯霉素等效价时，在37℃培养16h后，有时抑菌圈边缘不清晰，可继续培养一段时间，抑菌圈边缘的菌群继续生长并产生色素，则可使抑菌圈逐渐变清晰。

(5) 抗生素污染　无抑菌圈形成的原因，大多由于抗生素污染所致。因此，在进行抗生素效价测定时，要严防抗生素污染。防止的办法是将配制和稀释抗生素所用的容器与制备培养基所用的容器严格分开。切不可将抗生素溶液撒于地面，以免抗生素附在微小尘埃上随风飘落在双碟琼脂培养基上，而造成抑菌圈破裂或无抑菌圈形成。

(6) 标准品　抗生素微生物检定法的实验设计是采用标准品与供试品对比试验的平行线原理。因此，要求标准品与供试品必须是同质的抗生素。如标准品与供试品所含的活性物质不同，则标准品和供试品的两条剂量反应线不成平行直线关系，就不能按平行线原理公式计算效价。各种抗生素都有它同质的标准品，决不能用这一型抗生素组分制备的标准品去测定另一型抗生素的供试品，如不能用多黏菌素B标准品对比测定多黏菌素E供试品。如供试品中的添加物为已知者，则应在标准品溶液中加入同量的添加物，以抵消其影响。总之要使标准品溶液与供试品溶液的内容物相同。

(7) 直线的斜率与截距　以抗生素对数剂量为纵坐标，以抑菌圈直径为横坐标，在一定剂量范围内，斜率（b）愈小，生物反应的灵敏度愈高，试验结果愈精密。

从式(6-9)知剂量反应直线的斜率为$1/9.21DT$，要使斜率小，则应使D值、T值变大，即抗生素在培养基中的扩散系数（D）要大，试验菌的生长时间（T）要长。扩散系数除了与抗生素分子量有关外，还与培养基成分、缓冲液的浓度和pH值以及试验菌的菌量等因素有关，适当控制这些因素，可增大抗生素的扩散系数。增大T值的办法，可在滴加抗生素溶液后，将双碟置室温中放置1~2h，然后再置培养箱中培养。

从式(6-9)知$\lg C'4\pi DTH$为截距，截距小，除受抗生素溶液浓度、扩散系数和试验菌的生长时间等因素影响外，主要的影响因素是培养基的厚度，培养基的厚度减少则截距随之减少，抑菌圈就相应的增大，从而提高试验的灵敏度。

【示例】红霉素效价测定

以红霉素眼膏为例，红霉素标示量为0.5%，即每1g红霉素眼膏中含5000u红霉素。假设投料量为100%，那么估计效价为100%。试验采用二剂量法；剂距为2：1；试验菌为短小芽孢杆菌[CMCC（B）63 202]。

标准品取样27.18 mg（标准品效价923u/mg），27.18mg×923u/mg=25087u 稀释至25.09mL（相当于1000u/mL），再进一步稀释至10u/mL和5u/mL。

供试品取样2.0108g，$2.0108×0.005×10^6$u=10054u 稀释至100.54mL（相当于100u/mL），再进一步稀释至10u/mL和5u/mL。

测定结果见表6-17。

表6-17 红霉素眼膏抑菌圈测量值

双碟号	d_{S_1}	d_{S_2}	d_{T_1}	d_{T_2}	$\sum y_m$
1	13.80	18.00	13.44	18.00	63.24
2	14.50	18.64	14.20	18.62	65.96
3	13.72	17.60	13.40	17.72	62.44
4	13.54	17.46	13.54	17.44	61.98
5	13.90	18.00	13.86	18.00	63.76
6	13.70	18.24	13.60	18.28	63.82
7	14.22	18.42	14.00	18.50	65.14
8	14.38	18.10	14.12	18.00	64.60
$\sum y_k$	111.76 S_1	144.46 S_2	110.16 T_1	144.56 T_2	510.94 $\sum y$

可靠性测验计算如下：

试品间	$F_1=2.5888$	$P=0.05$	$F=4.3320$	
回归	$F_2=5180.4012$	$P=0.01$	$F=8.0460$	
偏离平行	$F_3=3.3252$	$P=0.05$	$F=4.3320$	$P>0.05$
剂间	$F_6=1728.7717$	$P=0.01$	$F=4.8970$	
碟间	$F_7=16.4926$	$P=0.01$	$F=3.7235$	

结论：回归非常显著$F_2>8.05$（$P<0.01$）；偏离平行不显著（$P>0.05$）；实验结果成立。组内差异非常显著（$P<0.01$），分除组内差异，可以减少实验误差。

效价计算如下：

碟数	$m=8$	圈数	$k=4$	估计效价	$A_T=100.00$
剂间比	$r=2.0000$	浓度比	$D=1.0200$	对数值	$I=0.0969$
t 表	$t=2.0800$	样品方差	$s^2=0.0272$	自由度	$f=40$
	$M=-0.0067$	回归系数	$g=0.0008$	标准误	$S_m=0.0041$
效价比值	$R=1.0043$				
测定效价	$P_T=100.4317$	P_T上限	$P_h=102.4655$	P_T下限	$P_l=98.4390$

平均可信限率（FL） 2.0046%

三、浊度法

1. 浊度法测定原理

浊度法是利用抗生素在液体培养基中对试验菌生长的抑制作用，通过测定培养后细菌浊度值的大小，比较标准品与供试品对试验菌生长抑制的程度，测定供试品效价的一种方法。

本法定量的原理是根据抗生素在一定的浓度范围内，其浓度或浓度的数学转换值与试验菌生长产生的浊度之间存在线性关系而设计，通过测定培养后细菌浊度值的大小，比较标准品和供试品对试验菌生长抑制的程度，计算出供试品的效价。

浊度法因在液体中进行，所以不受扩散因素的影响，因此不会像管碟法那样易受如钢圈的放置、向钢圈内滴液的速度、液面的高低、菌层厚薄等种种因素影响抗生素在琼脂表面扩散，而造成结果的差异或试验的失败，也就是说不受一切扩散因素的影响。同时，该法测定时间短，培养3～4h则可有结果，杯碟法需要16～24h（如磷霉素含量测定需培养24h）。再者，误差小，管碟法可信限率为5%，最大可达7%（如《中国药典》2010年版的红霉素含量测定项下，规定的可信率为不大于7%，），而本法约在1%～3%，同时可进行自动化测定，易实行规范化操作。

2．试验材料

（1）培养基及缓冲液制备方法　同管碟法。

（2）菌悬液制备

金黄色葡萄球菌（*Staphylococcus aureus*）悬液：取金黄色葡萄球菌［CMCC（B）26 003］的营养琼脂斜面培养物，接种于营养琼脂斜面上，在35～37℃培养20～22h。临用时，用灭菌水或0.9%灭菌生理盐水将菌苔洗下，备用。

大肠杆菌（*Escherichia coli*）悬液：取大肠杆菌［CMCC（B）44 103］的营养琼脂斜面培养物，接种于营养琼脂斜面上，在35～37℃培养20～22h。临用时，用灭菌水将菌苔洗下，备用。

白色念珠菌（*Candida albicans*）悬液：取白色念珠菌［CMCC（F）98 001］的改良马丁琼脂斜面的新鲜培养物，接种于10mL Ⅸ号培养基中，置35～37℃培养8h，再用Ⅸ号培养基稀释至适宜浓度，备用。

（3）标准品溶液的制备　标准品的使用和保存，应照标准品说明书的规定。临用时对照药典的规定进行稀释。

（4）供试品溶液的制备　精密称（或量）取供试品适量，用各品种项下规定的溶剂溶解后，再按估计效价或标示量参照药典的规定稀释至与标准品相当的程度。

（5）含试验菌液体培养基的制备　临用前，取规定的试验菌悬液适量（35～37℃培养3～4h后测定的吸光值在0.3～0.7之间，且剂距为2的相邻剂量间的吸光度差值不小于0.1），加入到各规定的液体培养基中，混合，使在试验条件下能得到满意的剂量-反应关系和适宜的测定浊度。

3．效价测定方法

浊度法测定抗生素的含量，一般采用一剂量法（标准曲线法）及二剂量（2.2）法。

标准曲线法的具体操作如下所述。

除另有规定外，取适宜的大小厚度均匀的已灭菌试管，在各品种项下规定的剂量反应线性范围内，以线性浓度范围的中间值作为中间浓度，标准品溶液选择5个剂量，剂量间的比例应适宜（通常为1∶1.25或更小），供试品根据估计效价或标示量溶液选择中间剂量，每一剂量不少于3个试管。在各试验管内精密加入各浓度的标准品或供试品溶液各1.0mL，立即混匀，按随机区组分配将各管在规定条件下培养至适宜测量的浊度值（通常为4h），在线测定或取出立即加入甲醛溶液（1→3）0.5mL以终止微生物生长，在530nm或580nm波长处测定各管的吸光度。同时另取2支试管各加入药品稀释剂1.0mL，再分别加入含试验菌的液体培养基9.0mL，其中一支试管与上述各管同法操作作为细菌生长情况的阳性对照，另一支试管立即加入甲醛溶液0.5mL，混匀，作为吸光度测定的空白液。照标准曲线法进行可靠性测验和效价计算。

（1）标准曲线法的计算　标准品的各浓度lg值及相对应的吸光度列成表6-18。

表 6-18 抗生素标准品浓度 lg 值与吸光度表

组数	抗生素浓度 lg 值	吸光度	组数	抗生素浓度 lg 值	吸光度
1	x_1	y_1	⋮	⋮	⋮
2	x_2	y_2	n	x_n	y_n
3	x_3	y_3	平均值	$\bar{x}$	$\bar{y}$
4	x_4	y_4			

按式(6-23)和式(6-24)分别计算标准曲线的直线回归系数（即斜率）b 和截距 a，从而得到相应标准曲线的直线回归方程，见式(6-25)。

回归系数：
$$b=\frac{\sum(x_i-\bar{x})(y_i-\bar{y})}{\sum(x_i-\bar{x})^2}=\frac{\sum x_i y_i-\bar{x}\sum y_i}{\sum x_i^2-\bar{x}\sum x_i} \tag{6-23}$$

截距：
$$a=\bar{y}-b\bar{x} \tag{6-24}$$

直线回归方程：
$$\hat{Y}=bX+a \tag{6-25}$$

(2) 回归系数的显著性测验 判断回归得到的方程是否成立，即 X、Y 是否存在着回归关系，可采用 t 检验。

假设 H_0：$b=0$，在假设 H_0 成立的条件下，按公式(6-26)计算 t 值。

$$t=\frac{b-0}{S_b} \tag{6-26}$$

估计标准差：
$$S_{Y,X}=\sqrt{\frac{\sum(y_i-\hat{y})^2}{n-2}}$$

回归系数标准误：
$$S_b=\frac{S_{Y,X}}{\sqrt{\sum(x_i-\bar{x})^2}}$$

式中，y_i 为标准品的实际吸光度；$\hat{y}$ 为估计吸光度［由标准曲线的直线回归方程式(6-25)计算得到］；$\bar{y}$ 为标准品实际吸光度的均值；x_i 为抗生素标准品实际浓度 lg 值；$\bar{x}$ 为抗生素标准品实际浓度 lg 值的均值。

对于相应自由度 $(2n-4)$ 给定的显著性水平 α（通常 $\alpha=0.05$），查表得 $t_\alpha/(2n-4)$，若 $|t|>t_\alpha/(2n-4)$，则拒绝 H_0，认为回归效果显著，即 X、Y 具有直线回归关系；$|t|\leqslant t_\alpha/(2n-4)$，则接受 H_0，认为回归效果不显著，即 X、Y 不具有直线回归关系。

(3) 抗生素浓度的计算及可信限率估计

① 抗生素浓度 lg 值的计算。当回归系数具有显著意义时，测得供试品吸光度的均值后，根据标准曲线的直线回归方程式(6-25)，按方程式(6-27)计算抗生素的浓度 lg 值。

抗生素的浓度值：
$$X_0=\frac{Y_0-a}{b} \tag{6-27}$$

② 抗生素浓度（或数学转换值）可信限的计算。按公式(6-26)和式(6-28)计算得到的抗生素浓度 lg 值在 95% 置信水平（$\alpha=0.05$）的可信限。

X_0 的可信限：
$$FL=X_0\pm t_{\alpha(n-2)}\cdot\frac{S_{Y,X}}{|b|}\cdot\sqrt{\frac{1}{m}+\frac{1}{n}+\frac{(X_0-\bar{x})^2}{\sum x_i^2-\bar{x}\sum x_i}} \tag{6-28}$$

式中，n 为标准品的平行测定数；m 为供试品的平行测定数；X_0 为根据线性方程计算得到的抗生素的浓度 lg 值。公式(6-27)中的 Y_0 表示抗生素供试品吸光度的均值。

③ 可信限率的计算。按公式(6-29)计算得到的抗生素浓度（或数学转换值）的可信限率。

可信限率
$$FL\%=\frac{X_0\text{高限}-X_0\text{低限}}{2X_0}\times100\% \tag{6-29}$$

式中，X_0 应以浓度为单位。

其可信限率除另有规定外，应不大于5%。

（4）供试品效价的计算　将计算得到的抗生素浓度（将1g值转换为浓度）再乘以供试品的稀释度，即得供试品中抗生素的量。

二剂量（2.2）法：浊度法效价测定二剂量（2.2）法结果的计算，照管碟法效价测定二剂量（2.2）法的公式计算。

4．限度要求与结果判断

二剂量（2.2）法同管碟法。一剂量法同管碟法中对可信限率及估计和实测效价的要求。

5．试验操作应注意的一些问题

（1）仪器用具　本法需要配备精密度较高的分光光度计。分光光度计用的方形玻璃吸收池或石英吸收池，透光面1cm，需用硝酸-硫酸混合液（取浓硫酸95mL，加浓硝酸3～5mL，混匀）浸泡1～48h，以去除附着污物，先后用水、去离子水（蒸馏水）冲洗干净，晾干，备用。

应采用20.5cm×2.5cm或适宜的玻璃大试管，应大小一致，厚薄均匀，玻璃质地相同，使用同一品牌和批号。使用过的试管经灭菌后，将培养基倾出，用水清洗，沥干，再用硫酸-重铬酸钾洗液浸泡，以清水冲洗干净后，晾干，在160℃干烤2～3h灭菌，保持干净，备用。注意避免污染毛点、纤维等，以免干扰测定结果。

（2）培养基　比浊法使用的培养基应澄明，颜色以尽量浅为佳，培养后培养基本身不得出现浑浊。培养基灭菌后不得发生沉淀。

（3）试管培养　培养温度要恒定，以采用振摇培养法为佳。

浊度法的培养过程较短，因此培养时间的差异可导致结果的误差。在将含菌培养基从第一支试管加至最后一支试管时，应尽快操作，减小各试管间在室温放置时间的差异。操作过程中，培养基的温度应尽可能低，以延缓试验菌在培养基中的生长。

第五节　生物制品的效力检定

生物制品的效力，从实验室检定来讲，一是指制品中有效成分的含量水平，二是指制品在机体中建立自动免疫或被动免疫后所引起的抗感染作用的能力。对于诊断用品，其效力则表现在诊断试验的特异性和敏感性。制品的质量，主要是从效力上体现出来。无效的制品，不仅没有使用价值，而且可能给防疫、治疗或诊断工作带来贻误疫情或病情的严重后果。因此，必须十分重视制品的效力检定。

效力检定的方法有两大类：一是体外测定法；二是机体内试验法。

根据各类制品的不同性质，又有各种不同的检测方法。大体可以分为以下几类。

一、动物保护力试验

将制品对动物进行自动（或被动）免疫后，用活菌、活毒或毒素攻击，从而判定制品的保护力水平。

（1）定量免疫定量攻击法　用豚鼠或小鼠，先以定量制品（抗原）免疫2～5周后，再以相应的定量（若干MLD或MID）毒菌或毒素攻击，观察动物的存活数或不受感染的情况，以判定制品的效力。但需事先测定一个MLD（或MID）的毒菌或毒素的剂量水平，同时要设立对照试验组。只有在对照试验成立时，方可判定试验组的检定结果。该法多用于活菌苗和类毒素的效力检定（注：MLD表示最小致死量，MID表示最小感染量）。

（2）变量免疫定量攻击法　即50%有效免疫剂量（ED_{50}，ID_{50}）测定法。菌苗或疫苗经系列稀释成不同的免疫剂量，分别免疫各组动物，间隔一定日期后，各免疫剂量组均用同一剂量的毒菌或活毒攻击，观察一定时间，用统计学方法计算能使50%的动物获得保护的免疫剂量。此法多用小白鼠进行，其优点是较为敏感和简便，百日咳菌苗系用此法检定效力（注，ED_{50}表示半数有效量，ID_{50}表示半数致死量）。

（3）定量免疫变量攻击法　即保护指数（免疫指数）测定法。动物经制品免疫后，其耐受毒菌或活毒攻击量相当于未免疫动物耐受量的倍数称为保护指数。实验时，将动物分为对照及免疫组，每组又分为若干试验组。免疫组动物先用同一剂量制品免疫，间隔一定日期后，与对照组同时以不同稀释度的毒菌或活毒攻击，观察两组动物的活存率，按LD_{50}（半数致死量）计算结果，如对照组10个菌有50%动物死亡，而免疫组需要1000个菌，则免疫组的耐受量为对照组的100倍，表明免疫组能保护100个LD_{50}，即该制品的保护指数为100，此法常用于死菌苗及灭活疫苗的效力检定。

（4）被动保护力测定：先从其他免疫机体（如人体）获得某制品的相应抗血清，用以注射动物，待一至数日后，用相应的毒菌或活毒攻击，观察血清抗体的被动免疫所引起的保护作用。

二、活菌数和活病毒滴度测定

（1）活菌数测定　卡介苗、鼠疫活菌苗、布氏菌病活菌苗、炭疽活菌苗等多以制品中抗原菌的存活数表示其效力。一般先用比浊法测出制品含菌浓度，然后作10倍或2倍系列稀释，由最后几个稀释度（估计接种后能长出1～100个菌），取一定量菌液涂布接种于适宜的固体培养基上，培养一定时间后，由生长的菌落数及稀释度计算每毫克（或每毫升）中所含的活菌数。

（2）病毒滴度测定　活疫苗多以病毒滴度表示其效力。例如：麻疹减毒活疫苗的$CCID_{50}$（50%细胞感染剂量）测定，将供试疫苗做系列稀释，由各稀释度取一定量接种于特定敏感细胞（Vero细胞），培养后，镜检细胞病变（CPE），按统计学法计算$CCID_{50}$。

三、类毒素和抗毒素的单位测定

（1）抗毒素单位测定　当与一个致死限量或反应界量的相应毒素作用后，以特定途径注射动物（小白鼠、豚鼠或家兔）仍能使该动物在一定时间内死亡或呈现特征性反应的最小抗毒素量，即为一个抗毒素单位（经国际标准品标定后，称国际单位）。常用中和法测定。试验将供试品与国际（或国家）标准品抗毒素分别与相应试验毒素结合后，通过动物进行对比试验，由标准品效价求出每1mL供试品中所含的国际单位数（IU/mL）。据文献报道，反向血凝、酶联免疫吸附试验、火箭电泳、单扩散等方法亦可用以测定抗毒素单位，但中和法仍为国际上通用的基准方法。

（2）絮状单位测定　能和一个单位抗毒素首先发生絮状凝集反应的类毒素或毒素量，即为一个絮状单位。此单位数常用以表示类毒素或毒素的效价。类毒素与相应抗毒素在适当的含量比例及一定温度条件下经一定反应时间，可在试管中发生抗原、抗体结合，产生肉眼可见的絮状凝集反应。利用已知絮状反应单位（Lf）的类毒素测定待检抗毒素的国际单位（IU）值。本方法利用常规的"类毒素絮状凝集反应试验"，由已知抗体测定未知抗原，改为由已知抗原测定未知抗体。适用于白喉、破伤风抗毒素测定。

四、血清学试验

主要用来测定抗体水平或抗原活性。预防制品接种机体后，可产生相应抗体，并可保持较长时间，接种后抗体形成的水平，也是反映制品质量的一个重要方面，基于抗原和抗体的相互作用，常用血清学方法检查抗原活性，并多在体外进行试验。包括沉淀试验、凝集试验、间接血凝试验、间接血凝抑制试验、反向血凝试验、补体结合试验及中和试验等。

五、其他有关效力的检定和评价

（1）鉴别试验　亦称同质性（identity）试验。一般采用已知特异血清（国家检定机构发给的标准血清或参考血清）和适宜方法进行特异性鉴别。

（2）稳定性试验　制品的质量水平，不仅表现在出厂时效力检定结果，而且还表现于效力稳定性。因而需进行测定和考核。一般方法是将制品放置不同温度（2～10℃，25℃，37℃），观察不同时间（1周，2周，3周…；1月，2月，3月…）的效力下降情况。

（3）人体效果观察　有些用于人体的制品，特别是新制品，仅有实验室检定结果是不够的，必须进行人体效果观察，以考核和证实制品的实际质量。观察方法有以下几种。

① 人体皮肤反应观察。一般在接种制品的一定时间后（一个月以上），再于皮内注射变应原，观察24～48h的局部反应，以出现红肿、浸润或硬结反应为阳性，表示接种成功。阳转率的高低反映制品的免疫效果，也是细胞免疫功能的表现。

② 血清学效果观察。将制品接种人体后，定期采血检测抗体水平，并可连续观察抗体的动态变化，以评价制品的免疫效果和持久性。它反映接种后的体液免疫状况。

③ 流行病学效果观察。在传染病流行期的疫区现场，考核制品接种后的流行病学效果。这是评价制品质量的最可靠方法。但观察方案的设计必须周密，接种和检查的方法正确，观察组和对照组的结果统计说明问题，方能得出满意的结论。

④ 临床疗效观察。治疗用制品的效力，必须通过临床使用才能肯定。观察时，必须制定妥善计划和疗效指标，选择一定例数适应证患者，并取得临床诊断和检验的准确结果，才能获得正确的疗效评价。

本 章 小 结

生物检定属生物法分析，是利用药物对生物体（整体动物、离体组织、微生物等）的作用以测定其效价或生物活性的一种方法。它以药物的药理作用为基础，统计学为工具，选用特定的实验设计，在一定条件下比较供试品和相当的标准品所产生的特定反应，通过等反应剂量间比例的计算，从而测得供试品中活性成分的效价。

生物反应基本上可分为质反应和量反应，质反应是特殊的量反应。生物检定统计方法包括质反应的直接测定法和量反应的平行线测定法。抗生素微生物检定法是利用抗生素在低微浓度下选择性地抑制或杀死微生物的特点，以抗生素的抗菌活性为指标，来衡量抗生素中的有效成分效力的方法。微生物检定法测定抗生素效价，一般可分为稀释法、浊度法（比浊法）和琼脂扩散法（管碟法）三类。其中浊度法和管碟法被列为抗生素微生物检定的国际通用方法。

思 考 题

1. 什么是生物检定法？生物检定的常用方法有哪些？
2. 微生物检定法测定抗生素效价常用方法有哪些，原理是什么？
3. 管碟法测定抗生素效价的影响因素有哪些？
4. 生物检定法在生物药物分析中的应用有哪些方面？

第七章　生物药物的杂质与安全性检查

第一节　概　　述

一、基本概念

生物药物分子较大，结构复杂，有时成分并非单一，纯化工艺较难，因此生物药物的杂质检查就显得非常重要。

《中国药典》（2010 年版）将任何影响药品纯度的物质均称为杂质。由于药物中的杂质没有治疗作用，或影响药物的稳定性及降低疗效，甚至危害人体健康，因此必须对药物中的杂质进行检查，以确保药品质量和临床用药的安全、有效。同时，由于杂质的多少能反映药物的纯度高低，所以杂质检查以往常常称为纯度检查。不过，随着科学技术的进步，人们对杂质的控制理念已由传统的纯度控制变为更严格的杂质限度控制，并进一步地要求尽可能掌握对药物安全性和活性有潜在影响的杂质的结构信息和产生来源，这标志着对药物杂质的控制进入了杂质谱（impurity profile）控制阶段。

二、杂质的来源

药物中的杂质，主要有两个来源：一是在生产过程中引入；二是在贮藏过程中受外界条件的影响，引起药物理化特性发生变化而产生。在合成药物的生产过程中，未反应完全的原料、反应的中间体和副产物，在精制时未能完全除去，就会成为产品中的杂质。从动植物原料中提取分离药物时，由于原料中常常含有与药物结构、性质相近的物质，在提取过程中，分离不完全，便可能引入产品中。如由哺乳动物睾丸中提取得到的玻璃酸酶，是一种能水解玻璃酸黏多糖的酶，若提取不周，易把睾丸中的另一组分酪氨酸引入。在药物的生产过程中，还常需加入试剂、溶剂等，如不能完全除去，也会使产品中存在有关杂质。如使用酸性或碱性试剂处理后，可能使产品中带有酸性或碱性杂质；用有机溶剂提取或精制后，在产品中就可能有残留溶剂存在。此外，在生产中所用的金属器皿、装置以及其他不耐酸碱的金属工具，则可能引入铅、锌、铁、铜等重金属。药品在贮藏过程中，尤其是贮藏保管不善，或贮藏时间过长，在外界条件如温度、湿度、日光、空气的影响下，或因微生物的作用可能发生水解、氧化、分解、异构化、晶型转变、聚合、潮解和发霉等变化，使药物中产生有关的杂质。如肾上腺素在光和氧气存在下，发生氧化、聚合而变色；维生素 C 易被空气中的氧气氧化为去氢维生素 C；胃蛋白酶、淀粉酶、胰酶等易吸湿而发霉；脊髓灰质炎活疫苗，温度高易使其变质而失效，低温则易冻结而析出沉淀。

三、杂质的分类

药物中的杂质，按其来源分类，可分为一般杂质和特殊杂质。一般杂质是指在自然界中分布较广泛，在多种药物的生产和贮藏过程中容易引入的杂质，如酸、碱、水分、氯化物、硫酸盐、砷盐、重金属等。特殊杂质是指在特定药物的生产和贮藏过程中引入的杂质。按照来源的不同，也可将杂质分为：有关物质（包括化学反应及生物转化中的前体、中间体、副产物和降解产物）、其他杂质和外来物质。若按化学类别和特性，也可分为有机杂质、无机杂质、有机挥发性杂质。按其毒性,杂质又可分为毒性杂质和非毒性杂质(信号杂质)。

四、杂质的限量

药物中存在的杂质,有的能危害人体健康,有的会影响药物的稳定性,使其降低疗效甚至失效,有的虽无害,但影响药物质量或反映出生产中存在的问题等。因此,检查药物中存在的杂质在一定程度上可保证人们用药安全有效,而且也为考核生产工艺和企业管理是否正常提供依据,从而保证和提高药品的质量。单纯从杂质产生来看,其杂质的量应愈少愈好,但要把药品中杂质完全去掉,势必造成生产上操作处理困难、降低产品的收率并增加成本,在经济上加重病人负担;另一方面,要分离除尽杂质,从药物的效用、调剂、贮存上来看,也没有必要,而且也不可能完全除尽。所以在不影响疗效和不发生毒副作用的原则下,对于药物中可能存在的杂质允许有一定限度,在此限度内,不致对人体有毒害,不会影响药物的稳定性和疗效。药物中所含杂质的最大允许量称为杂质限量,通常以百分之几或百万分之几($\times 10^{-6}$)来表示。

$$\text{杂质限量}(\%) = \frac{\text{杂质最大允许量}}{\text{供试品量}} \times 100\% \tag{7-1}$$

药物中的杂质限量的控制方法一般分为两种:一种为限量检查法(limit test),另一种是对杂质进行定量测定。限量检查法一般不要求测定其准确含量,只需检查杂质是否超过限量。进行药物杂质的限量检查多数采用对照法,即取一定量与被检杂质相同的纯品或对照品配成标准溶液,与一定量供试药物的溶液在相同条件处理下,比较反应结果,从而确定杂质限量是否超过规定。由于供试品(S)中所含杂质的量是通过与一定量标准溶液进行比较,因此杂质量在数值上应是标准溶液的体积(V)与其浓度(c)的乘积,所以杂质限量(L)的计算为:

$$\text{杂质限量}(\%) = \frac{\text{标准溶液的体积} \times \text{标准溶液的浓度}}{\text{供试品量}} \times 100\%$$

或

$$L = \frac{V \times c}{S} \times 100\% \tag{7-2}$$

【示例】 葡萄糖中氯化物的检查

取本品 0.60g,置 50mL 纳氏比色管中,加水溶解使成 25mL,加稀硝酸 10 mL,加水使成 40 mL,摇匀,加入硝酸银试液 1.0 mL,用水稀释使成 50 mL,摇匀,在暗处放置 5min,与标准氯化钠溶液 6.0 mL 制成的对照溶液比较,不得更浓。其氯化物限量的计算如下:

$$\text{标准氯化钠溶液每毫升} = 0.01 \text{mgCl}^-$$

$$\text{氯化物限量} = \frac{6.0 \times 0.01}{0.6 \times 1000} \times 100\% = 0.01\%$$

另外,某些杂质的化学结构尚未清楚,尤其一些利用生物技术制取的生物药物,在没有适当的理化方法进行检验时,应根据其药理作用或其他的生理活性,采用适当的生物方法作为监控指标,以保证用药的安全。常用的方法有:热原检查或细菌内毒素检查、异常毒性试验、无菌检查、过敏试验及升、降压物质检查等。

第二节 一般杂质检查方法

一、氯化物检查法

氯化物广泛存在于自然界,在药物的生产过程中,极易被引入。微量的氯化物对人体无害,但它能反映药物的纯度及生产过程是否正常,因此被认为是一种信号杂质。

(1) 原理 药物中存在的微量氯化物在硝酸(酸性)溶液中与硝酸银试剂作用,生成氯化银胶体微粒而显白色浑浊。与一定量的标准氯化钠溶液在同样条件下生成的氯化银浑浊程度比较,判定药物中的氯化物是否符合限量规定。

$$Cl^- + Ag^+ \xrightarrow{HNO_3} AgCl \downarrow (白)$$

(2) 方法 除另有规定外,取各药品项下规定量的供试品,加水溶解使成25mL(溶液如显碱性,可滴加硝酸使成中性),再加稀硝酸10mL;溶液如不澄清,应滤过;置50mL纳氏比色管中,加水适量使成约40mL,摇匀,即得供试品溶液。另取该品种项下规定量的标准氯化钠溶液,置50mL纳氏比色管中,加稀硝酸10mL,加水适量使成约40mL,摇匀,即得对照溶液。于供试品溶液和对照溶液中,分别加入硝酸银试液1.0mL,用水稀释成50mL,摇匀,在暗处放置5min,同置黑色背景上,从比色管上方向下观察、比较,即得。

(3) 注意事项

① 标准氯化钠溶液,每1mL相当于$10\mu g Cl^-$。在测定条件下,氯化物浓度(Cl^-)以50mL中含0.05~0.08mg(即相当于标准氯化钠溶液5.0~8.0mL)为宜,通过控制供试品取样量,使氯化物的含量在这个范围中。

② 加入硝酸,可加速氯化银沉淀的生成,并产生较好的乳浊,又可避免碳酸银、氧化银或磷酸银沉淀的形成,本法以50mL中含稀硝酸10mL为宜,酸度过大,所显浑浊降低,结果也不一致。

③ 供试品溶液如不澄明,可用含硝酸的蒸馏水洗净滤纸中氯化物后滤过。

④ 供试品如有色,除另有规定外,可取供试品溶液2份,分置50mL纳氏比色管中,一份中加入硝酸银试液1.0mL,摇匀,放置10min,如显浑浊,可反复滤过至滤液完全澄清,再加规定量的标准氯化钠溶液与水适量使成50mL,摇匀,作为对照管;另一份加水稀释至40mL,加硝酸银试液1.0mL,依法检查。这样处理使两管颜色一致,便于观察比较。

⑤ 对测定有干扰的药物,需经处理后检查。

⑥ 操作时的温度一般控制在30~40℃,以产生最大的浑浊度,结果也较恒定;若在20℃以下,生成氯化银浑浊的速度较慢,也不恒定。

⑦ 检查氯化物时,应按规定操作程序进行,先制成约40mL水溶液后,再加硝酸银试液,以免在较大浓度的氯化物存在时产生沉淀,影响比浊结果。加入硝酸银试液后,宜缓慢地混匀,如过快则生成的浑浊减少。另外,标准管与供试管必须平行进行实验,如加入试剂的程序及放置时间应一致,所用纳氏比色管的规格一致,比浊时同置于黑色衬底上自上而下观察。

二、硫酸盐检查法

药品中存在的微量的硫酸盐杂质,也是一种信号杂质。

(1) 原理 药物中存在的硫酸盐杂质在酸性溶液中与氯化钡试剂作用,生成硫酸钡白色浑浊,与一定量的标准硫酸钾溶液在相同条件下生成的硫酸钡浑浊程度比较,以判断硫酸盐是否符合限量规定。

$$SO_4^{2-} + Ba^{2+} \xrightarrow{HCl} BaSO_4 \downarrow (白)$$

(2) 方法 除另有规定外,取各药品项下规定量的供试品,加水溶解使成约40mL(溶液如显碱性,可滴加盐酸使成中性);溶液如不澄清,应滤过;置50mL纳氏比色管中,加稀盐酸2mL,摇匀,即得供试品溶液。另取该药品项下规定量的标准硫酸钾溶液,置50mL纳氏比色管中,加水使成约40mL,加稀盐酸2mL,摇匀,即得对照溶液。于供试品溶液与对照溶液中，分别加入25％氯化钡溶液5mL，用水稀释至50mL，同置黑色背景下，从比色管上方向下观察，比较，即得。

(3) 注意事项

① 适宜的比浊浓度为0.1～0.5mg SO_4^{2-}/50mL（相当于标准硫酸钾溶液1.0～5.0mL/50mL）。

② 供试品溶液，加盐酸使成酸性，可防止碳酸钡或磷酸钡等沉淀生成；溶液的酸度能影响硫酸钡的溶解度，以50mL中含稀盐酸2mL（pH值约为1.0）为宜，若酸度超过，则灵敏度下降。

③ 采用25％氯化钡溶液，呈现的浑浊度较稳定，使用时不必新配。

④ 供试溶液如需滤过，应先用盐酸使成酸性的蒸馏水洗净滤纸中的硫酸盐。

⑤ 供试品如有色，其处理与氯化物检查法的方法相同。

⑥ 操作温度一般控制在25～30℃，若温度太低，产生的白色浑浊既慢又少，且不稳定。故室温低于10℃时应将比色管在25～30℃水浴中放置10min，再进行比较。

三、铁盐检查法

微量铁盐的存在可能会加速药物的氧化和降解，因而要控制铁盐的限量。《中国药典》和《美国药典》均采用硫氰酸盐法，《英国药典》采用巯基醋酸法检查，两个方法相比较，后者的灵敏度较高，但试剂较昂贵。硫氰酸盐法如下所述。

(1) 原理　在酸性溶液中，药物中存在的三价铁离子杂质可与硫氰酸盐生成红色的可溶性硫氰酸铁的配位化合物，与一定量标准铁溶液用同法处理后进行比色。

$$Fe^{3+} + 6SCN^- \xrightarrow{H^+} Fe(SCN)_6^{3-}（红色）$$

(2) 方法　除另有规定外，取各药品项下规定量的供试品，加水溶解成25mL，移置50mL纳氏比色管中，加稀盐酸4mL与过硫酸铵50mg，用水稀释成35mL后，加30％硫氰酸铵溶液3mL，再加水适量，稀释成50mL，摇匀，如显色，立即与标准铁溶液一定量制成的对照溶液（取各该药品项下规定量的标准铁溶液，置50mL纳氏比色管，加水使成25mL，加稀盐酸4mL与过硫酸铵50mg，用水稀释成35mL，加30％硫氰酸铵溶液3mL，再加水适量，稀释成50mL，摇匀）比较，即得。

(3) 注意事项

① 标准铁溶液用未风化的硫酸铁铵配制，并加入硫酸防止铁盐水解，使易于保存。

② 测定法中，加入氧化剂过硫酸铵氧化供试品中的Fe^{2+}成Fe^{3+}，同时可防止由于光线促使硫氰酸铁还原或分解褪色。

$$2Fe^{2+} + (NH_4)_2S_2O_8 \xrightarrow{H^+} 2Fe^{3+} + (NH_4)_2SO_4 + SO_4^{2-}$$

某些药物（如葡萄糖、糊精、硫酸氢钠和硫酸镁等）在检查过程中加硝酸处理，则不再加过硫酸铵，但因硝酸中可能含亚硝酸，能与硫氰酸根离子作用，生成红色亚硝酰氰化物，影响比色，所以剩余的硝酸必须加热煮沸除去。

$$HNO_2 + SCN^- + H^+ \longrightarrow NO \cdot SCN + H_2O$$

③ 铁盐与硫氰酸根离子的反应为可逆反应，加入过量的硫氰酸铵，可提高反应灵敏度，还能消除因Cl^-、PO_4^{3-}、SO_4^{2-}、枸橼酸根离子等与铁盐形成配位化合物而引起的干扰。

④ 适宜的比浊浓度为10～50μg Fe^{3+}/50mL。

⑤ 如供试液管与对照液管色调不一致或所呈硫氰酸铁的颜色较浅不便比较时，可分别移入分液漏斗中，各加正丁醇或异戊醇提取，分别醇层比色。

四、重金属检查法

重金属系指在实验条件下能与显色剂作用显色的金属杂质，一般包括银、铅、汞、铜、镉、铋、砷、锑、锡、锌、钴、镍等，在药品生产过程中遇到铅的机会较多，铅在体内又易积蓄中毒，故检查时以铅为代表。

常用的显色剂有硫化氢、硫代乙酰胺、硫化钠等，所显示的结果均为重金属硫化物微粒均匀混悬在溶液中所呈现的颜色。

1. 硫代乙酰胺法

硫代乙酰胺法为现版药典的重金属检查的第一法。1990年版以前的历版药典均用硫化氢试液为显色剂，但该试液有恶臭和毒性，污染环境且不够稳定，浓度难于控制，故在1990年版药典以来改用硫代乙酰胺试液为显色剂。硫代乙酰胺在弱酸性（pH3.5的醋酸盐缓冲液）条件下水解，产生硫化氢，与微量重金属离子生成黄色到棕黑色的硫化物均匀混悬液，与一定量标准铅溶液经同法处理后所呈颜色比较，以控制供试品中混入的重金属量。

硫代乙酰胺试液具有与H_2S试液相同的作用，优点是无恶臭，浓度易控制。

（1）原理

$$CH_3CSNH_2 + H_2O \longrightarrow CH_3CONH_2 + H_2S$$

$$Pb^{2+} + H_2S \xrightarrow{pH3.5} PbS\downarrow + 2H^+$$

（2）方法　除另有规定外，取25mL纳氏比色管2支（甲、乙管），甲管中加一定量标准铅溶液与醋酸盐缓冲液（pH3.5）2mL后，加水或各药品项下规定的溶剂稀释成25mL作对照品管；乙管中加入各药品项下规定的方法制成的供试品溶液25mL，作供试品管。在甲、乙两管中分别加硫代乙酰胺试液各2mL，摇匀，放置2min，同置白纸上，自上而下透视，乙管中显出的颜色与甲管比较，不得更深。

（3）注意事项

① pH3～3.5是适宜的pH值，在此条件下，硫化铅沉淀比较完全。因此供试品若用强酸溶解，或在处理中用了强酸，在加入硫代乙酰胺试液前，应先加入氨水至溶液对酚酞指示液显中性，再加醋酸盐缓冲液（pH 3.5）调节溶液的酸度。

② 标准铅溶液为每1mL相当于$10\mu g$的铅，适宜的目视比色范围为每25mL溶液中含$10～20\mu g$的Pb，相当于标准铅溶液1～2mL。

③ 供试液如有色，在对照管中，加少量稀焦糖溶液，调整颜色。

④ 供试品中若有微量高铁盐存在，在弱酸性溶液中氧化硫化氢析出硫，产生浑浊影响比色，可先加抗坏血酸0.5～1.0g，使高铁离子还原为亚铁离子，再按方法检查。

2. 炽灼后的硫代乙酰胺法

对于含芳环或杂环以及难溶于水、稀酸及乙醇的有机药物，应先行炽灼破坏，使与有机分子结合的重金属游离后，将炽灼残渣加盐酸溶解转化为易溶于水的氯化物再按第一法检查。炽灼温度对重金属检查影响较大，应控制在500～600℃炽灼使完全灰化。

3. 硫化钠法

多数药物在酸性条件下检查重金属，但能溶于碱而难溶于稀酸或在稀酸可产生沉淀的药物，则在碱性溶液中加硫化钠试液检查重金属。

五、砷盐检查法

砷盐是有毒的物质，多由药物生产过程中所使用的无机试剂引入。砷盐和重金属一样，在多种药物中要求检查。现版的中国药典采用古蔡氏法和二乙基二硫代氨基甲酸银法检查药物中的微量砷盐。

1. 古蔡氏法

（1）原理　金属锌与酸作用产生新生态的氢，与药物中微量砷盐反应生成具挥发性的砷化氢，遇溴化汞试纸，产生黄色至棕色的砷斑，与一定量标准砷溶液所生成的砷斑比较，判断药物中砷盐的含量是否符合限量规定。

$$As^{3+} + 3Zn + 3H^+ \longrightarrow AsH_3 \uparrow + 3Zn^{2+}$$
$$AsO_3^{3-} + 3Zn + 9H^+ \longrightarrow AsH_3 \uparrow + 3Zn^{2+} + 3H_2O$$
$$AsH_3 + 3HgBr_2 \longrightarrow 3HBr + As(HgBr)_3$$
黄色

$$AsH_3 + 2As(HgBr)_3 \longrightarrow 3AsH(HgBr)_2$$
棕色

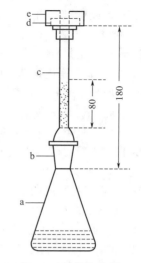

图 7-1 古蔡检砷装置
a—砷化氢发生瓶；b—中空磨口塞；
c—导气管；d—具孔有机玻璃塞
（孔径与导气管内径一致）；
e—具孔有机玻璃旋塞盖

(2) 方法

① 标准砷斑的制备。精密量取标准砷溶液 2mL 置测砷瓶 a 中（见图 7-1），加盐酸 5mL 与水 21mL，再加碘化钾试液 5mL 与酸性氧化亚锡试液 5 滴，在室温放置 10min 后，加锌粒 2g，立即按图 7-1 所示，装上导气管 c，密塞于 a 瓶上，并将 a 瓶置 25～40℃ 水浴反应 45min，取出溴化汞试纸，即得。

② 检查法。照各药品项下的规定方法取一定量的供试溶液，置 a 瓶中，照标准砷斑的制备，自"再加碘化钾试液 5mL"起，依法操作，将生成的砷斑与标准砷斑比较，不得更深。

③ 仪器装置。如图 7-1 所示，a 为 100mL 标准磨口锥形瓶；b 为中空的标准磨口塞；上连导气管 c（外径 8.0mm，内径 6.0mm），全长约 180mm；d 为具孔的有机玻璃旋塞，其上部为圆形平面，中央有一圆孔，孔径与导气管 c 的内径一致，其下部孔径与导气管 c 的外径相适应，将导气管 c 的顶端套入旋塞下部孔内，并使管壁与旋塞的圆孔相吻合，粘合固定；e 为中央具有圆孔（孔径 6.0mm）的有机玻璃旋塞盖，与 d 紧密吻合。

测试时，于导气管 c 中装上醋酸铅棉花 60mg（装管高度为 60～80mm），再于旋塞 d 的顶端平面上放一片溴化汞试纸，盖上旋塞盖 e，旋紧，即得。

(3) 注意事项

① 五价砷在酸性溶液中也能被金属锌还原为砷化氢，但生成砷化氢的速度较三价砷慢，故在反应液中加入碘化钾及酸性氧化亚锡将五价砷还原为三价砷，碘化钾被氧化生成的碘又可被氯化亚锡还原为碘离子，后者与反应中产生的锌离子能形成稳定的配位离子，有利于生成砷化氢的反应不断进行。

$$AsO_4^{3-} + 2I^- + 2H^+ \longrightarrow AsO_3^{3-} + I_2 + H_2O$$
$$AsO_4^{3-} + Sn^{2+} + 2H^+ \longrightarrow AsO_3^{3-} + Sn^{4+} + H_2O$$
$$I_2 + Sn^{2+} \longrightarrow 2I^- + Sn^{4+}$$
$$4I^- + Zn^{2+} \longrightarrow [ZnI_4]^{2-}$$

氯化亚锡与碘化钾还可抑制锑化氢的生成，因锑化氢也能与溴化汞试纸作用生成锑斑。

② 锌粒及供试品中可能含有少量的硫化物，在酸性液中能产生硫化氢气体，与溴化汞作用生成硫化汞的色斑，干扰试验结果，故用醋酸铅棉花吸收可能产生的硫化氢。

③ 标准砷斑为 2mL 标准砷溶液（相当于 $2\mu g$ As）所制备。

④ 供试品若为硫化物、亚硫酸盐、硫代硫酸盐等，在酸性溶液中生成硫化氢或二氧化硫气体，与溴化汞作用生成黑色硫化汞或金属汞，干扰砷斑检查，可先加硝酸处理，使氧化成硫酸盐，以除去干扰。

⑤ 供试品若为铁盐，能消耗碘化钾、氯化亚锡等还原剂，影响测定条件，并能氧化砷化氢干扰测定。如检查枸橼酸铁铵中砷盐，需先加酸性氯化亚锡试液将高铁离子还原为低铁离子而除去干扰。

⑥ 对环状结构的有机物，因砷在分子中可能以共价键结合，要先行有机破坏，否则检出结果偏低或难以检出。常用的有机破坏方法有碱破坏法和酸破坏法。

⑦ 对含锑药物，改用白田道夫法，其原理为氯化亚锡在盐酸中能将砷盐还原成棕褐色的胶态砷与一定量标准砷溶液用同法处理后进行比较，即可判断供试品中含砷量。

2. 二乙基二硫代氨基甲酸银法（Ag-DDC法）

（1）原理 药物中微量的砷盐在酸性溶液中与锌粉产生的新生态氢生成砷化氢后，经二乙基二硫代氨基甲酸银（Ag-DDC）在吡啶溶液中作用，使（Ag-DDC）还原为红色胶态银。与同样条件下取一定量标准砷溶液所产生的红色胶态银用目视比色法或510nm波长处测定吸收度进行比较，以判断药物中微量砷盐的含量。

（2）方法

① 仪器装置。如图7-2所示，a为100mL标准磨口锥形瓶；b为中空标准磨口塞，上连导气管c（一端的外径为8mm，内径为6mm；另一端长180mm，外径4mm，内径1.6mm，尖端内径为1mm）；d为平底玻璃管（长180mm，内径10mm，于5.0mL处有一刻度）。

测试时，于导气管c中装入醋酸铅棉花60mg（装管高度约80mm），并于d管中精密加入二乙基二硫代氨基甲酸银试液5mL。

② 检查法

a. 标准砷对照液的制备。取标准砷溶液2mL，置a瓶中加盐酸5mL与水21mL，再加碘化钾试液5mL、氯化亚锡试液5滴，在室温放置10min后，加锌粒2g，立即将导气管c与a瓶密塞，使生成的砷化氢气体导入d管中，并将a瓶置25～40℃水浴中反应45min，取出d管，添加氯仿至刻度，混匀，即得。

b. 供试液的制备。取一定量的供试液，置a瓶中，按标准砷对照液的制备，自"再加碘化钾试液5mL"起，同样操作，将所得溶液与标准砷对照溶液同置白色背景上，从d管上方向下观察，所得溶液的颜色比较不得比标准砷对照溶液更深。必要时，可将所得溶液转移至1cm吸收池中，照紫外-可见分光光度法在510nm波长处，以二乙基二硫代氨基甲酸银试液为空白，测定吸光度，供试溶液的吸光度不得大于标准砷对照溶液的吸光度。

（3）注意事项

① 本法中当As浓度在1～10μgAs/40mL范围内，线性关系良好；显色在2h内稳定，重现性好。

② 锑离子的干扰。药物中若含有锑盐，在酸性溶液中与初生态氢反应产生锑化氢，可与Ag-DDC发生与砷化氢相同的反应。但反应灵敏度较低，约35μg的锑化氢反应后的吸收度与1μg的砷化氢反应后所得的吸收度相当。若在反应液中加入40%氯化亚锡溶液3mL、15%碘化钾溶液5mL时，500μg的锑也不干扰测定。

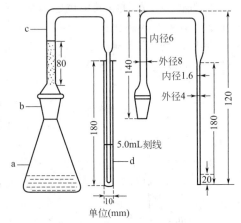

图7-2 Ag-DDC法检砷装置
a—砷化氢发生瓶；b—中空磨口塞；
c—导气管；d—平底玻璃管（具5.0mL刻度）

六、溶液澄清度检查法

（1）原理 对于某些药物（尤其是注射用原料药物）中存在的微量不溶性杂质，利用溶液澄清度检查法进行检查，以了解其不溶性杂质的存在情况，它可以在一定程度上反映药品的质量和生产工艺水平，对于注射用原料药物的质量控制相当重要。

（2）方法 在室温条件下，将用水稀释至一定浓度的供试品溶液与等量的浊度标准液分别置于配对的比浊用玻璃管（内径 15～16mm，平底、具塞，以无色、透明、中性硬质玻璃制成）中，在浊度标准液制备 5min 后，在暗室内垂直同置于伞棚灯下，照度为 1000lx，从水平方向观察、比较，用以检查溶液的澄清度或其浑浊度。除另有规定外，供试品溶解后应立即检视。

药典规定：供试品溶液的澄清度与所用溶剂相同，或不超过 0.5 号浊度标准液的浊度时，为"澄清"；供试品溶液的浊度介于 0.5 号至 1 号浊度标准液浊度之间，为"几乎澄清"。

(3) 浊度标准液的制备

① 浊度标准贮备液的制备。称取于 105℃ 干燥至恒重的硫酸肼 1.00g，置 100mL 量瓶中，加水适量使溶解，必要时可在 40℃ 的水浴中温热溶解，并用水稀释至刻度，摇匀，放置 4～6h；取此溶液与等容量的 10% 乌洛托品溶液混合，摇匀，于 25℃ 避光静置 24h，即得。该溶液置冷处避光保存，可在 2 个月内使用，用前摇匀。

② 浊度标准原液的制备。取浊度标准贮备液 15.0mL，置 1000mL 量瓶中，加水稀释至刻度，摇匀，取适量，置 1cm 吸收池中，照紫外-分光光度法，在 550nm 的波长处测定，其吸光度应在 0.12～0.15 范围内。该溶液应 48h 内使用，用前摇匀。

③ 浊度标准液的制备。取浊度标准原液与水，按表 7-1 配制，即得。本溶液应临用时制备，使用时充分摇匀。

表 7-1 浊度标准液制备

级号	0.5	1	2	3	4
浊度标准原液/mL	2.50	5.0	10.0	30.0	50.0
水/mL	97.50	95.0	90.0	70.0	50.0

(4) 注意事项

① 温度、光线对混悬液的形成有影响，在低温（1℃）反应不能进行，不产生沉淀；在高温形成的浊度稍低。因此，药典规定在 25℃±1℃ 制备标准贮备液；在阳光直射下形成的混悬液的浊度较低，贮备液应避光保存。

② 硫酸肼溶液制备后，应放置 4～6h，然后再与乌洛托品反应。若溶液不放置，制得的标准浊度溶液浑浊不稳定。

③ 多数药物的澄清度检查以水为溶剂，但也有或同时有用酸、碱或有机溶剂（如乙醇、甲醇、丙酮）作溶剂。有机酸的碱金属盐类药物强调用"新沸过的冷水"，因为若水中溶有二氧化碳将影响其澄清度；若检查后的溶液还需供"酸度"检查，也应强调用"新沸过的冷水"。

七、溶液颜色检查法

药物中存在的杂质影响溶液的色泽。药物溶液的颜色及其与规定颜色的差异能在一定程度上反映药物的纯度。

药典对药物溶液的颜色检查法有以下三种。

第一法，将药物溶液的颜色与规定的标准比色液相比较，以检查其颜色，从而判断药物溶液的色泽是否符合药品标准的规定。

(1) 操作 除另有规定外，取各品种项下规定量的供试品，加水溶解，置 25mL 的纳氏比色管中，加水稀释至 10mL；另取规定色调和色号的标准比色液 10mL，置另一 25mL 的纳氏比色管中，两管同置白色背景下，自上而下透视，或同置白色背景前，平视观察，供试品管呈现的色泽与对照管比较，不得更深。

(2) 标准比色液的配制 首先分别配制比色用重铬酸钾液、比色用硫酸铜液、比色用氯化钴液，然后按规定的比例分别制备各种色调的标准贮备液和各种色调色号的标准比色液。

第二法，通过控制药物溶液在规定波长的吸收度来检查药物溶液的颜色。

第三法（色差计法），采用色差计直接测定溶液的透射三刺激值，对其颜色进行定量表述和分析。供试品与标准比色液之间的颜色差异，可以通过比较它们之间与水之间的色差值来得到，也可以通过直接比较它们的色差值。

所谓透射三刺激值，系指在给定的三色系统中与待测色达到匹配所需要的三个原刺激量。

八、易炭化物检查法

（1）原理　易炭化物是指药物中存在的遇浓硫酸易炭化或易氧化而呈色的有机杂质，它们多为未知结构的化合物。药典采用目视比色法，以硫酸呈色的方法，与一定量的对照液相比较，其颜色不得更深，从而控制药品中易炭化物的限量。

（2）方法　取内径一致的比色管2支，甲管中加各品种项下规定的对照溶液5mL；乙管中加硫酸［含硫酸94.5%～95.5%（质量分数）］5mL后，分次缓缓加入规定量的供试品，振摇使溶解，静置15min后，将甲、乙两管同置白色背景前，平视观察，乙管中所呈颜色不得较甲管更深。

（3）注意事项

① 供试品如为固体，应先研成细粉。如需加热才能溶解时，可将供试品与硫酸混合均匀，加热溶解后，放冷至室温，再移置比色管中。

② 对照品溶液有三类：a."溶液颜色检查"项下的不同色调、色号的标准比色液；b. 由比色用氯化钴溶液、比色用重铬酸钾溶液和比色用硫酸铜溶液，按规定的方法配成对照液；c. 高锰酸钾液。

例如：阿司匹林（aspirin）中易炭化物的检查，取本品0.5g，依药典附录方法检查，与对照溶液（取比色用氯化钴溶液0.25mL、比色用重铬酸钾溶液0.25mL和比色用硫酸铜溶液0.4mL，加水成5mL）比较，不得更深。

九、炽灼残渣检查法

（1）原理　有机药物经炭化或挥发性无机药物经加热分解后，高温炽灼残留下的非挥发物质称为炽灼残渣。不同的药品，药典规定其炽灼后的残渣应有不同的限量，对炽灼后的残渣进行限量检查，就称为炽灼残渣检查法。

（2）方法　取供试品1.0～2.0g或各药品项下规定的重量，置已知炽灼至恒重的坩埚中，精密称定，缓缓炽灼至完全炭化，放冷；除另有规定外，加硫酸0.5～1mL使润湿，低温加热至硫酸蒸气除尽后，在700～800℃炽灼使完全灰化，移置干燥器内，放冷，精密称定后，再在700～800℃至炽灼恒重，即得。

（3）注意事项

①动植物生药经灼烧后的灰烬称为灰分，它是生药药品的正常成分。不含金属元素组成的有机药品经炽烧后，所留的残渣称为炽灼残渣。经加硫酸并炽灼至700～800℃后，所得的硫酸盐亦称炽灼残渣或称为硫酸灰分。如果不用硫酸处理，则炽灼残渣可能是金属氧化物、氯化物或碳酸盐。

② 样量应根据药物规定的残渣限度来决定，一般应使炽灼残渣的量在1～2mg之间。如规定限度0.1%，取样量约1g；如规定0.05%以2g为宜；1%者取样可在1g以下。如遇特殊贵重的药品或供试品数量不足时，可考虑减少取样量。

③ 氢氟酸对磁坩埚有腐蚀性，故含氟的药品应置铂坩埚内灼烧。

④ 加热时，必须小心地先用小火加热，以免供试品溅出坩埚外，切不可直接大火加热

坩埚的底部，否则供试品全部受热引起泡沸或燃烧。

⑤ 重金属于 700～800℃ 炽灼时易挥发，影响检查结果，故需将炽灼残渣留作重金属检查时，温度应严格控制在 500～600℃ 之间。

⑥ 自高温炉取出坩埚时，应先将坩埚钳预热，再与坩埚接触，避免热的坩埚骤遇冷的坩埚钳而破裂。

⑦ 有机药品的炽灼或生药的灰化，可以加一定量已恒重的纯砂或混以乙醇、甘油，以分散增大其与氧接触的面积，使灰化完全。

⑧ 瓷坩埚的标记可用蓝墨水与三氯化铁溶液的混合液涂写，烘烤、恒重后使用。

十、干燥失重测定法

干燥失重系指药品在规定条件下，经干燥后所减失的量，以百分率表示。干燥失重主要检查药物中的水分及其他挥发性物质。干燥失重的量应恒重，所谓"恒重"，是指物品连续两次干燥或炽灼后称重的差异在 0.3mg 以下，即达到恒重；干燥至恒重的第二次及以后各次称重均应在规定条件下继续干燥 1h 后进行。干燥失重测定方法有以下几种。

(1) 常压恒温干燥法　将供试品置于相同条件下已干燥至恒重的扁形称量瓶中，精密称定，除另有规定外，在 105℃ 下干燥至恒重。

常压恒温干燥法，适用于受热较稳定的药物。供试品应平铺于扁形称量瓶中，其厚度不可超过 5mm；如为疏松物质，厚度不可超过 10mm；大颗粒的结晶药物，应捣碎使成 2mm 以下的小粒。放入烘箱或干燥器进行干燥时，应将瓶盖取下，放在称量瓶旁，或将瓶盖半开进行干燥；取出时，应将称量瓶盖好。置烘箱中干燥的供试品，应在干燥后取出，置干燥器中放冷，再称定重量。

某些药物含有较大量的水分，熔点又较低，直接在 105℃ 干燥时易熔化，试验时采用先在低于熔点 5～10℃ 的温度下干燥至大部分水分除去后，再按规定条件干燥。

(2) 干燥剂干燥法　将供试品置干燥器内，利用器内贮放的干燥剂，吸收供试品中的水分，干燥至恒重，本法适用于受热易分解或挥发的药物。

常用的干燥剂有五氧化二磷、无水氯化钙和硅胶。

(3) 减压干燥法　指在一定温度下减压干燥的方法。在减压条件下，可降低干燥温度和缩短干燥时间，所以适用于熔点低、受热不稳定及难赶除水分的药物。减压干燥可用减压干燥器或恒温减压干燥箱，压力应在 2.76kPa（20mmHg）以下。

十一、热分析法

热分析法是指在程序控制温度下，测量物质的物理性质与温度关系的一类技术。包括热重分析、差示热分析、差示扫描量热法等。

十二、残留溶剂测定法

药品中的残留溶剂系指在原料药、赋形剂以及在制剂生产过程中使用的、但在工艺过程中未能完全除去的有机溶剂。人用药品注册技术规范国际协调会（ICH）将药品生产及纯化过程中常用的 69 种有机溶剂按照对人体和环境的危害程度分为四类，并制定了限度标准。《中国药典》（2010 年版）中，对残留溶剂的分类及限度标准与 ICH 的要求一致，在溶剂残留量的限度的要求中，对第一、第二、第三类溶剂的残留限度必须符合药典的规定，对其他溶剂，应根据生产工艺的特点，制定相应的限度，使其符合产品规范、GMP 或其他基本的质量要求。

对药品中残留溶剂的检查，中国药典采用气相色谱法测定，可选用毛细管柱或填充柱。

第三节 特殊杂质检查方法

药物中特殊杂质系指在该药物的生产和贮存过程中,根据其性质和一定的生产方法与工艺条件下可能引入的特有杂质。例如,胰蛋白酶是从动物胰中提取制得的一种蛋白水解酶,在制备过程中,易带入杂质糜蛋白酶,中国药典规定要检查此酶;而抗生素类药物,在生产和贮藏过程中易形成异构杂质、降解产物等。所以药物中可能引入的特殊杂质是随药物的品种不同而异的,其检查方法主要利用药物与杂质在物理、化学、生物学等方面的性质差异来进行的。根据杂质控制要求,可以进行限量检查,也可以对杂质进行定量测定。

一、物理分析法

(1) 颜色的差异 某些药物无色,而其分解变质产物有色,或从生产中引入了有色的有关物质,可通过检查供试品溶液的颜色来控制其有色杂质的量。例如,维生素C为白色结晶性粉末,贮存久后易氧化变成淡黄色,药典规定维生素C 3.0g,加水10mL溶解后,溶液应澄清无色,如显色,将溶液经4号垂熔玻璃漏斗滤过后,取滤液在420nm波长处测定吸收度,不得超过0.03。

(2) 溶解行为的差异 某些药物可溶于水、有机溶剂或酸、碱液中,而杂质不溶;相反某些杂质可溶于水、有机溶剂或酸、碱液中,而药物本身不溶。于是可利用这种差异进行药物的特殊杂质检查。例如,葡萄糖在生产过程中很易有糊精混入,而葡萄糖可溶于热乙醇,糊精难溶于热乙醇,故药典规定葡萄糖的"乙醇溶液的澄清度"的检查为:取本品1.0g,加乙醇20mL,置水浴上加热回流约40min,溶液应澄清,若有糊精混入,则乙醇液就不澄清,借以检查糊精(杂质)的存在。

(3) 臭味及挥发性的差异 药物中存在的杂质,如具有特殊臭味,而药物本身无这种特殊臭味,那么利用这种差异即可判断某些药物中是否有特殊杂质存在。例如乙醇具有酒精之香味,但在利用微生物发酵制备过程中可能引入杂醇油,它具有异臭并且挥发性较弱。乙醇中杂醇油的检查:取本品10mL,加水5.0mL与甘油1.0mL,摇匀后,分次滴加在无臭的滤纸上,使乙醇自然挥散,始终不得发生异臭。

二、化学分析法

(1) 酸碱反应 利用药物与杂质之间酸碱性质的差异进行检查,通过控制酸碱的限量来控制杂质的量。例如,玻璃酸酶酸碱度的检查:取本品制成3mg/mL溶液,pH值应在4.5~7.5。

(2) 呈色或沉淀反应 利用药物中存在的杂质与一定的试剂产生沉淀或颜色来检查药物中存在的杂质。例如从咖啡中提取咖啡因时,很可能引入其他生物碱(杂质),为了检查咖啡因中是否混有其他生物碱时,可根据咖啡因对碘化汞钾试液不产生沉淀反应,而其他生物碱产生沉淀反应的性质差异进行检查。

(3) 产生气体 某些药物中的氨化合物或铵盐在碱性条件下加热,如有铵盐存在,则可分解放出氨,它遇碱性碘化汞钾试液显色,而药物本身不显色;又如药物中若有微量硫化物存在,利用其在酸性条件下生成硫化氢气体放出,遇湿的醋酸铅试纸形成棕黑色的硫斑来检查杂质。

(4) 氧化还原反应 利用药物与杂质在氧化还原性质上的差异进行检查。例如葡萄糖酸亚铁中含有少量高铁盐,高铁离子具有氧化性,《中国药典》采用置换碘量法测定其含量,规定不得超过一定量。又如乳酸、葡萄糖酸钙、糊精等采用碱性酒石酸铜试液检查其中的还原糖。

三、光学分析法

（1）**旋光法** 利用药物和杂质之间具有不同的旋光性质而进行检查。例如，葡萄糖溶液（0.10g/mL）的比旋度要求在+52.6°至+53.2°；维生素C溶液（0.10g/mL）的比旋度要求在+20.5°至+21.5°。

（2）**紫外-可见分光光度法** 利用药物在某一波长处无吸收，而杂质有吸收的性质差异进行检查。例如，检查盐酸四环素的杂质吸收度时，规定供试品溶液（10mg/mL）在530nm波长处的吸收度不得过0.12（供注射用）。

（3）**原子吸收分光光度法** 该法可用于金属元素的测定，在药物杂质检查中，主要用于药物中金属杂质的检查，如维生素C中铁盐和铜盐的检查。

（4）**红外分光光度法** 该法可用于检查药物中的无效或低效晶型。

四、色谱法

利用药物与杂质的色谱性质的差异，能有效地将杂质与药物进行分离与检测。色谱法具有较高的专属性和灵敏度，因此广泛应用于药物特殊杂质的检查。

（1）**薄层色谱法** 薄层色谱法简称TLC法，具有设备简单、操作简便、灵敏度和分辨率较高等优点。该法系将供试品溶液点样于薄层板上，经展开、检视后所得的色谱图，与适宜的对照物按同法所得的色谱图做对比，用于药品的鉴定或杂质检查。

进行杂质检查时，可采用杂质对照品法或供试品自身对照品法，或两法并用。供试品溶液除主斑点外的其他斑点应与相应的杂质对照品溶液或系列浓度杂质对照品溶液的相应主斑点比较，或与供试品溶液自身稀释对照溶液的相应主斑点比较，不得更深。通常规定杂质的斑点数和单一杂质量，当采用系列自身稀释对照溶液时，也可规定估计的杂质总量。

（2）**高效液相色谱法** 高效液相色谱法简称HPLC法，该法不仅灵敏度高、专属性强，而且可准确测定各杂质峰面积，并可定量地反映药物中杂质的变化情况，有利于对药物安全性和活性有潜在影响的杂质的结构信息和产生来源的了解。因此，利用高效液相色谱法进行药物的杂质检查日益增多，已逐渐成为药物的特殊杂质检查的主要方法。

中国药典采用高效液相色谱法进行药物的杂质检查的主要方法包括：①内标法加校正因子测定法；②外标法（杂质对照品法）；③加校正因子的主成分自身对照法；④不加校正因子的主成分自身对照法；⑤峰面积归一化法等。

（3）**气相色谱法** 气相色谱法简称GC，在药物的杂质检查中，主要适用于药物中的挥发性特殊杂质的检查，特别是药物中的残留溶剂的检查，各国药典均规定采用气相色谱法。

五、其他分析法

生物药物尤其是生物技术药物、生物制品，由于本身分子结构复杂、生产工艺特殊，在生产和贮藏过程中可能引入的特殊杂质，还包括一些生物污染物、工艺添加剂和产品相关杂质，如宿主细胞（菌）蛋白、外源性DNA、突变物、错误裂解产物、残余抗生素等，这些杂质的存在可能引起安全性问题，或影响药物的生物学活性和药理作用，或使药物变质，因此药典对于生物制品，尚规定了一些特别的检测项目，它们包括：①酶联免疫法测定宿主细胞（菌）蛋白残留量；②外源性DNA残留量的检查；③残余抗生素的检查等。

第四节 安全性检查

生物药物由于具有独特的大分子结构、高效的生物活性以及生产、贮藏过程中带来的潜在的危险因素，使得安全性检查显得格外重要，已成为生物药物质量标准中的一个必不可少的检查项目。生物药物的安全性检查主要包括热原检查、细菌内毒素检查、异常毒性检查、无菌检查、过敏反应试验等。

一、热原检查法

热原是指在药品中能引起人及动物的体温异常升高的致热性物质，目前一般都认为热原反应主要是由于细菌内毒素引起的。细菌内毒素为革兰阴性菌细胞壁外层上特有的结构成分，其本质是脂多糖。由于大部分生物药物采用微生物发酵生产，工艺较复杂，生产过程中很容易被热原污染，因此注射用生物药物制剂必须进行热原检查或细菌内毒素检查。

热原检查法系将一定剂量的供试品溶液静脉注入家兔体内，在规定时间内观察家兔体温升高的情况，以判定供试品中所含热原的限度是否符合规定。热原检查法是一种限度实验法。

(1) 供试验用家兔

① 应健康合格，体重1.7kg以上，雌者无孕。

② 测温前7日应用同一饲料喂养。在此期间内，体重应不减轻，精神、食欲、排泄等不得有异常现象。

③ 未曾使用于热原检查的家兔；或供试品判定为符合规定，但组内升温达0.6℃的家兔；或三周内未曾使用的家兔，均应在试验前3～7日内预检体温，进行挑选。挑选试验的条件与检查供试品时相同，仅不注射药液。间隔30min测温1次，共测8次。4h内各兔体温均在38.0～39.6℃的范围内，且最高与最低温差不超过0.4℃者，方可供热原检查用。

④ 用于热原检查后的家兔，若供试品判为符合规定，至少应休息48h后方可第二次使用，其中升温达0.6℃的家兔应休息2周以上。如供试品判定为不符合规定，则组内全部家兔不再使用。

(2) 试验前准备

① 试验用的注射器、针头及一切与供试品溶液接触的器皿，洗净后应置干燥箱中用250℃加热30min或180℃加热2h，或使用其他适宜的方法除去热原。

② 在作热原检查前1～2日，供试验用家兔尽可能处于同一温度环境中。实验室和饲养室的相差不得大于3℃，实验室的温度应控制在17～25℃。试验的全过程中室温变化不得大于3℃，并应保持安静，避免强光照射和噪声干扰，防止动物骚动。家兔在试验前至少1h开始停止给食并置于宽松宜的装置中，直至试验结束。

③ 测温探头或肛温计的精密度应为±0.1℃。每只家兔注射前、后应使用同一支测温探头或肛温计。测温探头或肛温计插入肛门的深度和时间各兔应相同，深度一般为约6cm，时间不得少于1.5min，每隔30min测温1次，一般测量2次，两次体温之差不得超过0.2℃，以此两次体温的平均值作为该兔的正常体温。当日使用的家兔，正常体温应在38.0～39.6℃的范围内，且同组各兔间正常体温之差不得超过1℃。

(3) 检查方法　取适用的家兔3只，测定其正常体温后15min内，按规定剂量自耳边静脉缓缓注入预热至38℃的供试品溶液，然后每隔30min测量其体温1次，连测6次。以6次体温中最高的一次减去正常体温，即为该兔体温的升高温度（℃）。如3只家兔中有1只体温升高0.6℃或0.6℃以上，或3兔升温总和达到或超过1.3℃者，应另取5只家兔进行复试，检查方法同上。

(4) 结果判定

① 初试结果判定

a. 符合下列情况者，判为合格：3兔升温均低于0.6℃，并且3兔升温总和不超过1.3℃。

b. 有下列情况之一者，复试一次：3兔中1只体温升高0.6℃或0.6℃以上；3兔升温总和超过1.3℃。

c. 有下列情况之一者，判为不合格：3 兔中体温升高 0.6℃ 或 0.6℃ 以上的家兔超过 1 只。

② 复试结果判定

a. 符合下列情况者，判为合格：复试的 5 只家兔中，体温升高 0.6℃ 或 0.6℃ 以上的家兔不超过 1 只，并且初、复试合并 8 兔中，升温总和不超过 3.5℃。

b. 有下列情况之一者，判为不合格：复试的 5 只家兔中，升温 0.6℃ 或 0.6℃ 以上的家兔超过 1 只；初、复试 8 兔升温总和超过 3.5℃。

当家兔升温为负值时，均以 0℃ 计。

二、细菌内毒素检查法

细菌内毒素为革兰阴性菌细胞壁外层上特有的结构成分，其本质是脂多糖。目前一般都认为热原反应主要是由于细菌内毒素引起的。内毒素的量是用内毒素单位（EU）表示，1EU 与 1 个内毒素国际单位（IU）相当。中国药典收载的细菌内毒素检查包括两种方法，即凝胶法和光度测定法，光度测定法又可分为浊度法和显色基质法。药典规定，供试品检测时，可使用其中任何一种方法进行试验，当测定结果有争议时，除另有规定外，以凝胶法结果为准。与经典的热原检查法相比，细菌内毒素检查法具有灵敏度高、特异性强、操作简便等优点，因而正逐步被推广使用。

凝胶法是利用鲎试剂与细菌内毒素产生凝聚反应的原理来检测或半定量细菌内毒素的方法。检查方法为：取装有 0.1mL 鲎试剂溶液的 10mm×75mm 试管 8 支，其中的 A 组（2 支）加入 0.1mL 按最大有效稀释倍数（MVD）稀释并且已经排除干扰的供试品溶液；B 组（2 支）加入 0.1mL 的含 2λ（λ 为鲎试剂的标示灵敏度，EU/mL）的内毒素的按 MVD 稀释并且已经排除干扰的供试品溶液，作为供试品阳性对照；C 组（2 支）加入 0.1mL 的含 2λ 的内毒素的检查用水溶液，作为阳性对照；D 组（2 支）加入 0.1mL 的检查用水作为阴性对照。分别将上述的 8 支试管轻轻混匀后，封闭管口，垂直放入 37℃±1℃ 的恒温器中，保温（60±2）min。

结果判断：①将试管轻轻取出，缓缓倒转 180°，若管内形成凝胶，并且凝胶不变形，不从管壁滑落者为阳性（＋）；未形成凝胶或形成的凝胶不坚实、变形并从管壁滑落者为阴性（－）。②B 组的供试品阳性对照溶液、C 组的阳性对照溶液的 4 支管均为阳性，D 组的 2 支阴性对照溶液管均为阴性，本次试验有效。③A 组的 2 支供试品溶液管均为阴性，判供试品符合规定；第 1 组的 2 支供试品溶液管均为阳性，判供试品不符合规定。④若 A 组的 2 支供试品溶液管中 1 支为阳性，另外 1 支为阴性，需进行复试。复试时，A 组需做 4 支平行管，若所有平行管均为阴性，判供试品符合规定；否则判供试品不符合规定。

三、无菌检查法

无菌检查法是检查制品是否染有活菌的一种方法，是药典中较重要的检查项目之一。药典收载的无菌检查法有直接接种法和薄膜过滤法。

抗生素能抑制或杀死对其敏感的微生物，但并不一定能将所有的微生物杀死，因而抗生素药品仍然可能为微生物所污染，有必要进行无菌检查。不过抗生素药品的无菌检查，必须采用特殊的方法使抗生素分解失去抗菌活性，但杂菌不受影响，或用物理方法使抗生素与污染杂菌分离，再经增菌培养，检出杂菌。抗生素药品的无菌检查方法包括利用青霉素酶灭活的青霉素法和薄膜过滤法，尤其以后者的应用更广泛。

利用薄膜过滤法进行抗生素的无菌检查方法如下：取该品种的最大规格量的供试品不少于 2 瓶（支），原料药按制剂规格项下取最大规格量 2 份，分别按该药品项下规定的方法处理后，加入 0.9% 的无菌氯化钠溶液至少 100mL 或其他适宜的溶剂中，摇匀，以无菌操作加入装有直径约 50mm、孔径不大于（0.45±0.02）μm 的微孔滤膜薄膜过滤器内，减压抽干后,用0.9%的无菌氯化钠溶液或其他适宜的溶剂冲洗滤膜3次,每次至少100mL;取出滤膜,分成4片,取3片分别放在3管各40mL需气菌、厌气菌培养基中,其中1管接种对照用菌液1mL,供作阳性对照,另1片放在霉菌培养基中。取1支需气菌、厌气菌培养基管作阴性对照。

结果判断:当阳性对照管显浑浊并确有细菌生长,阴性对照管呈阴性时,可根据观察所得的结果判定,如需气菌、厌气菌及霉菌培养管均为澄清或虽显浑浊但经证明并非有菌生长,均应判为供试品合格;如需气菌、厌气菌及霉菌培养管中任何1管显浑浊并确证为有菌生长,应重新取样,分别依法倍量复试,除阳性对照管外,其他各管不得有菌生长,否则应判为供试品不合格。

四、异常毒性检查法

药物的异常毒性主要是由于在生产过程中所用原材料比较复杂,使产品容易混进杂质而产生的。为保证用药安全,一种新药或新的试剂,以及一些毒性较大或生产贮存中易引入毒性物质或分解导致毒性增大的药物制剂都必须进行毒性试验。

异常毒性检查法是将一定剂量的供试品溶液注入小鼠体内或口服给药,在规定时间内观察小鼠出现的死亡情况,以判断供试品是否符合规定的一种方法。

(1) 供试验用小鼠 应健康合格,体重17~20g,在试验前及试验的观察期内,均应按正常饲养条件饲养。做过本试验的小鼠不得重复使用。

(2) 供试品溶液的配制 除另有规定外,用氯化钠注射液按各药品项下规定的浓度制成供试品溶液。

(3) 检查法 除另有规定外,取上述小鼠5只,按各药品项下规定的给药途径,每只小鼠分别给予供试品溶液0.5mL。给药途径分为以下几种:①静脉注射,将供试品溶液注入小鼠尾静脉,应在4~5s内匀速注射完毕,规定缓慢注射的品种可延长至30s;②腹腔注射,将供试品溶液注入小鼠腹腔;③皮下注射,将供试品溶液注入小鼠腹部或背部两侧皮下;④口服给药,将供试品溶液通过适宜的导管,灌入小鼠胃中。

(4) 结果判断 除另有规定外,全部小鼠在给药后48h内不得有死亡;如有死亡时,应另取体重18~19g的小鼠10只复试,全部小鼠在48h内不得有死亡。

五、过敏反应检查法

药物中若夹杂有异性蛋白,在临床应用时易引起病人出现多种过敏反应,轻者皮肤出现红斑或丘疹,严重者可出现窒息、发绀、血管神经性水肿、血压下降,甚至休克和死亡。因此,有可能存在异性蛋白的药物,应做过敏反应检查。

过敏反应检查法系将一定量的供试品溶液注入豚鼠体内,间隔一定时间后静脉注射供试品进行攻击,观察动物出现过敏反应的情况,以判定供试品是否引起动物全身过敏反应。

供试用的豚鼠应健康合格,体重250~350g,豚鼠应无孕。在试验前和试验过程中,均应按正常饲养条件饲养。做过本试验的豚鼠不得重复使用。

(1) 检查方法 除另有规定外,取上述豚鼠6只,隔日每只每次腹腔注射供试品0.5mL,共3次,进行致敏。然后将其均分为2组,每组3只,分别在首次注射后第14日和第21日,由静脉注射供试品1mL进行攻击。每日观察每只动物的行为和体征,首次致敏和攻击测定和记录每只动物的体重。观察攻击后30min内,动物有无竖毛、呼吸困难、抽搐等过敏反应症状。

(2) 结果判断 静脉注射供试品后30min内,不得出现过敏反应。如有竖毛、喷嚏、干呕、连续咳嗽3声和呼吸困难等现象中的2种或2种以上,或出现抽搐、休克、死亡现象之一者,判供试品不符合规定。

六、降压物质检查法

降压物质系指某些药物中含有能导致血压降低的杂质,包括组胺、类组胺或其他导致血压降低的物质。降压物质检查法系将组胺对照品稀释液与供试品稀释液静脉注入麻醉猫,比较两者引起血压下降的程度,以判定供试品中所含降压物质的限度是否符合规定的一种方法。

七、升压物质检查法

升压物质检查法系比较供试品与垂体后叶标准品升高大鼠血压的程度,以判定供试品中所含升压物质的限度是否符合规定的一种方法。

本 章 小 结

《中国药典》(2010年版)将任何影响药品纯度的物质均称为杂质。药物中的杂质没有治疗作用,并可能影响药物的稳定性及降低疗效,甚至危害人体健康,因此必须对药物中的杂质进行检查。生物药物由于具有独特的大分子结构、高效的生物活性以及生产、贮藏过程中带来的潜在的危险因素,使得生物药物杂质检查和安全性检查显得格外重要。本章介绍了杂质的基本概念、来源、分类、杂质限量的检查方法、一般杂质(包括氯化物、硫酸盐、铁盐、重金属、砷盐等)的检查方法、特殊杂质的检查方法(物理法、化学法、色谱法、光学法、生物法等)和生物药物的安全性检查(包括热原、细菌内毒素、无菌、异常毒性、刺激性、过敏反应、升降压物质等的检查)方法等。

思 考 题

1. 名词解释:杂质、一般杂质、特殊杂质、信号杂质、杂质谱、重金属、炽灼残渣。
2. 如何对药物中的杂质进行分类?杂质的来源途径有哪些?
3. 为什么大多数杂质检查可采用限量检查?
4. 了解主要的一般杂质检查的基本原理。
5. 简述热原检查、内毒素检查、无菌检查、刺激性试验、异常毒性检查、过敏试验的原理与方法。
6. 药物检查中所指的重金属是什么?检查某药物中的重金属,取供试品2.0g,按药典规定方法依法检查,重金属的限量为0.002%,计算应取标准铅溶液(每1mL相当于10μg的Pb)的体积?
7. 检查某药物中的砷盐,取标准砷溶液2mL(每1mL相当于1μgAs)制备标准砷斑,砷盐的限量为0.0001%,计算应取供试品的量为多少?

第八章 氨基酸、肽类、蛋白质和酶类药物的分析

第一节 氨基酸类药物的分析

氨基酸是构成蛋白质的基本单位，是具有高度营养价值的蛋白质补充剂，广泛应用于医药、食品、动物饲料和化妆品的制造。氨基酸在医药上既可用作治疗药物，也可用来制备复方氨基酸输液，及用于合成多肽药物。目前用作药物的氨基酸有 100 多种。

一、氨基酸的结构与物化性质

1. 结构

羧酸分子中一个或一个以上氢原子被氨基取代后生成的化合物称为氨基酸。在自然界中组成生物体各种蛋白质的氨基酸有 20 余种，除 Pro 外，所有的氨基酸其分子结构的共同特点是都有一个 α-氨基，故统称为 α-氨基酸。结构式如下：

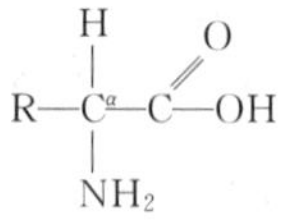

$$R-\underset{NH_2}{\underset{|}{C^{\alpha}}}\underset{H}{\overset{H}{|}}-\overset{O}{\underset{}{\overset{\|}{C}}}-OH$$

（R 为 α-氨基酸的侧链）

从氨基酸结构式可知其具有两个特点：①具有酸性的—COOH 和碱性的—NH_2，为两性电解质；②如果 R≠H，则具有不对称碳原子，因而是光学活性物质。这两个特点使不同的氨基酸具有某些共同的化学性质和物理性质。除甘氨酸无不对称碳原子因而无 D-型及 L-型之分外，一切 α-氨基酸的 α-碳原子皆为不对称碳，故有 D-型及 L-型两种异构体。天然蛋白质水解得到的 α-氨基酸几乎都是 L 构型。

2. 物理性质

（1）晶形和熔点　α-氨基酸都是白色晶体，各有其特殊的结晶形状，熔点都很高，一般在 200～300℃之间，而且多在熔解时分解。

（2）溶解度　各种氨基酸均能溶解于水，但在水中的溶解度差别较大，精氨酸、赖氨酸溶解度最大，胱氨酸、酪氨酸溶解度最小；在乙醇中，除脯氨酸外，其他均不溶解或很少溶解；都能溶于强酸和强碱中，不溶于乙醚、氯仿等非极性溶剂。

（3）旋光性　除甘氨酸外，所有的天然氨基酸都有旋光性。天然氨基酸的旋光性在酸中可以保持，在碱中由于互变异构，容易发生外消旋化。用测定比旋度的方法可以测定氨基酸的纯度。

3. 化学性质

（1）两性性质和等电点　氨基酸分子中含有氨基和羧基，可与酸反应生成铵盐，又可与

碱反应生成羧酸盐，因此氨基酸具有酸、碱两性性质。

$$\text{R—CH—COOH} \rightleftharpoons \text{R—CH—COO}^-$$
$$\quad\ \ |\qquad\qquad\qquad\qquad |$$
$$\quad\ \ \text{NH}_2\qquad\qquad\qquad\quad \text{NH}_3^+$$
$$\qquad\qquad\qquad\qquad\text{偶极离子}$$

分子内的氨基和羧基能相互作用形成内盐。内盐同时带有正电荷和负电荷，为偶极离子。氨基酸在结晶状态是以偶极离子形式存在的。

（2）α-氨基参加的反应

① 与 HNO_2 反应。氨基酸的氨基与其他伯胺一样，在室温下与亚硝酸反应生成氮气。在标准条件下测定生成氮气的体积，即可计算出氨基酸的量。这是 Van Slyke 法测定氨基氮的基础。可用于氨基酸定量和蛋白质水解程度的测定。

② 与酰化试剂反应。氨基酸的氨基与酰氯或酸酐在弱碱性溶液中发生反应时，氨基即被酰基化。酰化试剂在多肽和蛋白质的人工合成中被用作氨基的保护剂。

③ 烃基化反应。氨基酸氨基中的一个 H 原子可被烃基取代，例如与 2,4-二硝基氟苯在弱碱性溶液中发生亲核芳环取代反应而生成二硝基苯基氨基酸。该反应被用来鉴定多肽或蛋白质的 NH_2 末端氨基酸。

④ 形成席夫碱反应。氨基酸的 α-氨基能与醛类化合物反应生成弱碱，即席夫碱。

⑤ 脱氨基反应。氨基酸经氨基酸氧化酶催化即脱去 α-氨基而转化为酮酸。

（3）α-羧基参加的反应

① 成盐和成酯反应。氨基酸与碱作用即生成盐，氨基酸的羧基被醇酯化后，形成相应的酯。当氨基酸的羧基被酯化或成盐后，羧基的化学性能即被掩蔽，而氨基的化学反应性能得到加强，容易和酰基或烃基结合，这就是为什么氨基酸的酰基化和烃基化需要在碱性溶液中进行的原因。

② 成酰氯反应。氨基酸的氨基如果用适当的保护剂，例如苄氧甲酰基保护后，其羧基可与二氯亚砜或五氯化磷作用生成酰氯。

③ 脱羧基反应。氨基酸经氨基酸脱羧酶作用，放出二氧化碳并生成相应的伯胺。

④ 叠氮反应。氨基酸的 α-氨基通过酰化加以保护，羧基经酯化转变成甲酯，然后与肼和亚硝酸反应即变成叠氮化合物。此反应可使氨基酸的羧基活化。

（4）α-氨基和 α-羧基共同参加的反应

① 茚三酮反应。茚三酮在弱碱性溶液中与 α-氨基酸共热，引起氨基酸氧化脱羧、脱氨反应，最后茚三酮与反应产物氨和还原茚三酮发生作用，生成紫色物质。该反应可用于氨基酸的定性和定量测定。

② 成肽反应。一个氨基酸的氨基可与另一个氨基酸的羧基缩合成肽，形成肽键。该反应可用于肽链的合成。

二、鉴别试验

（1）旋光性　除甘氨酸外，所有的天然氨基酸都有旋光性，且每种氨基酸的比旋度不同，因此，可以用比旋度作为氨基酸类药物的鉴别指标。

（2）薄层色谱法（TLC）　利用比较供试品溶液与对照品溶液所显主斑点的颜色与位置是否一致进行鉴别。

（3）红外吸收光谱法（IR）　氨基酸在红外区均有吸收图谱，可以通过与标准图谱比较作为氨基酸的鉴别依据。

（4）紫外分光光度法（UV）　色氨酸、酪氨酸、苯丙氨酸在紫外区的光吸收特性是鉴别这些氨基酸的重要依据。

（5）茚三酮反应　α-氨基酸溶液与茚三酮作用，生成紫色物质。该反应可用于氨基酸的定性鉴别。

三、检查

（1）有关物质　《中国药典》（2010年版）对氨基酸类药物中的有关物质的检查采用薄层色谱法（TLC），供试品溶液如显杂质斑点，其颜色与对照溶液的主斑点比较，不得更深（0.5%）。

（2）纯度　利用紫外-可见光度法测定一定含量的氨基酸溶液的透过率，在一定波长处，不得低于98.0%。

四、含量测定

氨基酸类药物由于其结构上有羧基和氨基，故在进行含量测定时常用下列几种分析方法。

1. 酸碱滴定法

谷氨酸（glutamic acid）、天冬氨酸（aspartic acid）和赖氨酸（lysine）等氨基酸，其分子结构中均有羧基，故对其原料药一般采用氢氧化钠滴定液滴定。

【示例】 谷氨酸的含量测定

（1）测定方法　取本品约0.25g，精密称定，加沸水50mL，使溶解，放冷，加溴麝香草酚蓝指示液5滴，用氢氧化钠滴定液（0.1mol/L）滴定至溶液由黄色变为蓝绿色，即得。

（2）注意事项　由于本品的 $[\alpha]_D^{20}$（2mol/L盐酸液）为+31.8°，故药典（2010年版）规定的比旋度范围为+31.5°～+32.5°，并采用酸碱滴定法测定含量，含量限度为不得少于98.5%。

2. 非水溶液滴定法

甘氨酸（glycine）、丝氨酸（serine）、缬氨酸（valine）、亮氨酸（leucine）、精氨酸（arginine）、丙氨酸（alanine）和色氨酸（tryptophen）等氨基酸，因其分子结构中含有氨基，故对其原料药，中国药典一般采用在非水溶剂中用高氯酸滴定液测定含量。根据酸碱的质子学说：一切能给出质子的物质为酸，能接受质子的物质为碱。弱碱在酸性溶剂中碱性显得更强，而弱酸在碱性溶剂中酸性显得更强，因此，本来在水溶液中不能滴定的弱碱或弱酸，如果选择适当的溶剂使其强度增加，则可以顺利地滴定。氨基酸有氨基和羧基，在水中呈现中性，假如在冰醋酸中就显示出碱性，因此可以用高氯酸进行滴定。

【示例】 酪氨酸的含量测定

取酪氨酸约0.15g，精密称定，加无水甲酸6mL溶解后，加冰醋酸50mL，照电位滴定法（见注），用高氯酸滴定液（0.1mol/L）滴定，并将滴定的结果用空白试验校正，每1mL的高氯酸滴定液（0.1mol/L）相当于18.12mg的无水酪氨酸。计算式：

$$P\% = \frac{FT(V-V_0)}{S} \times 100\% \tag{8-1}$$

式中，$P\%$为经检验、计算得到的酪氨酸的百分含量；F为高氯酸滴定液的浓度校正因子，$F = \frac{实际摩尔浓度}{规定摩尔浓度}$；$T$为高氯酸滴定液（0.1mol/L）对酪氨酸的滴定度，18.12；S为酪氨酸的样品质量，mg；V为供试品消耗的高氯酸滴定液（0.1mol/L）的体积，mL；V_0为空白消耗的高氯酸滴定液（0.1mol/L）的体积，mL。

注：电位滴定法

电位滴定法为容量分析中用以确定终点的一种方法，选用适当的电极系统可以作氧化还原法、中和法（水溶液或非水溶液）、沉淀法等的终点指示。

电位滴定法选用2支不同的电极，一支为指示电极，其电极电势随溶液中被分析成分的离子浓度的变化而变化；另一支为参比电极，其电极电势固定不变。在到达滴定终点时因被分析成分的离子浓度急剧变化而引起指示电极的电势突减或突增，此转折点称为突跃点。

滴定方法：将盛有供试品溶液的烧杯置电磁搅拌器上，浸入电极，搅拌，并自滴定管中分次滴加滴定液；开始时可每次加入较多的量，搅拌，记录电位；至将近终点前，则应每次加入少量，搅拌，记录电位；至突跃点已过，仍应继续滴加几次滴定液，并记录电位。然后用坐标纸以电位（E）为纵坐标，以滴定液体积（V）为横坐标，绘制 E-V 曲线，以此曲线的陡然上升或下降部分的中心为滴定终点。

3. 定氮法

精氨酸（arginine）和天冬酰胺（asparagine）的原料及其制剂可以采用定氮法测定含量。定氮法的基本原理为：将被测药物（有机含氮化合物）置于凯氏烧瓶中，加浓硫酸、硫酸盐及适量的催化剂，加热进行有机物的破坏，其中所含的氮完全转变为氨，再与硫酸结合为硫酸铵。硫酸铵与强碱反应，放出氨，用水蒸气蒸馏法将其蒸出，吸收于硼酸溶液或定量的酸溶液中，然后用酸滴定溶液或碱滴定溶液滴定，从而计算出氮的含量并换算成被测药物的含量。

【示例】 天冬酰胺片的含量测定

取本品 10 片，精密称定，研细，精密称取适量（约相当于是天冬酰胺 0.15g），照中国药典附录的氮测定法进行测定。每 1mL 硫酸滴定液（0.05mol/L）相当于 6.606mg 的 $C_4H_8N_2O_3$。

4. 碘量法或溴量法

【示例一】 盐酸半胱氨酸（cysteine hydrochloride）的测定

盐酸半胱氨酸因其分子结构中含有—SH，可用碘量法测定。

测定方法：取本品约 0.25g，精密称定，置碘瓶中，加水 20mL 与碘化钾 4g，振摇溶解后，加稀盐酸 5mL，精密加入碘滴定液（0.05mol/L）25mL，于暗处放置 15min，再置冰浴中冷却 5min，用硫代硫酸钠滴定液（0.1mol/L）滴定，至近终点时，加淀粉指示液 2mL，继续滴定至蓝色消失，并将滴定的结果用空白试验校正。每 1mL 碘滴定液（0.05mol/L）相当于 15.76mg 的 $C_3H_7NO_2S \cdot HCl$。

【示例二】 L-胱氨酸（L-cystine）的测定

L-胱氨酸因其分子结构中含有—S—S—，可用溴量法测定。

测定方法：取本品约 80 mg，精密称定，置碘瓶中，加氢氧化钠试液 2mL 与水 10mL 振摇溶解后，加溴化钾溶液（20→100）10mL，精密加入溴酸钾滴定液（0.01667mol/L）50mL 和稀盐酸 10mL，密塞，置冰浴中暗处放置 10min 后，用硫代硫酸钠滴定液（0.1mol/L）滴定，至近终点时，加淀粉指示液 2mL，继续滴定至蓝色消失，并将滴定结果用空白试验校正，每 1mL 的溴酸钾滴定液（0.01667mol/L）相当于 2.403mg 的 $C_6H_{12}N_2O_4S_2$。

5. HPLC 或氨基酸自动分析仪法

对于多种氨基酸配制成的复方制剂如谷丙甘氨酸胶囊、复方氨基酸注射液等，可以用 HPLC 或氨基酸自动分析仪进行含量测定。

第二节　肽类药物的分析

一、概述

多肽在生物体内的浓度很低，在血液中一般为 $10^{-12}\sim10^{-10}$mol/L，但它们的生理活性很强，在调节生理功能时起着非常重要的作用。多肽类药物包括多肽激素和多肽类细胞生长调节因子，除了利用天然来源的多肽药物（如胸腺肽、转移因子等）外，还有通过现代生物技术进行生产的重组肽类药物。

二、鉴别试验

肽类药物的鉴别方法主要包括以下几种。

(1) 紫外分光光度法 如五肽胃泌素（pentagastrin）的分子结构中具有很多羧酰基和酰胺基，它在280nm波长处有最大吸收，可以采用分光光度法进行定性与定量测定。药典规定，其含量测定项下的溶液，在280nm与288nm的波长处有最大吸收，在275nm的波长处有转折点。此为五肽胃泌素的鉴定试验之一。

(2) 薄层色谱法 杆菌肽的鉴别试验采用薄层色谱法，依药典附录方法试验，供试品溶液所显主斑点的位置和颜色应与标准溶液主斑点的位置和颜色相同。

(3) 高效液相色谱法 如胸腺法新系化学合成的由28个氨基酸组成的多肽，是一种免疫调节药。其鉴别试验之一采用高效液相色谱法，药典规定，在含量测定项下记录的色谱图中，供试品溶液主峰的保留时间应与对照品溶液主峰的保留时间一致。

(4) 生物学法 利用生物体对生物药物特定的生物活性的反应为基础进行供试品的鉴别即为生物学法。缩宫素的鉴别试验利用了生物学法，依药典附录的测定方法试验，供试品应具有引起离体大鼠子宫收缩的作用。

(5) 显色反应 如抑肽酶为蛋白酶抑制剂，具有抑制胰蛋白酶、糜蛋白酶及纤维蛋白酶的作用，可抑制胰蛋白酶对甲苯磺酰-L-精氨酸甲酯的水解。当抑肽酶溶液和胰蛋白酶溶液混匀后，加入甲苯磺酰-L-精氨酸甲酯盐酸盐试液，应不显紫红色，以胰蛋白酶溶液做对照，则显紫红色。

三、检查

不同的肽类药物有不同的检查项目，主要有吸光度或吸光度比值、氨基酸比值、热原或细菌内毒素、有关物质、高分子杂质、酸度、醋酸、水分和生物活性等。

四、含量或效价测定

活性肽类药物根据各自的结构和特性，常用的含量或效价测定方法如下所述。

1. 酸碱滴定法

【示例】 苯酪酞（bentiromide）的测定

测定方法：取本品约0.5g，精密称定，加中性乙醇（对酚酞指示液呈中性）60mL，振摇，溶解后加酚酞指示液数滴，用氢氧化钠滴定液（0.1mol/L）滴定，即得。

2. 紫外分光光度法

五肽胃泌素的含量测定利用了紫外分光光度法，方法为：取本品适量，精密称定，加0.01mol/L氨溶液溶解并定量稀释成每1mL中约含50μg的溶液，照紫外-可见分光光度法在280nm波长处测定吸光度，按$C_{37}H_{49}N_7O_9S$的吸收系数（$E_{1cm}^{1\%}$）为70计算，即得。

3. 效价测定法

【示例一】抑肽酶（aprotinin）效价的测定

(1) 试液的制备

① 底物溶液的制备。取 N-苯甲酰-L-精氨酸乙酯盐酸盐171.3mg，加水溶解并稀释至25mL，临用时配制。

② 胰蛋白酶溶液的配制。取胰蛋白酶对照品适量，精密称定，用0.001mol/L的盐酸液制成每1mL中约含0.8单位（每1mL中约含1mg）的溶液，临用时配制并置于冰浴中。

③ 胰蛋白酶稀释液的制备。精密量取胰蛋白酶溶液1mL，用硼砂-氯化钙缓冲液

(pH8.0) 稀释成 20mL，室温放置 10min，置冰浴中。

④ 供试品溶液的配制。取本品适量，精密称定，加硼砂-氯化钙缓冲液（pH8.0）溶解并制成每 1mL 约含 1.67 单位（每 1mL 中约含 0.6mg）的溶液，精密量取 0.5mL 与胰蛋白酶溶液 2mL，再用硼砂-氯化钙缓冲液（pH8.0）稀释成 20mL，反应 10min，置冰浴中（2h 内使用）。

（2）测定方法　取硼砂-氯化钙缓冲液（pH8.0）9mL 与底物溶液 1.0mL，置 25mL 烧杯中，于（25±0.5）℃恒温水浴中放置 3～5min，在搅拌下滴加氢氧化钠滴定液（0.1mol/L）调节 pH 值为 8.0，精密加入供试品溶液（经 25℃保温 3～5min）1mL，并立即计时，用 1mL 微量滴定管以氢氧化钠滴定液（0.1mol/L）滴定释放出的酸，使溶液的 pH 值始终保持在 7.9～8.1，每隔 1min 读取 pH 值恰恰为 8.0 时所消耗的氢氧化钠滴定液（0.1mol/L）的体积（mL），共 6min。另精密量取胰蛋白酶稀释液 1mL，按上法操作，作为对照（重复一次）。以时间为横坐标，消耗的氢氧化钠滴定液（0.1mol/L）体积（mL）为纵坐标作图，应为一条直线。供试品和对照两条直线应基本重合，求出每分钟消耗氢氧化钠滴定液（0.1/mol/L）的体积（mL）。

注意事项：① 本法测定的原理为：在一定的条件下（pH8.0，25℃），胰蛋白酶（trypsin）可使 N-苯甲酰-L-精氨酸乙酯水解为 N-苯甲酰-L-精氨酸，溶液的 pH 下降，当加入氢氧化钠滴定液后，使溶液的 pH 值又回到 8.0，水解就继续进行。当胰蛋白酶溶液中加入抑肽酶后，使 50%胰蛋白酶的活性被抑制，剩余的胰蛋白酶与 N-苯甲酰-L-精氨酸乙酯仍进行水解反应，用氢氧化钠滴定液滴定释放出的酸，使溶液的 pH 值始终维持在 7.9～8.1。在一定时间内，根据样品消耗的氢氧化钠滴定液（0.1mol/L）的体积（mL）算出其活力单位。

② 结果计算

$$\text{每 1mg 抑肽酶的效价(单位)} = \frac{(2 \times n_1 - n_2) \times 4000 \times f}{W} \tag{8-2}$$

式中，4000 为系数；W 为抑肽酶制成每 1mL 中约含 1.67 单位时的酶量；n_1 为对照测定时每秒消耗氢氧化钠滴定液（0.1mol/L）的体积（mL）；n_2 为供试品溶液每秒消耗氢氧化钠滴定液（0.1mol/L）的体积（mL）；2 为供试品溶液中所加入胰蛋白酶的量为测定时的 2 倍；f 为氢氧化钠滴定液（0.1mol/L）校正因子。

效价单位定义：能抑制一个胰蛋白酶单位［每秒能水解 1μmol 的 N-苯甲酰-L-精氨酸乙酯（BAEE）为一个胰蛋白酶单位］的活力为一个抑肽酶活力单位（EPU）。1EPU 相当于 1800kIU。

【示例二】 杆菌肽（bacitracin）效价的测定

(1) 试液的制备

① 标准溶液的配制。采用杆菌肽锌标准品，以藤黄微球菌为试验菌，在培养基 II 号，pH 值 6.5～6.6，用 pH 为 6.0 的灭菌缓冲液制成抗生素浓度范围为 2.0～12.0 单位/mL 的标准溶液，在温度 35～37℃间培养 16～18h。

② 供试液的配制。精密量取本品适量，用灭菌水制成每毫升约含 1000 单位的溶液，再按估计效价或标示量稀释成与上述标准溶液相等的浓度。

③ 双碟的制备。取直径约 90mm、高 16～17mm 的平底双碟，分别注入加热融化的培养基 20mL，使在碟底内均匀分布，放置水平台上使凝固，作为底层。另取培养基适量，加热融化后，放冷至 48～50℃，加入规定的试验菌悬液适量（能得到清晰的抑菌圈为度；二剂量法标准品溶液的高浓度所致的抑菌圈直径在 18～22mm），摇匀，在每双碟中分别加入

5mL，使在底层上均匀摊布，作为菌层，放置水平台上冷却后，在每双碟中以等距离均匀安置不锈钢小管4个（二剂量法）或6个（三剂量法），用陶瓦圆盖覆盖备用。

(2) 检定法

① 二剂量法。取照上述方法制备的双碟不得少于4个，每双碟中对角的2个不锈钢小管中分别滴装高浓度及低浓度的标准溶液，其余2个小管中分别滴装相应的高低两种浓度的供试溶液。高低浓度的剂距为2∶1或4∶1，在规定条件下培养后，测量各个抑菌圈的直径（或面积），照药典附录的生物检定统计法中的 (2.2) 法进行可靠性测验及效价计算。

② 三剂量法。取照上述方法制备的双碟不得少于6个，在每双碟中，间隔的3个不锈钢小管分别滴装高浓度（S_3）、中浓度（S_2）及低浓度（S_1）的标准溶液，其余3个小管分别滴装相应的高、中、低3种浓度的供试溶液。3种浓度的剂距为1∶0.8。在规定条件下培养后测量各个抑菌圈的直径（或面积），照药典附录的生物检定统计法中的 (3.3) 法进行可靠性测验及效价计算。

注意事项：①本法计算所得的效价，如低于估计效价的90%或高于估计效价的110%，则应调整其估计效价予以重试。②除另有规定外，本法的可信限率不得大于5%。

【示例三】 缩宫素 (oxytocin) 的效价测定

本法系比较垂体后叶标准品（S）与供试品（T）引起离体大鼠子宫收缩的作用，以测定供试品的效价，其方法如下所述。

(1) 标准品溶液的配制　迅速精密称取垂体后叶标准品适量，注意避免吸潮，先加少量0.25%醋酸溶液，仔细研磨，移置大试管中，再精密加0.25%醋酸溶液，使成每毫升含缩宫素1单位的溶液。管口轻放一玻璃塞，浸入沸水中，时时振摇，加热煮沸5min取出，迅速冷却，滤过，滤液分装于适宜的容器内，4～8℃贮存，经验证保存活性符合要求的条件下，可在3个月内使用。

(2) 标准品稀释液的配制　试验当日，精密量取标准品溶液适量，按高低剂量组（d_{S_2}、d_{S_1}）加0.9%氯化钠溶液配成两种浓度的稀释液，一般高浓度稀释液可配成每毫升含0.01～0.02单位，高低剂量的比值（r）一般不得大于1∶0.7。调节剂量使低剂量能引起子宫收缩，记录仪指针一般在20～50mm；高剂量应不致使子宫收缩达到极限，一般为50～85mm；且高低剂量所致子宫的收缩应有明显差别。

(3) 供试品溶液与稀释液的配制　按供试品的标示量或估计效价（A_T）照标准品溶液与其稀释液的配制法配成高低两种浓度的稀释液，其比值（r）应与标准稀释液相等；供试品和标准品高低剂量所致的反应均值应相近。

(4) 子宫肌蓄养液的配制　试验当日，取氯化钠9g、氯化钾0.42g、氯化钙（按无水物计）0.06g与葡萄糖0.5g，加水700mL使溶解，另取碳酸氢钠0.5g，加水约200mL溶解后，缓缓倾注于前一溶液中，随加随搅拌，最后加水使成1000mL。

(5) 供试动物的选取　取健康合格的成年雌性大鼠，断乳后即与雄鼠隔离，出生后不超过3个月，体重160～240g，试验当日，选择阴道涂片在动情前期的动物，也可用雌性激素处理使子宫涂片为动情前期或动情期的动物。

(6) 测定法　取选定的大鼠迅速处死，剖腹取出子宫，仔细分离附在子宫肌上的结缔组织，注意避免因牵拉使子宫受损。在子宫分叉处剪下左右2条，取一条将其下端固定于离体器官恒温水浴装置的浴杯底部，上端用线与记录装置相连，以描记子宫收缩；浴杯中加入一定量的子宫肌营养液30～50mL，连续通入适量空气，营养液应调节至32～35℃之间并保持恒温（±0.5℃），子宫放入浴杯后，静置15min，按次序准确注入等体积的标准溶液或供试溶液两种浓度的稀释液0.3～0.81mL，待子宫肌收缩至最高点开始松弛时（约60～90s）放去营养液，并用营养液洗涤1次，再加入等量营养液，静置，相邻2次给药的间隔时间应相等（约 3~5min），每次给药应在前一次反应恢复稳定以后进行。标准稀释液和供试释释液各取高低两个剂量（d_{S_2}、d_{S_1}、d_{T_2}、d_{T_1}）为一组，按随机区组设计的次序轮流注入，每组 4 个剂量，重复 4~6 组。测量各剂量所致子宫收缩的高度，照生物检定统计法中的量反应平行线测定法，计算效价及实验误差。

注意事项：本法的可信限率（FL%）不得大于 10%。

第三节 蛋白质类药物的分析

一、概述

蛋白质类药物应用广泛，品种很多，一般分成：① 蛋白质激素，包括胰岛素（insulin）、生长激素（somatotropin）、绒膜催乳素（chorionic prolactin）等；② 天然蛋白质，包括血清白蛋白（human serum albumin）、干扰素（interferon）、硫酸鱼精蛋白（protamine sulfate）等；③ 蛋白类制剂，包括吸收明胶海绵（absorbable gelatin sponge）、氧化聚明胶（oxypoly gelatin）、碘干酪素（iodocasein）和强蛋白银（protargol）等。

二、鉴别试验

（1）显色反应　蛋白质含有多个肽键，可与某些试剂如双缩脲、福林-酚、茚三酮等试剂发生颜色反应。如硫酸鱼精蛋白的鉴别试验利用了双缩脲反应，其方法如下：取供试品约 5mg，加水 1mL，微温溶解后，加 10% 氢氧化钠溶液 1 滴及硫酸铜试液 2 滴，上清液应显紫红色。

（2）高效液相色谱法　胰岛素的鉴别试验为高效液相色谱法，药典规定，在含量测定项下记录的色谱图中，供试品溶液主峰的保留时间应与对照品溶液主峰的保留时间一致。

（3）生物学法　尿促性素的鉴别试验为照效价测定项下的方法，测定结果应能使未成年雌性大鼠卵巢增大，使未成年雄性大鼠的精囊和前列腺增重。

三、检查

（1）产品相关杂质　是指生物药物在生产制备和贮藏保存过程中产生的与产品结构类似的同系物、聚合体、异构体、氧化物和降解产物等，例如胰岛素中的胰岛素聚合体、脱酰氨基衍生物或人生长激素的脱酰氨基和亚砜衍生物等。《中国药典》（2010 年版）采用有关物质限量与纯度检查项目来控制生物药物中的产品相关杂质。

【示例】 胰岛素中的相关蛋白质和高分子蛋白质的检查

① 相关蛋白质。取本品适量，用 0.01mol/L 盐酸溶液配制成每 1mL 中含 3.5mg 的溶液，作为供试品溶液（临用时新配，置 10℃ 以下保存）。照效价测定项下的方法，以 0.2mol/L 硫酸盐缓冲液（pH2.3）-乙腈（82:18）为流动相 A，乙腈-水（50:50）为流动相 B，进行梯度洗脱。调节流动相比例使胰岛素主峰的保留时间约为 25min，系统适应性试验应符合效价测定项下的规定。取供试品溶液 20μL 注入液相色谱仪，记录色谱图，按面积归一化法计算，脱酰氨基胰岛素（与胰岛素峰的相对保留时间约为 1.2）不得过 5.0%，其他相关蛋白质不得过 5.0%。

时间/min	流动相 A/%	流动相 B/%	时间/min	流动相 A/%	流动相 B/%
0	78	22	61	33	67
36	78	22	67	33	67

② 高分子蛋白质。取本品适量,用 0.01mol/L 盐酸溶液配制成每 1mL 中含 4mg 的溶液,作为供试品溶液。照分子排阻色谱法试验。以色谱用亲水硅胶为填充剂（3~10μm）；冰醋酸-乙腈-0.1%精氨酸溶液（15:20:65）为流动相；流速为每分钟 0.5mL；检测波长为 276nm。取胰岛素单体-二聚体对照品用 0.01mol/L 盐酸溶液制成每 1mL 中含 4mg 的溶液,取 100μL 注入液相色谱仪,胰岛素单体与二聚体的分离度应符合规定。取供试品溶液 100μL,注入液相色谱仪,记录色谱图,按峰面积归一化法计算,保留时间小于胰岛素峰的所有面积之和不得过 1.0%。

（2）生物活性　以往的药典将胰岛素的生物测定作为效价测定法,新版药典则把生物活性作为检查项下的内容,按药典附录的胰岛素生物测定法试验,要求供试品每 1mg 效价不得少于 15 单位。

胰岛素的生物测定法均以其降低血糖或由此引起的惊厥作用为反应指标。《中国药典》（2010 年版）采用小鼠血糖法测定。其原理是比较胰岛素标准品（S）与供试品（T）引起小鼠血糖下降的作用,以测定供试品的效价。其方法如下所述。

① 标准溶液的制备。精密称取胰岛素标准品适量,按标示效价加入每 100mL 中含有苯酚 0.2g 并用盐酸调节 pH 值为 2.5 的 0.9%氯化钠溶液,使溶解成每 1mL 含 20 单位的溶液,于 4~8℃贮存,以不超过 5d 为宜。

② 标准稀释液的制备。试验当日,精密量取标准溶液适量,按高低剂量组（d_{S_2}、d_{S_1}）加 0.9%氯化钠溶液（pH2.5）配成两种浓度的稀释液,高低剂量的比例（r）不得大于 1:0.5,高浓度的稀释液一般可配成 1mL 含 0.06~0.12 单位,调节剂量使低剂量能引起血糖明显下降,高剂量不致引起血糖过度降低,高低剂量间引起的血糖下降有明显差别。

③ 供试溶液与稀释液的制备。按供试品的标示量或估计效价（A_T）,照标准溶液与其稀释液的制备法配成高、低两种浓度的稀释液,其比值（r）应与标准稀释液相等,供试品与标准品高低剂量所致的反应平均值应相近。

④ 检定方法。取健康合格、同一来源、同一性别、出生日期相近的成年小鼠,体重相差不得超过 3g,按体重随机分成 4 组,每组不少于 10 只,逐只编号,各组小鼠分别自皮下注入一种浓度的标准品或供试品稀释液,每鼠 0.2~0.3mL,但各鼠的注射体积（mL）应相等。注射后 40min 按给药顺序分别自眼静脉丛采血,用适宜的方法,如葡萄糖氧化酶-过氧化酶法测定血糖值。第一次给药后间隔至少 3h,按双交叉设计对每组的各鼠进行第二次给药,并测定给药后 40min 的血糖值,照生物检定统计法中量反应平行线测定双交叉设计法计算效价及实验误差。

本法的可信限率（FL%）不得大于 25%。

四、含量或效价测定

根据蛋白质的性质和结构选用不同的测定方法。

1. 定氮法

【示例】　人胎盘（human placental,中药紫河车）蛋白质的测定

测定方法：精密称取人胎盘一定量,用滤纸包裹后,投入 500mL 凯氏烧瓶中,加入硫酸钾 10g、硫酸铜粉末 0.5g,再沿瓶壁缓缓加入硫酸 20mL,在凯氏烧瓶口放一小漏斗,并使烧瓶成 45°斜置,用直火缓缓加热,使溶液的温度保持在沸点以下,等泡沸停止,强热至沸腾,待溶液成澄明的绿色后,继续加热 30min,放冷,沿瓶壁缓缓加水 250mL,振摇,使混合,放冷后加 40%氢氧化钠溶液 75mL,注意使沿瓶壁流至瓶底,自成一液层,加锌粒数粒,用氮气球将凯氏烧瓶与冷凝管连接,另取 2%硼酸溶液 50mL,置 500mL 锥形瓶中,加甲基红-溴甲酚绿混合指示液 10 滴,将冷凝管的下端插入硼酸溶

液的液面下,轻轻转动凯氏烧瓶,使溶液混合均匀,加热蒸馏至接收液的总体积约为250mL,将冷凝管的尖端提出液面,使蒸气冲洗约1min,用水淋洗尖端后停止蒸馏,馏出液用硫酸滴定液(0.05mol/L)滴定至溶液由蓝绿色变灰紫色,并将滴定结果用空白试验校正,每毫升的硫酸滴定液(0.05mol/L)相当于1.401mg氮。一般人胎盘中含氮量约为12%左右。

2. 电泳法

【示例】 人血白蛋白(human serum albumin)的纯度测定

采用醋酸纤维素薄膜电泳测定法。

(1) 电泳 先将膜条(2cm×8cm)无光泽面向下,浸入巴比妥缓冲液(pH6.8)中,浸透完全后,取出,用滤纸吸取多余的缓冲液,将膜条无光泽面向上,放在电泳支架的桥下(或桥上)于膜上距负极端2cm处直线状滴加蛋白质含量约5%的供试液2~3μL,通电,电流在0.4~0.6mA/cm,同时取新鲜人血清作对照,电泳时间以白蛋白与丙种球蛋白之间的展开距离约2cm为宜。

(2) 染色 电泳完毕,将膜条浸于染色液(取氨基黑10B 0.5g,溶于甲醇50mL、冰醋酸10mL及蒸馏水40mL的混合液中)2~3min,然后用漂洗液(冰醋酸5mL、乙醇45mL,加蒸馏水50mL制成)反复漂洗至底色完全洗净。

(3) 透明薄膜制成 将漂洗并干燥后的膜条浸于透明液(由冰醋酸25mL加无水乙醇75mL混匀制成)至全部浸透为止,取出,平铺于洁净的玻璃板上,干后成透明薄膜,可供扫描法测定和作标本长期保存。

(4) 扫描测定 将干燥的供试品醋酸纤维素薄膜用色谱扫描仪,通过透射(已透明薄膜)或反射(未透明薄膜)方式自动绘出各蛋白质组分曲线图,以人血清作对照,按峰面积计算出供试品中的白蛋白(或丙种球蛋白)的百分含量。

3. 高效液相色谱法

【示例】 胰岛素的含量测定

照高效液相色谱法测定。

(1) 色谱条件与系统适应性试验 用十八烷基硅烷键合硅胶为填充剂(5~10μm),0.2mol/L硫酸盐缓冲液(取无水硫酸钠28.4g,加水溶解后,加磷酸2.7mL、水800mL,用乙醇胺调节pH值至2.3,加水至1000mL)-乙腈(74:26)为流动相;柱温为40℃;检测波长为214nm。取系统适用性试验用溶液20μL(取胰岛素对照品,用0.01mol/L盐酸溶液制成每1mL中含40单位的溶液,室温放置至少24h)注入液相色谱仪,记录色谱图,胰岛素峰与A21脱氨基胰岛素峰(与胰岛素峰的相对保留时间约为1.2)之间的分离度应不小于1.8,拖尾因子应不大于1.8。

(2) 测定法 取本品适量,精密称定,用0.01mol/L盐酸溶液定量稀释至每1mL中约含40单位的溶液(临用时新配)。精密量取20μL注入液相色谱仪,记录色谱图;另取胰岛素对照品适量,同法测定。按外标法以胰岛素峰面积与A21脱氨基胰岛素峰面积之和计算,即得。

4. 生物检定法

【示例】 硫酸鱼精蛋白(protamine sulfat)的效价测定

本法系比较硫酸鱼精蛋白供试品(T)与肝素标准品(S)所致延长新鲜兔血或猪、兔血浆凝结时间的程度,以测定供试品的效价。其方法如下所述。

(1) 肝素标准溶液的制备 精密称取肝素标准品适量,按标示效价加0.9%氯化钠溶液溶解,使成几种不同浓度的溶液,相邻两种浓度每1mL所含肝素效价(单位)相差应相等,且不超过5个单位,一般可配成每1mL含85单位、90单位、95单位、100单位、105单位、110 单位、115 单位、120 单位、125 单位等的溶液。

（2）供试溶液的制备　供试品如为粉末，精密称取适量，按干燥品计算，加 0.9％氯化钠溶液溶解使成每 1mL 中含 1mg 的溶液。供试品如为注射液，则按标示量加 0.9％氯化钠溶液稀释至同样浓度。

（3）血浆的制备　迅速收集兔或猪血置预先放有 8％枸橼酸钠溶液的容器中，枸橼酸钠溶液与血液容积之比为 1∶19，边收集边轻轻振摇，混匀，迅速离心约 20min（离心力不超过 1500×g 为宜，g 为重力常数），立即吸出血浆，分成若干份，并分装于适宜的容器中，低温冻结贮存。临用时置 37℃±0.5℃水浴中融化，用两层纱布或快速滤纸滤过，使用过程中在 4～8℃放置。

（4）检查方法　取管径均匀（0.8cm×3.8cm）清洁干燥的小试管 8 支，第 1 管和第 8 管为空白对照管，加入 0.9％氯化钠溶液 0.2mL，第 2～7 为供试品管，每管均加入供试溶液 0.1mL，再每管分别加入上述同一浓度的肝素标准稀释液 0.1mL，立即混匀。取刚抽出的兔血适量，分别加入上述 8 支试管内，每管 0.8mL，立即混匀，避免产生气泡，并开始计算时间，将小试管置 37℃±0.5℃恒温水浴中，从采动物血时起至小试管放入恒温水浴的时间不得超过 2min。如用血浆，则分别于上述各管中加入 0.7mL 的血浆，置 37℃±0.5℃恒温水浴中预热 5～10min，每管分别加入 1％氯化钙溶液 0.1mL，立即混匀，避免产生气泡，并开始计算时间，观察并记录各管凝结时间。

（5）结果判断　两支对照管的凝结时间相差不得超过 1.35 倍。在供试品管的凝结时间不超过两支对照管平均凝结时间 150％的各管中，以肝素浓度最高的一管为终点管。同样重复 5 次，5 次试验测得终点管的肝素浓度，相差不得大于 10 个单位。5 次结果的平均值，即为硫酸鱼精蛋白供试品（干燥品）1mg 中和肝素的效价（单位）。

第四节　酶类药物的分析

一、概述

酶和辅酶是我国生化药品中发展比较快的一类，已正式投产的有 20 多种，载入药典的有 10 多种。英美药典收载的也有 10 多种。药用酶最早是从动物脏器中提取，到了 20 世纪 60 年代中期逐渐发展到利用微生物发酵生产酶制剂，进入 70 年代后，开始利用细胞培养技术和基因工程手段来获取有关酶及进行酶的修饰、改造，从而使酶类药物的开发与应用得到迅速的发展。

酶类药物一般可分为：①促进消化酶类，其作用是水解和消化食物中的成分，如蛋白质、糖类和脂类等，主要有胰酶、胃蛋白酶。②消炎酶类，已证实蛋白酶对消炎确实有效，用得最多的是溶菌酶、菠萝蛋白酶、胰凝乳蛋白酶等。③溶血纤维蛋白酶类，其作用是防止血小板凝集，阻止血纤维蛋白形成或促进其溶解。主要有链激酶、尿激酶、纤溶酶、凝血酶等。④抗肿瘤酶，酶能治疗某些肿瘤，如天冬酰胺酶。⑤其他，青霉素酶能分解青霉素，治疗青霉素引起的过敏反应；超氧化物歧化酶能抗氧化、抗辐射、抗衰老等。

二、鉴别试验

绝大多数的酶类药物是具有特异生物活性的蛋白质，其鉴别方法与蛋白质的鉴别方法大致相同，常用的鉴别试验如下。

（1）沉淀试验　如胃蛋白酶的鉴别试验是：取本品的水溶液，加 5％鞣酸或 25％氯化钡溶液，即生成沉淀。

(2) 显色反应　如天冬酰胺酶的鉴别试验之一是：取本品 5mg，加水 1mL 使溶解，加 20％氢氧化钠溶液 5mL，摇匀，再加 1％硫酸铜溶液 1 滴，摇匀，溶液呈蓝紫色。

(3) 生物学法　如尿激酶的鉴别试验是：取效价测定项下的供试品溶液，用巴比妥-氯化钠缓冲液（pH 7.8）稀释成每 1mL 中含 20 单位的溶液，吸取 1mL，加牛纤维蛋白原溶液 0.2mL，再依次加入牛纤维蛋白溶酶原溶液 0.2mL、牛凝血酶溶液 0.2mL，迅速摇匀，立即置 37℃±0.5℃ 恒温水浴中保温，记时，反应系统应在 30～45s 内凝结，且凝块在 15min 内重新溶解。以 0.9％氯化钠溶液作空白，同法操作，凝块在 2h 内不溶（试剂的配制同效价测定）。

(4) 高效液相色谱法　如天冬酰胺酶可利用高效液相色谱法进行鉴别试验，方法如下：取本品适量，加流动相 A 制成每 1mL 中约含 100 单位的溶液，作为供试品溶液；另取天冬酰胺酶 I 对照品，加流动相 A 配成每 1mL 中约含 1mg 的溶液，作为对照品溶液。照高效液相色谱法测定，以八烷基键合硅胶为填充剂（4.6mm×250mm），以 0.05％三氟醋酸溶液为流动相 A、三氟醋酸-40％乙腈溶液（0.5∶1000）为流动相 B；柱温 40℃，流速为每分钟 1mL；检测波长为 220nm；洗脱初始状态流动相 B 为 75％，在 60min 内，流动相 B 增至 100％，保持 10min，再在 2min 内回到初始状态，保持 10min。取 20μL 注入液相色谱仪，记录色谱图，供试品溶液主峰的保留时间应与对照品溶液主峰的保留时间一致。

三、检查

酶类药物的检查项目中除了一些与一般生化药物的检查项目和方法相同之外，某些酶类药物还需要一些比较特殊的检查项目，如下所述。

1. 脂肪含量限度检查

某些从动物脏器提取制备的生化产品，在生产过程中可能带入微量的脂肪类物质，影响药物的质量。例如胰酶是从猪或牛、羊的胰脏中提取的蛋白酶，需要对脂肪含量进行限量检查，检查方法如下。

取本品 1.0g，置具塞锥形瓶中，加乙醚 10mL，密塞，时时旋动，放置约 2h 后，将乙醚液倾泻至用乙醚湿润的滤纸上，滤过，残渣用乙醚 10mL 照上法处理，再用乙醚 5mL 洗涤残渣，合并滤液及洗液至一恒重的蒸发皿中，使乙醚自然挥散后，在 105℃干燥 2h，精密称定，遗留脂肪不得过 20mg。

2. 其他酶类含量限度检查

胰蛋白酶是从猪、牛的胰脏中提取的蛋白分解酶，在提取过程中，易带入微量的糜蛋白酶，两酶的作用机制与临床适应证不同，因此需要对胰蛋白酶中进行糜蛋白酶的限度检查，方法如下。

(1) 底物溶液的制备　取 N-乙酰-L-酪氨酸乙酯 23.7mg，置 100mL 量瓶中，加磷酸盐缓冲液（取 0.067mol/L 磷酸二氢钾溶液 38.9mL 与 0.067mol/L 磷酸氢二钠溶液 61.1mL 混合，pH 值为 7.0）50mL，温热使溶解，冷却后再稀释至刻度，摇匀。冰冻保存，但不得反复冻融。

(2) 供试品溶液的制备　取本品适量，精密称定，用 0.001mol/L 盐酸溶液制成每 1mL 中含 0.25mg 的溶液。

(3) 测定法　取底物溶液 2.0mL、0.001mol/L 盐酸溶液 0.2mL 与上述磷酸盐缓冲液（pH7.0）1mL 混匀，作为空白。取供试品溶液 0.2mL 与底物溶液（预热至 25℃±0.5℃）3.0mL，立即计时并摇匀，使比色池内的温度保持在 25℃±0.5℃，照紫外-可见分光光度法，在 237nm 的波长处，每隔 30s 读取吸光度，共 5min，每 30s 吸光度的变化率应恒定，且恒定时间不得少于 3min。以吸光度为纵坐标，时间为横坐标，作图，取在 3min 内成直线部分的吸光度，按下式计算。

$$P = \frac{A_2 - A_1}{0.0075T} \times \frac{2500}{W \times 供试品效价（U/mg）} \quad (8-3)$$

式中，P 为每 2500 胰蛋白酶单位中含糜蛋白酶的量，单位；A_2 为直线上开始的吸光度；A_1 为直线上终止的吸光度；T 为 A_2 至 A_1 读数的时间，min；W 为测定液中含供试品的量，mg；0.0075 为在上述条件下，吸光度每分钟改变 0.0075，即相当于 1 个糜蛋白酶单位。每 2500 单位胰蛋白酶中不得多于 50 单位的糜蛋白酶。

3. 分子组分比

尿激酶是从新鲜人尿中提取的一种能激活纤维蛋白溶酶原的碱性蛋白水解酶。它是由高分子量尿激酶（M_w 54000）和低分子量尿激酶（M_w 33000）组成的混合物，药典规定，高分子量尿激酶含量不得少于 90%，因此必须进行分子组分比检查，其方法如下。

取本品，加水制成每 1mL 中含 2mg 的溶液后，加入等体积的缓冲液（取浓缩胶缓冲液 2.5mL、20% 十二烷基硫酸钠溶液 2.5mL、0.1% 溴酚蓝溶液 1.0mL 与 87% 甘油溶液 3.5mL，加水至 10mL），置水浴中 3min，放冷，作为供试品溶液；取供试品溶液 10μL，加至样品孔，照电泳法（药典附录 Ⅴ F 第五法 考马斯亮蓝染色）测定，按下式计算高分子尿激酶相对含量（%）

$$高分子尿激酶相对含量(\%) = \frac{高分子尿激酶峰面积}{高、低分子尿激酶峰面积之和} \times 100\% \quad (8-4)$$

四、含量或效价测定

酶类药物的含量或效价测定，主要有酶活力测定和酶的效价测定。

酶活力是指在一定条件下，酶所催化的反应初速度。酶催化反应的速度，可以用单位时间内反应底物的减少量或产物的增加量来表示，酶反应的速度愈快意味着酶活力愈高。酶活力的测定方法很多，有化学测定法、光学测定法、气体测定法等。

酶效价是指酶制品达到其目的作用的预期效能，它是根据该产品的某些特性，通过适宜的定量实验方法测定，以表明其有效成分的生物活性。效价测定必须采用国际或国家参考品，或经过国家检定机构认定的参考品，以体内或体外（细胞法）测定其生物学活性，并标明其活性单位。酶类药物的效价一般用单位质量的酶类药物所含有的活力单位来表示。酶活力单位也可以称为一个效价单位。

1. 活力测定

【示例一】 胰酶的活力测定

胰酶是由猪、羊或牛胰脏中提取的多种酶的混合物，主要为胰蛋白酶、胰淀粉酶和胰脂肪酶。按干燥品计，每克含胰蛋白酶不得少于 600 活力单位，胰淀粉酶不得少于 7000 活力单位，胰脂肪酶不得少于 4000 活力单位，其测定方法如下。

① 胰蛋白酶（trypsin）活力测定

a. 对照溶液的配制。对照品溶液的制备：取酪氨酸对照品，精密称定，加 0.2mol/L 盐酸溶液溶解并稀释成每 1mL 中约含 50μg 的溶液。

b. 供试品原液的配制。取本品约 0.1g，精密称定，置乳钵中，加冷至 5℃ 以下的氯化钙溶液（取氯化钙 1.47g，加水 500mL 使溶解，用 0.1mol/L 盐酸溶液或 0.1mol/L 氢氧化钠溶液调节 pH 值至 6.0~6.2）少量，研磨均匀，置 100mL 量瓶中，加氯化钙溶液至刻度，摇匀，精密量取适量，置 50mL 量瓶中，加入冷至 5℃ 以下的硼酸盐缓冲液（取硼砂 2.85g，硼酸 10.5g 与氯化钠 2.50g，加水使溶解成 1000mL，调节 pH 值至 7.5±0.1），定量稀释制成每 1mL 中约含胰蛋白酶 0.12 活力单位的溶液。

c. 测定方法。取试管 3 支，分别精密量取供试品原液 1mL 与上述硼酸盐缓冲液 2mL，在40℃水浴中保温10min，分别精密加入在40℃水浴中预热的酪蛋白溶液（取酪蛋白对照品1.5g，加0.1mol/L氢氧化钠溶液13mL与水40mL，在60℃水浴中加热使溶解，放冷，加水稀释至100mL，调节pH值至8.0）5mL，摇匀，立即置40℃±0.5℃水浴中准确反应30min，再各精密加入5%三氯醋酸溶液5mL，终止反应，混匀，滤过，取续滤液作供试品溶液；另精密量取供试品原液1mL，加硼酸盐缓冲液2mL，在40℃水浴中保温10min，精密加入5%三氯醋酸溶液5mL，摇匀，置40℃±0.5℃水浴中准确反应30min，立即精密加入酪蛋白溶液5mL，摇匀，滤过，取续滤液作空白对照，在275nm波长处，测定并计算供试溶液吸收度的平均值（$\bar{A}$），另用0.2mol/L盐酸作空白对照，在275nm波长处测定对照溶液的吸收度（A_S）。

d. 结果计算

$$每克含胰蛋白酶活力（单位）= \frac{\bar{A}}{A_S} \times \frac{W_S}{181.19} \times \frac{13}{30} \times \frac{n}{W} \qquad (8\text{-}5)$$

式中，W_S 为对照溶液每毫升含酪氨酸的量，μg；W 为取供试品量，g；n 为供试品的稀释倍数，500；13 为酶促反应体积，mL；30 为反应时间，min；181.19 为 1μmol 酪氨酸的量，μg。在上述条件下，每分钟水解酪蛋白生成三氯乙酸不沉淀物（肽及氨基酸），在275nm 波长处与 1μmol 酪氨酸相当的酶量，为 1 个胰蛋白酶活力单位。

注意事项：供试品测得的$\bar{A}$值应在0.15～0.6之间，否则应调节浓度，另行测定。

② 胰淀粉酶（amylopsin）活力测定

a. 供试溶液的配制。取本品0.3g，精密称定，置研钵中，加冷至5℃以下的磷酸盐缓冲液少量，研磨均匀，置200mL量瓶中，加磷酸盐缓冲液至刻度，摇匀，每毫升含胰淀粉酶10～20活力单位。

b. 测定方法。量取1%马铃薯淀粉液（取马铃薯淀粉1g，加水10mL，搅匀后，边搅拌边缓缓倾入100mL沸水中，继续煮沸20min，放冷，加水稀释至100mL）25mL、磷酸盐缓冲液10mL、1.2%氯化钠溶液1mL与水20mL，置250mL碘瓶中，在40℃水浴中保温10min，精密加入供试溶液1mL，摇匀，立即置40℃±0.5℃水浴中准确反应10min，加1mol/L盐酸溶液2mL终止反应，摇匀，放至室温后，精密加碘滴定液（0.1mol/L）10mL，边振摇边滴加0.1mol/L氢氧化钠液45mL，在暗处放置20min，加硫酸液（1→4）4mL，用硫代硫酸钠滴定液（0.1mol/L）滴定至无色。另取1%马铃薯淀粉溶液25mL、磷酸盐缓冲液10mL、1.2%氯化钠溶液1mL与水20mL，置碘瓶中，在40℃±0.5℃水浴中保温10min，放至室温后，加1mol/L盐酸溶液2mL，混匀，加入供试溶液1.0mL，摇匀，精密加入碘滴定液（0.1mol/L）10mL，边振摇边滴加0.1mol/L氢氧化钠溶液45mL，在暗处放置20min，加硫酸（1→4）4mL，用硫代硫酸钠滴定液（0.1mol/L）滴定至无色，作空白对照，按下式计算，每毫升碘滴定液（0.1mol/L）相当于9.008mg无水葡萄糖。

$$每克含胰淀粉酶活力单位 = \frac{(B-A)F}{10} \times \frac{9.008 \times 1000}{180.16} \times \frac{n}{W} \qquad (8\text{-}6)$$

式中，A 为供试品消耗硫代硫酸钠滴定液的体积，mL；B 为空白消耗硫代硫酸钠滴定液的体积，mL；F 为硫代硫酸钠滴定液的浓度（mol/L）系数；W 为取供试品量，g；n 为供试品稀释倍数，200；10 为反应时间，min；180.16 为 1mol 无水葡萄糖的相对分子质量；9.008 为滴定度［每毫升碘滴定液（0.1mol/L）相当于9.008mg无水葡萄糖］；1000 为换算单位（把分子中的 mg 折算为与分母一致的 g）。

注意事项：

ⓐ 在上述条件下，每分钟水解淀粉生成 1μmol 葡萄糖的酶量，为 1 个胰淀粉酶活力

单位。

ⓑ（$B-A$）的硫代硫酸钠滴定液应为 2.0～4.0mL，否则应调节浓度，另行测定。

ⓒ 磷酸盐缓冲液的配制。取磷酸二氢钾 13.61g 与磷酸氢二钠 35.80g，加水使溶解成 1000mL，调节 pH 值至 6.8，即得。

③ 胰脂肪酶（pancrelipase）活力的测定

a. 供试溶液的配制。取本品约 0.1g，精密称定，置研钵中，加冷至 5℃ 以下的三羟甲基氨基甲烷-盐酸缓冲液少量，研磨均匀，置 50mL 量瓶中，加上述缓冲液至刻度，摇匀，即得每毫升含胰脂肪酶 8～16 活力单位的溶液。

b. 测定方法。量取橄榄油乳液 25mL、8％牛胆酸盐溶液 2mL 与水 10mL，置 100mL 烧杯中，用氢氧化钠滴定液（0.1mol/L）调节 pH 值至 9.0，在 37℃±0.1℃ 水浴中保温 10min，再调节 pH 值至 9.0，精密量取供试溶液 1mL，在 37℃±0.1℃ 水浴中准确反应 10min，同时用氢氧化钠滴定液（0.1mol/L）滴定，使反应液的 pH 值恒定在 9.0，记录消耗氢氧化钠滴定液（0.1mol/L）的体积（mL）。另取在水浴上煮沸 15～30min 的上述供试溶液 1mL，按上述方法作空白对照。

c. 结果计算

$$每克含胰脂肪酶活力单位 = \frac{(A-B)M \times 1000}{10} \times \frac{n}{W} \tag{8-7}$$

式中，A 为供试品消耗氢氧化钠滴定液的体积，mL；B 为空白消耗氢氧化钠滴定液的体积，mL；M 为氢氧化钠滴定液的浓度（mol/L）；n 为供试品的稀释倍数，50；W 为取供试品量，g。

注意事项：ⓐ 在上述条件下，每分钟水解脂肪（橄榄油）生成 1μmol 脂肪酸的酶量为 1 活力单位。ⓑ 平均每分钟消耗的氢氧化钠滴定液（0.1mol/L）的量应为 0.08～0.16mL，否则应调节浓度，另行测定。ⓒ 三羟甲基氨基甲烷-盐酸缓冲液的配制。取三羟甲基氨基甲烷 606mg，加 0.1mol/L 盐酸液 45.7mL，加水至 100mL，摇匀，调节 pH 值至 7.1，即得。

【示例二】 胃蛋白酶（pepsin）活力的测定

① 对照溶液的配制。精密称取 105℃ 干燥至恒重的酪氨酸适量，加盐酸溶液（取 1mol/L 盐酸 65mL，加水至 1000mL）制成每毫升含 0.5mg 酪氨酸的溶液。

② 供试溶液的配制。取本品适量，精密称定，用上述盐酸溶液制成每毫升约含 0.2～0.4 单位的溶液。

③ 测定方法。取试管 6 支，其中 3 支各精密加入对照溶液 1mL，另 3 支各精密加入供试溶液 1mL，置 37℃±0.5℃ 水浴中保温 5min，精密加入预热至 37℃±0.5℃ 的血红蛋白试液 5mL，摇匀，并准确计时，在 37℃±0.5℃ 水浴中反应 10min，立即精密加入 5％三氯醋酸液 5mL，摇匀，滤过，取续滤液备用，另取试管 2 支，各精密加入血红蛋白试液 5mL，其中 1 支加供试溶液 1mL，另 1 支加上述盐酸溶液 1mL，摇匀，滤过，取续滤液分别作为供试品和对照品的空白对照，在 275nm 波长处分别测定吸收度，并算出平均值 $\overline{A}_S$ 和 $\overline{A}$，按下式计算：

$$每克含蛋白酶活力单位数 = \frac{\overline{A} \times W_S \times n}{\overline{A}_S \times W \times 10 \times 181.19} \tag{8-8}$$

式中，$\overline{A}_S$ 为对照溶液的平均吸收度；$\overline{A}$ 为供试溶液的平均吸收度；W_S 为对照溶液每毫升含酪氨酸的量，μg；W 为取供试品量，g；n 为供试品的稀释倍数；10 为反应时间，min；181.19 为 1μmol 酪氨酸的量，μg。

注意事项：在上述条件下，每分钟能催化水解血红蛋白质生成 1μmol 酪氨酸的酶量为一个蛋白酶活力单位。

【示例三】 尿激酶（urokinase）的比活力测定

本品是从新鲜人尿中提取得到的一种能激活纤维蛋白溶酶原的碱性蛋白水解酶，可水解聚血纤维蛋白，溶解血栓，它可分成两种：一种是相对分子质量为54000的高分子尿激酶，在偏酸情况下，可激活尿胃蛋白酶原使成尿胃蛋白酶；另一种是相对分子质量为33000的低分子尿激酶，这两种尿激酶的分子结构及氨基酸成分不尽相同，高分子尿激酶的溶解血栓能力高于低分子尿激酶，而高分子尿激酶的比活力低于低分子尿激酶，它们的比活力测定方法如下所述。

(1) 效价测定

① 试剂

a. 牛纤维蛋白原溶液的配制：取牛纤维蛋白原，加巴比妥-氯化钠缓冲液（pH7.8）制成每毫升含6.67mg可凝结蛋白溶液。

b. 牛凝血酶溶液的配制。取牛凝血酶，加巴比妥-氯化钠缓冲液（pH7.8）制成每毫升含6.0单位的溶液。

c. 牛纤维蛋白酶原溶液的配制。取牛纤维蛋白溶酶原，加三羟甲基氨基甲烷缓冲液（pH9.0）制成每毫升含1～1.4酪蛋白单位的溶液（如溶液浑浊，离心、取上清液备用）。

d. 混合溶液的配制。临用前，取等容积的牛凝血酶溶液和牛纤维蛋白酶原溶液，混匀。

② 标准溶液的配制。取尿激酶标准品，加巴比妥-氯化钠缓冲液（pH7.8）制成每毫升含60单位的溶液。

③ 供试溶液的配制。取本品适量，用巴比妥-氯代钠缓冲液（pH7.8）溶解，混匀，并稀释成与标准溶液相同的浓度。

④ 测定方法。取试管4支，各加牛纤维蛋白原溶液0.3mL，置于37℃±0.5℃水浴中，分别加入巴比妥-氯化钠缓冲液（pH7.8）0.9mL，0.8mL，0.7mL，0.6mL，依次加标准溶液0.1mL，0.2mL，0.3mL，0.4mL，再分别加混合溶液0.4mL，立即摇匀，分别计时，反应系统应在30～40s内凝结，当凝块内小气泡上升到反应系统体积一半时作为反应终点，立即记时，每种浓度测定3次，求平均值（3次测定中最大值与最小值的差不得超过平均值的10%，否则重测），以尿激酶浓度的对数为横坐标，以反应终点时间的对数为纵坐标，进行线性回归。供试品按上法测定，用线性回归方程求得效价，计算每1mg中供试品的效价。

(2) 蛋白含量测定 取本品约10mg，精密称定，按定氮法测定，将结果乘以6.25，计算每毫克供试品中的效价单位数，即得供试品中蛋白含量，并计算每毫克供试品中的蛋白质量（g），比活力的计算公式如下。

$$比活力 = \frac{每毫克供试品中效价单位数}{每毫克供试品中蛋白的质量(mg)} \tag{8-9}$$

注意事项：《中国药典》（2010年版）规定，高分子尿激酶的含量不得少于90%，每毫克蛋白中尿激酶活力不得少于12万单位。

【示例四】 溶菌酶（lysozyme）的活力测定

本品是从新鲜鸡蛋清中提取的一种能分解黏多糖的酶，为一种碱性蛋白酶，每毫克的酶活力不得少于5000单位，测定方法如下所述。

(1) 供试溶液的配制 精密称取本品25mg，置25mL量瓶中，加磷酸盐缓冲液（pH6.2），使溶解并稀释至刻度，摇匀，精密量取5mL，置100mL量瓶中，加磷酸盐缓冲液（pH6.2）至刻度，摇匀，使每1毫升供试液含溶菌酶50μg。

(2) 底物悬浮液的配制 称取底物（菌体）15～20mg，加磷酸盐缓冲液（pH6.2）4～5mL，在乳钵内研磨3min，再加磷酸盐缓冲液（pH6.2）使总体积约为50mL，使悬浮于25℃±0.1℃时，在450nm波长处测得吸收度为0.7±0.05（应临时配制）。

(3) 测定方法 精密量取 25℃±0.1℃ 的底物悬浮液 4mL，置比色池中，在 450nm 波长处测定吸收度，作为 0s 的读数 A_0，然后精密量取 25℃ 的供试溶液 0.2mL（相当于本品 10μg）加到上述比色池中，迅速混合，用秒表计时，至 60s 时再测定吸收度 A，同时精密量取磷酸盐缓冲液（pH6.2）0.2mL 代替供试溶液，同上操作，做空白试验，测得 0s 的读数 A'_0 及 60s 后的读数 A'。

活力单位意义。在室温 25℃、pH6.2 时，在波长 450nm 处，每分钟引起吸收度下降 0.001 为一个酶活力单位，按下式计算：

$$酶活力单位数(U/mg)=\frac{(A_0-A)-(A'_0-A')}{W}\times 10^6 \tag{8-10}$$

式中，W 为所取供试溶液中供试品的质量，μg；10^6 可以分为 $10^3\times 10^3$，其中一个 10^3，是将分母中的 μg 折算为 mg；另一个 10^3，是由于按照酶活力单位定义中的"每分钟引起吸收度下降 0.001 为一个酶活力单位"，计算式中的 [$(A_0-A)-(A'_0-A')$] 的差值就必须乘上 10^3。

注意事项：磷酸盐缓冲液（pH6.2）的配制为取磷酸二氢钠（$NaH_2PO_4\cdot 2H_2O$）11.70g、磷酸氢二钠（$Na_2HPO_4\cdot 12H_2O$）7.86g 及乙二胺四乙酸二钠 0.372g，加水使溶解成 1000mL。

【示例五】 超氧化物歧化酶（superoxide dismutase，SOD）**的活力测定**

SOD 是一种重要的氧自由基清除剂，作为药用酶在美国、德国等国已有产品，临床原因广泛。此酶属金属酶，在自然界分布极广。

SOD 的活性测定方法有数十种，这里介绍国内外常用的 2 种方法。

(1) 黄嘌呤氧化酶-细胞色素 c 法（Mecord J.M.& Fridovich I. 经典法，简称 550nm 法）。

① 酶活力单位定义。一定条件下，3mL 的反应液中，每分钟抑制氧化型细胞色素 c 还原率达 50% 的酶量定为一个活力单位。

② 测定系统。0.5mL、pH7.8、300mmol/L 磷酸盐缓冲液，其中含 0.6mmol/L 的 EDTA；0.5mL、6×10^{-5} mol/L 氧化型细胞色素 c 溶液；0.5mL、0.3mmol/L 黄嘌呤溶液；1.3mL 蒸馏水，在 25℃ 保温 10min，最后加入 0.2mL、1.7×10^{-3} U/mg 蛋白的黄嘌呤氧化酶溶液，并立即计时，速率变化在 2min 内有效，要求还原速率控制在每分钟 0.025A。测定活性时，加入 0.3mL 被测 SOD 溶液，蒸馏水相应减至 1.0mL，并控制 SOD 浓度，使氧化型细胞色素 c 还原速率的 A 值降为 0.0125A/min。活性计算公式：

$$SOD 活性（U/mL）=\frac{0.025-加酶后还原速率}{\frac{0.025}{50\%}}\times\frac{\overline{V}_总}{\overline{V}_{定义体积}}\times\frac{酶稀释倍数}{取酶体积} \tag{8-11}$$

式中，$\overline{V}_总 : \overline{V}_{定义体积}=3:3$。

(2) 微量连苯三酚自氧化法（简称 325nm 法）

① 活力单位定义。在一定条件下，1mL 反应液中，每分钟抑制连苯三酚在 325nm 波长处自氧化速率达 50% 的酶量为一个活性单位。

② 测定系统。2.99mL、pH8.2、50mmol/L Tris-HCl 缓冲液，其中含 1mmol/L EDTA-2Na，在 25℃ 预保温 10min，最后加入约 10μL、50mmol/L 连苯三酚（配制于 10mmol/L HCl 中）使反应体积在 3mL，计时，自氧化速率变化在 4min 内有效，控制连苯三酚自氧化速率为 0.070A/min，测 SOD 活性时，加入约 0.4mL 的 SOD 溶液，缓冲液相应减至 2.55mL，并控制 SOD 浓度，使连苯三酚自氧化速率 A 降为 0.35A/min 左右。

计算公式：

$$\text{SOD 活性（U/mL）} = \frac{0.070 - \text{加酶后自氧化速率}}{\frac{0.070}{50\%}} \times \overline{V}_{总} / \overline{V}_{定义体积} \times \text{酶稀释倍数} / \text{取酶体积}$$

(8-12)

式中，$\overline{V}_{总} : \overline{V}_{定义体积} = 3 : 1$。

2. 效价测定

【示例一】 凝血酶（thrombin）的效价测定

本品为牛血或猪血中提取的凝血酶原、经激活而得的凝血酶的无菌冻干制品，按无水物计算，每毫克效价不得少于 10 单位，含凝血酶应为标示量的 80%～150%，它的测定方法如下所述。

(1) 纤维蛋白原溶液的配制　取纤维蛋白原约 30mg，精密称定，用 0.9% 氯化钠溶液 1.5mL 溶解，加凝血酶 0.1mL（约 3 单位），快速摇匀，室温放置约 1h 至完全凝固，取出凝固物，用水洗至洗出液加硝酸银不产生浑浊，在 105℃ 干燥 3h，称取重量，计算纤维蛋白原中含凝固物的百分含量（%）；然后用 0.9% 氯化钠溶液制成含 0.2% 凝固物的纤维蛋白原溶液，用 0.05mol/L 磷酸氢二钠液调节 pH 值至 7.0～7.4，再用 0.9% 氯化钠溶液稀释成含 0.1% 凝固物的溶液，备用。

(2) 标准曲线的绘制　取凝血酶标准品，用 0.9% 氯化钠溶液分别制成每毫升含 5.0、6.4、8.0、10.0 单位的标准溶液，另取内径 1cm、长 10cm 的试管 4 支，各精密加入纤维蛋白原溶液 0.9mL，置于 37℃±0.5℃ 水浴中保温 5min，再分别精密量取上述 4 种浓度的标准溶液各 0.1mL，迅速加入上述各试管中，立即计时，摇匀，置于 37℃±0.1℃ 水浴中，观察纤维蛋白的初凝时间，每种浓度测 5 次，求平均值（5 次测定中的最大值与最小值的差不得超过平均值的 10%，否则重测）。标准溶液的浓度应控制凝结时间在 14～60s 为宜，在双对数坐标纸上，以每管中标准品实际单位数（U）为横坐标，凝结时间（s）为纵坐标，绘制标准曲线，求出回归方程。

(3) 测定方法　取本品 3 瓶，分别精密称定其内容物质量，每瓶按标示量分别加 0.9% 氯化钠溶液制成与标准曲线浓度相当的溶液，精密吸取 0.1mL，按标准曲线的绘制方法平行测定 5 次，求出凝结时间的平均值（误差要求同标准曲线），在标准曲线上或用直线回归方程求得单位数后，按以下公式计算：

$$\text{凝血酶(单位/mg)} = \frac{U \times 10 \times V}{W}$$

(8-13)

$$\text{凝血酶(单位/瓶)} = U \times 10 \times V$$

式中，U 为 0.1mL 供试液在标准曲线上读得的实际单位数；V 为每瓶供试品溶解后的体积，mL；W 为每瓶供试品的质量，mg。

并计算出每瓶相当于标示量的百分数。

(4) 注意事项　每瓶效价均应符合规定，如有一瓶不符合规定，另取 3 瓶复试均应符合规定。

【示例二】 玻璃酸酶（hyaluronidase）的效价测定

本品是从哺乳动物睾丸中提取的一种能水解玻璃酸黏多糖的酶，每毫克的效价不得少于 300 单位，其测定方法如下所述。

(1) 标准品溶液的配制　取玻璃酸酶标准品适量，精密称定，加冷的水解明胶稀释液制成每毫升含 1.5 单位的溶液，临用时配制。

(2) 供试品溶液的配制　按估计单位，精密称取供试品适量，加冷的水解明胶稀释液制成每毫升约含 1.5 单位的溶液，临用时配制。

(3) 标准曲线的绘制　取大小相同的试管 12 支，按顺序加入标准品溶液 0mL、0.10mL、0.20mL、0.30mL、0.40mL 与 0.50mL，每份各 2 支，再依次相应加入冷的水解明胶稀释液 0.50mL、0.40mL、0.30mL、0.20mL、0.10mL 和 0mL，每隔 30s 顺序加入玻璃酸钾液 0.5mL，使每管的总体积为 1.0mL，摇匀，置 37℃±0.5℃ 水浴中，每管准确保温 30min 后，每间隔 30s 顺序取出，立即加入血清液 4.0mL，摇匀，在室温放置 30min，摇匀，在 640nm 波长处测定吸收度，同时以磷酸盐缓冲液 0.5mL 代替玻璃酸钾溶液，加冷的水解明胶稀释液 0.5mL，摇匀，按上述方法自"置 37℃±0.5℃的水浴中"起同样操作，作为空白，以吸收度为纵坐标，标准品溶液的单位数为横坐标，绘制标准曲线。

(4) 测定方法　取大小相同的试管 6 支，依次加入供试溶液 0.2mL、0.3mL 与 0.4mL，每份 2 支；再依次加入冷的水解明胶稀释液 0.3mL、0.2mL 与 0.1mL，照标准曲线项下自"每隔 30s 顺序加入玻璃酸钾液 0.5mL"起，依法测定，自标准曲线上查得单位数后，分别除以供试品的质量（mg），算出 6 份供试品的平均数，即为玻璃酸酶的效价单位。

附注：① 醋酸-醋酸钾缓冲液的配制。取醋酸钾 14g 与冰醋酸 20.5mL，加水使成 1000mL。

② 磷酸盐缓冲液的配制。取磷酸二氢钠 2.5g，无水磷酸氢二钠 1.0g 与氯化钠 8.2g，加水使成 1000mL。

③ 水解明胶的配制。取明胶 50g，加水 1000mL，在 121℃ 加热 90min，然后冷冻干燥。

④ 水解明胶稀释液的配制。取磷酸盐缓冲液与水各 250mL，加水解明胶 330mg，摇匀，在 0～4℃ 保存，如溶液不发生浑浊，可继续使用。

⑤ 血清贮备液的配制。取新鲜牛血清或冻干牛血清（先用水溶解并稀释至标示量体积）1 份，加醋酸-醋酸钾缓冲液 9 份稀释，再以 4mol/L 盐酸溶液调节 pH 值至 3.1，放置 18～24h 后再用。在 0～4℃ 保存，可应用 30d。

⑥ 血清溶液的配制。血清贮备液中血清总固体（取牛血清适量，置装有洁净砂粒并在 105℃ 干燥至恒重的坩埚中，置水浴上蒸干后，再在 105℃ 干燥至恒重）在 8% 左右者，取 1 份，用醋酸-醋酸钾缓冲液 3 份稀释；血清总固体在 5% 左右者取 1 份，用醋酸-醋酸钾缓冲液 2 份稀释，临用时配制。

⑦ 玻璃酸钾贮备液的配制。取预先经五氧化二磷减压干燥 48h 的玻璃酸钾，加水制成每毫升含 0.5mg 的溶液，在 0℃ 以下保存，可应用 30d。

⑧ 玻璃酸钾溶液的配制。取玻璃酸钾贮备液 1 份，用磷酸盐缓冲液 1 份稀释，临用时配制。

本 章 小 结

本章介绍了氨基酸、肽类、蛋白类和酶类药物的主要检验内容和分析方法，包括理化分析法、光谱法、电泳法、色谱法和生物测定法等。在这几类药物的分析中，可分别利用它们不同的理化性质、旋光性质、光谱特征、色谱特征等进行定性与定量分析，其中，某些肽类、蛋白类和酶类药物，需要利用生物法进行效价测定及酶活力测定，也有部分的生物测定方法已可以采用高效液相色谱法代替，另外，需要注意的是在这几类药物的杂质检查项中，有一些比较特殊的检查内容，包括高分子杂质限量、不同分子组分比以及脂肪含量限度等。

思 考 题

1. 简述氨基酸类药物的常用的几种含量测定方法。
2. 试述非水滴定法测定酪氨酸的原理、非水滴定中终点指示的方法及原理以及应用非水滴定法的注意事项。
3. 简述尿激酶、溶菌酶、SOD 的效价测定方法的原理。
4. 试述胰岛素生物效价测定方法的原理和方法。

第九章 糖类、脂类和核酸类药物的分析

第一节 糖类药物的分析

一、概述

糖类化合物是指具有多羟基醛或多羟基酮结构的一类化合物。按照含有糖基数目的不同，糖类化合物可分为以下几类：①单糖及其衍生物，如葡萄糖、果糖、维生素 C 等。②低聚糖（寡糖），如蔗糖、麦芽糖、乳糖等。③多糖类，如右旋糖酐、淀粉、纤维素、肝素等。

动物来源的多糖以黏多糖为主，黏多糖是一类含有氨基己糖与糖醛酸的多糖，是动物体内的蛋白多糖分子中的糖链部分。在多糖类药物中有相当一部分是属于黏多糖，如肝素、硫酸软骨素、透明质酸等，它们在抗凝、降血脂、抗肿瘤、抗病毒、抗菌和增强免疫作用等方面的应用越来越受到重视。

目前，在临床上使用广泛的糖类药物主要有：葡萄糖、右旋糖酐、甘露醇、肝素、硫酸软骨素和一些植物多糖、真菌多糖等。关于糖类药物的分析方法分述如下。

二、物理常数测定

1. 比旋度

多数糖类药物均有一定的比旋度，可按药典附录比旋度测定法进行测定。

【示例】 肝素钠的比旋度测定

取本品，精密称定，加水溶解并定量稀释制成每 1mL 中约含 40mg 的溶液，依法测定，比旋度应不小于 $+50°$。

2. 溶解度

溶解度是药物的一种物理性质，按照药典关于溶解度的要求，测定糖类药物在水中、有机溶剂中、稀酸或稀碱中的溶解度。

例如，《中国药典》（2010 年版）对硫酸软骨素的溶解特性的要求是：本品在水中易溶，在乙醇、丙酮或冰醋酸中不溶。

三、鉴别试验

1. 沉淀反应

葡萄糖的鉴别试验之一是：取本品约 0.2g，加水 5mL 溶解后，缓缓滴入微温的碱性酒石酸铜试液中，即生成氧化亚铜的红色沉淀。

2. 红外分光光度法

硫酸软骨素钠的鉴别试验之一是：本品的红外光吸收图谱应与硫酸软骨素钠对照品的图谱一致。

3. 高效液相色谱法

肝素钠的鉴别试验之一，按高效液相色谱法测定，供试品溶液主峰的保留时间应与对照

溶液主峰的保留时间一致。

四、检查

1. 分子量与分子量分布

【示例】 右旋糖酐 20 的"分子量与分子量分布"项检查

内容如下所述。

取本品适量,加流动相制成每 1mL 中约含 10mg 的溶液,振摇,室温放置过夜,作为供试品溶液。另取 4~5 个已知分子量的右旋糖酐对照品,同法制成每 1mL 中各含 10mg 的溶液作为对照品溶液。照分子排阻色谱法,用多糖测定用凝胶柱,以 0.71％硫酸钠溶液(内含 0.02％叠氮化钠)为流动相,柱温 35℃,流速为每分钟 0.5mL,示差折光检测器。

称取葡萄糖和葡聚糖 2000 适量,分别用流动相制成每 1mL 中约含 10mg 的溶液,取 20μL 注入液相色谱仪,测得保留时间 t_T 和 t_0;供试品溶液和对照品溶液色谱图中主峰的保留时间 t_R 均应在 t_T 和 t_0 之间。理论板数按葡萄糖峰计算不小于 5000。

取上述各对照品溶液 20μL,分别注入液相色谱仪,记录色谱图,由 GPC 软件计算回归方程。取供试品溶液 20μL,同法测定,用 GPC 软件算出供试品的重均分子量及分子量分布。本品 10％大分子部分重均分子量不得大于 70000,10％小分子部分重均分子量不得小于 3500。

2. 总氮量

【示例】 肝素钠中"总氮量"检查

内容如下所述。

取本品,照氮测定法(药典附录Ⅶ D 第二法)测定,按干燥品计算,含总氮量应为 1.3％~2.5％。

3. 残留溶剂

【示例】 肝素钠中"残留溶剂"检查

内容如下所述。

称取正丙醇适量,加水制成每 1mL 中含 80μg 的溶液作为内标溶液。精密称取甲醇、乙醇、丙酮适量,加内标溶液定量稀释制成每 1mL 中分别含甲醇 400μg、乙醇 400μg 和丙酮 80μg 的混合溶液,精密量取 3mL 置预先加入 500mg 氯化钠的顶空瓶中,密封瓶口,作为对照品溶液。取本品约 2.0g,精密称定,置 10mL 量瓶中,加内标溶液溶解并稀释至刻度,摇匀。精密量取此溶液 3mL,置预先加入 500mg 氯化钠的顶空瓶中,密封瓶口,作为供试品溶液。照残留溶剂测定法试验。以(6％)氰丙基苯基-(94％)二甲基聚硅氧烷为固定液(或极性相似的固定液)的毛细管柱为色谱柱,柱温:40℃保持 4min,以 3℃/min 的速率升至 58℃,再以 20℃/min 的速率升至 160℃;检测器为氢火焰离子化检测器(FID),检测器温度为 250℃;进样口温度为 160℃。顶空进样,顶空瓶平衡温度为 90℃,平衡时间为 20min,进样体积为 1.0mL。取对照品溶液进样测试,记录色谱图,出峰顺序依次为丙酮、甲醇、乙醇、正丙醇,相邻各色谱峰间分离度应大于 1.5。分别取供试品溶液与对照品溶液顶空进样,记录色谱峰,按内标法以峰面积计算,本品含甲醇不得过 0.3％,乙醇不得过 0.5％,丙酮不得过 0.5％。

五、含量测定方法

1. 旋光光度法

【示例】 右旋糖酐的含量测定

右旋糖酐是由细菌发酵生产的微生物多糖,产物的分子量范围很大,临床上使用的是平均分子量为 16000~24000、32000~42000、64000~76000 的右旋糖酐 20、右旋糖酐 40、右旋糖酐 70,它们均是用作代血浆。

右旋糖酐的含量测定采用了旋光光度法，系根据右旋糖酐水溶液的旋光度在一定范围内与浓度成正比的关系来测定其含量的。右旋糖酐20的含量测定方法如下所述。

精密量取本品10mL，置25mL（6%规格）或50mL（10%规格）量瓶中，加水稀释至刻度，摇匀，照旋光度测定法测定，按下式计算右旋糖酐的含量。

$$C = 0.5128\alpha \tag{9-1}$$

式中，C 为每100mL注射液中含右旋糖酐20的质量，g；α 为测得的旋光度×稀释倍数2.5（6%规格）或5.0（10%规格）。

2. 滴定法

【示例】 甘露醇的含量测定

甘露醇为临床上常用的脱水药，可从海藻、海带中提取，或利用米曲霉发酵生产，或利用葡萄糖进行电解转化生产，其含量测定方法如下所述。

取本品约0.2g，精密称定，置250mL量瓶中，加水使溶解并稀释至刻度，摇匀；精密量取10mL，置碘瓶中，精密加入高碘酸钠溶液［取硫酸溶液（1→20）90mL与高碘酸钠溶液（2.3→1000）110mL混合制成］50mL，置水浴上加热15min，放冷，加碘化钾试液10mL，密塞，放置5min，用硫代硫酸钠滴定液（0.05mol/L）滴定，至近终点时，加淀粉指示液1mL，继续滴定至蓝色消失，并将滴定的结果用空白试验校正。每1mL硫代硫酸钠滴定液（0.05mol/L）相当于0.9109mg的 $C_6H_{14}O_6$。

3. 高效液相色谱法

【示例】 硫酸软骨素的效价测定

硫酸软骨素系自猪的喉骨、鼻中骨、气管等软骨组织提取制得的硫酸化链状黏多糖钠盐，其含量测定可以采用分光光度法，不过，2010年版的《中国药典》采用了高效液相色谱法进行测定，方法如下所述。

（1）色谱条件与系统适用性试验 用强阴离子交换硅胶为填充剂，以水（用稀盐酸调节pH值至3.5）为流动相A，以2mol/L氯化钠溶液（用稀盐酸调节pH值至3.5）为流动相B；流速为1.0mL/min，检测波长为232nm。按下表进行线性梯度洗脱。取对照品溶液，注入液相色谱仪，组分流出顺序为硫酸软骨素B、硫酸软骨素C和硫酸软骨素A，硫酸软骨素B峰、硫酸软骨素C峰和硫酸软骨素A峰的分离度均应符合要求。

时间/min	流动相A/%	流动相B/%
0	100	0
4	100	0
45	50	50

（2）对照品溶液的制备 精密称取经105℃干燥至恒重的硫酸软骨素钠对照品0.1g，置10mL的量瓶中，用水溶解并稀释至刻度，摇匀，以0.45μm的滤膜过滤，作为对照品溶液。

（3）供试品溶液的制备 取本品约0.1g，精密称定，置10mL的量瓶中，用水溶解并稀释至刻度，摇匀，以0.45μm的滤膜过滤，作为供试品溶液。

（4）测定法 量取对照品溶液与供试品溶液各100μL，各取两份，分别置具塞试管中，各加入50mmol/L三羟甲基氨基甲烷缓冲液（取三羟甲基氨基甲烷6.06g与三水乙酸钠8.17g，用水溶解成900mL，用盐酸试液调节pH至8.0，加水至1000mL，即得）800μL，充分混匀后，加入软骨素ABC酶液（称取适量，用50mmol/L三羟甲基氨基甲烷缓冲液稀释成每1μL含0.001单位后使用）100μL后，摇匀，置于37℃水浴中反应1h，取出，在100℃加热5min后，用冷水冷却至室温，以10000r/min离心20min，取上清液，以0.45μm的滤膜过滤，分别得对照品溶液和供试品溶液的测定液，精密量取20μL注入液相色谱仪，记录色谱图。按外标法以硫酸软骨素 A、B 和 C 的面积之和计算硫酸软骨素的含量。

4. 生物法

【示例】 肝素的效价测定

肝素系自猪或牛的肠黏膜中提取的硫酸氨基葡聚糖的钠盐,属黏多糖类物质,具有延长血凝时间的作用。药典规定,按干燥品计算,每 1mg 肝素钠的效价不得少于 170 单位。同时,规定其肝素原料来源须有一定的质量保证,生产过程要有病毒灭活的工艺验证,确保不被外来物质污染和去除有害的污染物。

肝素的效价测定采用生物检定方法,系比较肝素标准品(S)与供试品(T)延长新鲜兔血或兔、猪血浆凝结时间的作用,以测定供试品的效价。测定方法如下所述。

(1) 标准溶液的配制　精密称取肝素标准品适量,按标示效价加灭菌水溶解,使成每毫升含 100 单位的溶液,分装于适宜的容器内,4～8℃贮存,如无沉淀析出,可在 3 个月内使用。

(2) 标准稀释液的配制　精密量取标准溶液,按高、中、低剂量组(d_{S_3}、d_{S_2}、d_{S_1})用 0.9%氯化钠溶液配成三种浓度的稀释液,相邻两浓度的比值(r)应相等;调节剂量使低剂量组各管的平均凝结时间较不加肝素对照管组明显延长。高剂量组各管的平均凝结时间,用新鲜兔血者以不超过 60min 为宜,其稀释一般可配成每毫升含肝素 2～5 单位,r 为 1:0.7 左右;用血浆者以不超过 30min 为宜,其稀释一般可配成每毫升含肝素 0.5～1.5 单位,r 为 1:0.85 左右。

(3) 供试溶液与稀释液的配制　按供试品的标示量或估计效价(A_T)照标准溶液与稀释液的配制法配成高、中、低(d_{T_3}、d_{T_2}、d_{T_1})三种浓度的稀释液。相邻两浓度之比值(r)应与标准稀释溶液相等,供试品与标准品各剂量组的凝结时间应相近。

(4) 血浆的制备　迅速收集兔或猪血置预先放有 8%枸橼酸钠溶液的容器中,枸橼酸钠液与血液容积之比为 1:1.9,边收集边轻轻振摇,混匀,离心约 20min(离心力不超过 1500 g 为宜,g 为重力常数),立即分出血浆,分成若干份分装于适宜容器中,低温冻结贮存,临用时置 37℃±0.5℃水浴中融化,用两层纱布滤过,使用过程中在 4～8℃放置。

(5) 检定方法　①新鲜兔血:取管径均匀(0.8cm×3.8cm)、清洁干燥的小试管若干支,每管加入一种浓度的标准或供试稀释液 0.1mL,每种浓度不得少于 3 管,各浓度的试管支数相等。取刚抽出的兔血适量,分别注入小试管内,每管 0.9mL,立即混匀,避免产生气泡,并开始计算时间,将小试管置 37℃±0.5℃恒温水浴中,从采血时起至小试管放入恒温水浴的时间不得超过 3min,注意观察并记录各管血凝血时间。②血浆:取上述规格的小试管若干支,分别加入血浆一定量,置 37℃±0.5℃恒温水浴中预热 5～10min 后,依次每管加入一种浓度的标准或供试稀释液及 1%氯化钙液(每种浓度不得少于 3 管,各浓度的试管支数相等),血浆、肝素稀释液和氯化钙溶液的加入量分别为 0.5mL、0.4mL 和 0.1mL,加入氯化钙溶液后立即混匀,避免产生气泡,并开始计算时间,注意观察并记录各管的凝结时间,将各管凝结时间换算成对数,照生物检定统计法中的量反应平行线测定法计算效价及实验误差。

注意事项:检定法①的可信限率(FL%)不得大于 10%;检定法②的可信限率(FL%)不得大于 5%。

附:低分子肝素

低分子肝素(low molecular weight heparin,LMWH 或 low molecular mass heparin,LMMH)是 20 世纪 70 年代末发展起来的一类抗血栓药物,是由肝素分级或降解而得,其平均分子量一般小于 8000。欧洲药典(EPⅢ)和英国药典(1993 年版增补本)规定至少有 60%量的 LMWH,其相对分子质量小于 8000,并规定其抗-FXa 活性不得低于 70IU/mg,

抗FXa/抗FⅡa不得低于1.5。其检验方法如下所述。

1. 抗FXa活性和抗FⅡa活性的测定

LMWH的体外活性测定一般包括抗FXa效价和抗FⅡa效价。其测定的基本原理同肝素的"生色底物法"。LMWH的标准品采用第一次国际标准品,该标准品于1987年建立,是由世界卫生组织于1986年12月在第37次会议上通过建立的,编码85/600。其每一安瓿装有冻干的LMWH钠盐10.0mg。该标准品的生物活性由25个实验室,采用6种方法,测了284次而得出,每一安瓿含有1680抗FXa活性单位和665抗FⅡa活性单位。LMWH的平均分子量及其分布很重要。该标准品的平均相对分子质量为5000,相对分子质量范围在2000~9000者占90%。它是由猪肠黏膜肝素通过亚硝酸控制降解法而生产的。

(1) 抗FXa活性测定　根据标准品的抗FXa活性和供试品的估计活性,用pH7.4的Tris-盐酸缓冲液分别配制4个浓度的系列溶液,浓度范围为0.025~0.20IU/mL。按两份平行实验共标记16个试管,供试品标记为T_1、T_2、T_3和T_4,标准品标记为S_1、S_2、S_3和S_4。向每个试管中加入1IU/mL的抗凝血酶Ⅲ50μL,并加入上述稀释好的LMWH供试品溶液和标准品溶液,混匀后在37℃保温1min,然后向每个试管中加入牛的FXa溶液100μL。准确保温1min后,各加入生色底物R_1 250μL,准确反应4min,加入醋酸375μL停止反应。以pH7.4的Tris-盐酸缓冲液作空白对照,用半微量比色皿在405nm波长处测定吸收度。以吸收度对标准品溶液浓度的对数作回归曲线,并用常规的平行线统计法计算供试品的抗FXa活性。

(2) 抗FⅡa活性测定　抗FⅡa活性测定方法类似抗FXa活性测定的步骤,所不同的是抗凝血酶Ⅲ的浓度为0.5IU/mL,生色底物为R_2,FXa改为凝血酶。

生色底物R_1为pH8.4,0.0005mol/L的N-α-苄氧羰基-D-精氨酰-L-甘氨酰-精氨酸-对硝基苯胺二盐酸盐的Tris-EDTA溶液;生色底物R_2为pH8.4,0.0005mol/L的D-苯丙氨酰-哌嗪-精氨酸-对硝基苯胺二盐酸盐的Tris-EDTA溶液;牛的FXa溶液用pH7.4的Tris-盐酸缓冲液配制,使其作空白对照时在405nm波长处吸收度的变化值每分钟不超过0.15~0.20;凝血酶溶液为以pH7.4的Tris-盐酸配制的浓度为5IU/mL的溶液。

2. 平均分子量的测定

LMWH的分子量及分子量分布是一项重要指标,欧洲药典和英国药典均规定采用高效液相色谱(HPLC)法来测定,并制定了一种以肝素酶降解的LMWH作为分子量标准品,其数均分子量$M_{na}=3700$,每瓶装有25mg。以此为标准所测得的分子量较接近于真实值。

LMWH的平均分子量及分子量分布范围的测定方法如下。

(1) 溶液　流动相为pH5.0的2.85mg/mL的硫酸钠溶液;分子量标准品溶液和供试品溶液的浓度为10mg/mL。

(2) 色谱条件　色谱柱为30cm×7.5mm;填料为多孔二氧化硅珠(5μm);理论塔板数为20000,对蛋白质的相对分子质量分离范围为15000~100000;流速为0.5mL/min;检测器为UV分光光度计和示差折光仪(RI)。

(3) 测定与计算　注入分子量标准品溶液25μL,用UV检测器(波长为234nm)与柱的出口相连,RI检测器与UV检测器出口相连,准确测出两个检测器之间的时间差,以便正确校准色谱图,校准中使用的保留时间应是来自RI检测器的保留时间。

首先计算RI与UV_{234}的面积比r:$r=\dfrac{\sum RI}{\sum UV_{234}}$

并计算因子f:$f=\dfrac{M_{na}}{r}$,色谱峰上任一点的分子量为:$M=f\dfrac{RI}{UV_{234}}$

注入供试品溶液25μL,并记录样品峰和溶剂峰完全洗脱这段时间的色谱图。重均分子

量 M_{wa} 按下式计算：

$$M_{wa}=\frac{\sum(\mathrm{RI}_i M_i)}{\sum \mathrm{RI}_i} \tag{9-2}$$

式中，RI_i 为组分 i 的洗脱量；M_i 为相应组分 i 的分子量。

第二节　脂类药物分析

一、概述

脂类系脂肪、类脂及其衍生物的总称。其中具有特定的生理、药理效应者称为脂类药物。脂类药物的共同性质是微溶或不溶于水，易溶于氯仿、乙醚、苯、石油醚等有机溶剂，即具有脂溶性。目前，应用广泛的脂类药物有熊去氧胆酸（ursodesoxycholic acid）、鹅去氧胆酸（chenodeoxycholic acid）、谷固醇（sitosterol）、辅酶 Q_{10}（coenzyme Q_{10}）和大豆磷脂、卵磷脂等。

二、脂类药物的含量测定方法

1. 酸碱滴定法

熊去氧胆酸和鹅去氧胆酸因其分子结构中均含有羧基，可以酚酞为指示剂，用氢氧化钠滴定液进行滴定。

2. 重量法

谷固醇（sitosterol）的含量测定：谷固醇可溶于无水乙醇，在水浴中煮沸，加入洋地黄皂苷乙醇液后，取出，静置过夜，即可产生沉淀，用垂熔坩埚滤过，用丙醇-水-乙醇（73：18：9）进行洗涤 3 次（8mL、4mL、4mL），然后在 105℃ 干燥 3h，称重，即得（每 1g 沉淀物相当于 0.253g 谷固醇）。

3. 紫外分光光度法

【示例一】　**大豆磷脂**（soya lecithin）**中磷的含量测定**

大豆磷脂中含有磷，加入硫酸和硝酸后在凯氏烧瓶中加热至淡黄色，再缓缓加入过氧化氢溶液，使之褪色，继续加热 30min，即成为磷酸，然后与钼酸铵试剂作用生成磷钼酸，再与亚硫酸钠和对苯二酚试液作用生成钼蓝，在 620nm 波长处测定，并与磷酸二氢钾标准液按同样方法操作，测得的吸收度比较，即可计算出大豆磷脂中磷的含量。

【示例二】　**胆红素**（bilirubin）**的含量测定**

胆红素存在于人及多种动物胆汁中，也是天然牛黄和人工牛黄的主要成分。人工牛黄中的胆红素的含量测定方法如下所述。

(1) 对照品溶液的制备　取胆红素对照品约 10mg，精密称定，置 100mL 棕色量瓶中，加三氯甲烷溶解并稀释至刻度，摇匀，精密量取 5mL，置 50mL 棕色量瓶中，加乙醇至刻度，摇匀，即得（每 1mL 中含胆红素 $10\mu g$）。

(2) 标准曲线的制备　精密量取对照品溶液 1mL、2mL、3mL、4mL、5mL，置具塞试管中，分别加乙醇至 9mL，各精密加重氮化溶液（甲液：取对氨基苯磺酸 0.1g，加盐酸 1.5mL 与水适量使成 100mL；乙液：取亚硝酸钠 0.5g，加水使溶解成 100mL，置冰箱内保存。用时取甲液 10mL 与乙液 0.3mL，混匀）1mL，摇匀，于 15~20℃ 暗处放置 1h，以相应的试剂为空白，照紫外-可见分光光度法，在 533nm 波长处测定吸光度，以吸光度为纵坐标、浓度为横坐标、绘制标准曲线。

(3) 测定法　取本品细粉 10mg，精密称定，置锥形瓶中，加三氯甲烷和乙醇（7：3）的混合溶液 60mL、盐酸 1 滴，摇匀，置水浴中加热回流约 30min，放冷，移至 100mL 棕色量瓶中。容器用少量混合溶液洗涤，并入同一量瓶中，加上述混合溶液至刻度，摇匀。精密量取上清液 10mL，置 50mL 棕色量瓶中，加乙醇至刻度，摇匀。精密量取 3mL，置具塞试管中，照标准曲线的制备项下的方法，自"加乙醇至 9mL"起，依法测定吸光度，从标准曲线上读出供试品溶液中含胆红素的质量（mg），计算，即得。

4. 气相色谱法

【示例】 鱼油多不饱和脂肪酸中二十碳五烯酸（EPA）和二十二碳六烯酸（DHA）的含量测定

鱼油多不饱和脂肪酸含二十碳五烯酸（EPA）和二十二碳六烯酸（DHA）等多不饱和脂肪酸（polyunstaurated fatty acid，PUFA）。EPA 的分子式为 $C_{20}H_{30}O_2$，相对分子质量为 302.44；DHA 的分子式为 $C_{22}H_{32}O_2$，相对分子质量为 328.47。EPA 和 DHA 为鱼油多不饱和脂肪酸的主要组成成分，不同来源和不同的制备方法获得的产品所含两者的比例有所差别。

鱼油多不饱和脂肪酸为黄色透明的油状液体，有鱼腥臭。鱼油多不饱和脂肪酸不稳定，其酯有利于蒸馏分离，故多以其酯的形式作为药用。现以鱼油多不饱和脂肪酸乙酯的一种产品为例，介绍其检验方法。

山东省药品标准规定，本品系用鲭鱼油、沙丁鱼油或马面鲀鱼油经乙酯化，浓缩精制加适量稳定剂制成。含二十碳五烯酸乙酯（$C_{22}H_{34}O_2$）和二十二碳六烯酸乙酯（$C_{24}H_{36}O_2$）的总量不得少于 70.0%。

其含量测定照中国药典气相色谱法测定。

（1）仪器及性能要求　以聚二乙二醇酯（DEGS）为固定相，涂布浓度为 10%，载体 Chromosorb W AWDMCS 80-100 柱长 1.0～1.5m，内径为 3mm，柱温 185℃，进样温度 250℃，最小峰面积 500。

（2）对照品溶液的制备　分别称取二十碳五烯酸乙酯、二十二碳六烯酸乙酯对照品适量，用乙醚稀释成每 1mL 中约含 8mg 的溶液。

（3）供试品溶液的制备　取本品 0.1g，加乙醚 1mL 溶解。

（4）测定法　取对照品溶液和供试品溶液，分别进样，每次约 2μL，使二十二碳六烯酸乙酯峰高为满量程的 80%～100%，用对照品保留时间定性，除去溶剂峰面积后，用面积归一化法计算二十碳五烯酸乙酯和二十二碳六烯酸乙酯含量。

第三节　核酸类药物的分析

一、概述

核酸类药物是指具有药用价值的核酸、核苷酸、核苷以及碱基。核酸类药物可分为两大类，第一类为具有天然结构的核酸类物质，如 DNA、RNA、ATP、GTP、CTP、UTP、肌苷、肌苷酸、混合核苷酸、辅酶 A、辅酶 I 等，它们多数是生物体自身能够合成的物质，在具有一定临床功能的前提下，毒副作用小，它们的生产基本上都可以经微生物发酵或从生物资源中提取。第二类为自然结构核酸类物质的类似物和聚合物，包括叠氮胸苷、阿糖腺苷、阿糖胞苷、三氮唑核苷、聚肌胞等，它们是当今人类治疗病毒、肿瘤、艾滋病等重大疾病的主要药物，也是产生干扰素、免疫抑制的临床药物，它们主要通过酶法合成或化学合成得到。

二、常用核酸类药物的分析与检验

1. 肌苷的质量分析

肌苷（inosine），为9β-D-核糖次黄嘌呤，是由次黄嘌呤与核糖结合而成，是临床上常用的细胞代谢改善药物，需遮光、密闭保存，常用的剂型为肌苷口服溶液、肌苷片、肌苷注射液和肌苷胶囊等。

质量检验方法如下所述。

(1) **性状** 本品为白色结晶性粉末；无臭，味微苦，在水中略溶，在三氯甲烷或乙醇中不溶，在稀盐酸和氢氧化钠试液中易溶。按干燥品计算，含 $C_{10}H_{12}N_4O_5$ 应为98.0%~102.0%。

(2) **鉴别**

① 取 0.01%供试品溶液适量，加等体积的 3,5-二羟基甲苯溶液（取 3,5-二羟基甲苯与三氯化铁各 0.1g，加盐酸使成 100mL），混匀，在水浴中加热约 10min，即显绿色。

② 取 1%供试品溶液适量，加氨制硝酸银试液数滴，即产生白色胶状沉淀。

③ 在含量测定项下记录的色谱图中，供试品溶液主峰的保留时间应与对照品溶液主峰的保留时间一致。

④ 本品的红外光吸收图谱应与对照的图谱一致。

(3) **检查**

① 溶液的透光率。取本品 0.5g，加水 50mL 使溶解，照紫外-可见分光光度法，在 430nm 的波长处测定透光率，不得低于 98.0%（供注射用）。

② 干燥失重。取本品，在 105℃ 干燥至恒重，减失重量不得过 1.0%。

③ 炽灼残渣。不得过 0.1%（供注射用），或不得过 0.2%（供口服用）。

④ 重金属 取本品 1.0g，按药典附录中重金属检查中的第三法依法检查，含重金属不得过百万分之十。

⑤ 有关物质。取本品，加水制成每 1mL 中含 0.5mg 的溶液，作为供试品溶液；精密量取 1mL，置 100mL 量瓶中，加水稀释至刻度，摇匀，作为对照溶液。照含量测定项下的色谱条件，取对照溶液 20μL 注入液相色谱仪，调节检测灵敏度，使主成分峰的峰高为满量程的 20%，再精密量取供试品溶液与对照溶液各 20μL，分别注入液相色谱仪，记录色谱图至主峰保留时间的 2 倍。供试品溶液色谱图中各杂质峰面积的和不得大于对照溶液的主峰面积。

(4) **含量测定** 照高效液相色谱法测定。

① 色谱条件与系统适用性试验。用十八烷基硅烷键合硅胶为填充剂；以甲醇-水（10:90）为流动相；检测波长为 248nm。理论塔板数按肌苷峰计算不小于 2000。

② 测定法。取本品适量，精密称定，加水溶解制成每 1mL 中约含 20μg 的溶液，摇匀，精密量取 20μL 注入液相色谱仪，记录色谱图；另精密称取对照品适量，同法测定，按外标法以峰面积计算，即得。

2. 三氮唑核苷的质量分析

三氮唑核苷（ribavirin），又名利巴韦林，商品名病毒唑。三氮唑核苷由核糖的第一位碳原子与三叠氮羧基酰胺连接形成。本品为临床应用广泛的抗病毒药物。

质量检验方法如下所述。

本品为 1-β-D-呋喃核糖基-1H-1,2,4-三氮唑-3-羧酰胺。按干燥品计算，含 $C_8H_{12}N_4O_5$ 应为 98.5%~101.5%。

(1) **性状** 本品为白色结晶性粉末；无臭，无味。本品在水中易溶，在乙醇中微溶，在乙醚或三氯甲烷中不溶。

(2) **比旋度** 取本品，精密称定，加水制成每 1mL 中含 40mg 的溶液，依法测定，比旋度为 -35.0°~-37.0°。

（3）鉴别

① 取本品约 0.1g，加水 10mL 使溶解，加氢氧化钠试液 5mL，加热至沸，即发生氨臭，能使湿润的红色石蕊试纸变蓝色。

② 在含量测定项下记录的色谱图中，供试品溶液的主峰保留时间应与利巴韦林对照品溶液主峰的保留时间一致。

③ 本品的红外光吸收图谱应与对照的图谱一致。

（4）检查

① 酸度。取本品 0.5g，加水 25mL 溶解后，依法测定，pH 值应为 4.0～6.5。

② 吸光度。取本品 1.0g，加水 25mL 溶解后，照紫外-可见分光光度法，在 430nm 的波长处测定吸光度，不得大于 0.02。

③ 有关物质。取本品，加流动相制成每 1mL 中含 0.4mg 的溶液作为供试品溶液，精密量取 1mL，置 100mL 量瓶中，用流动相稀释至刻度，摇匀，作为对照溶液。照含量测定项下的色谱条件，取对照溶液 20μL，注入液相色谱仪，调节仪器灵敏度，使主成分峰的峰高为满量程的 20%～25%；再精密量取供试品溶液与对照溶液各 20μL，分别注入液相色谱仪，记录色谱图至主成分峰保留时间的 2 倍，供试品溶液的色谱图中各杂质峰面积的和不得大于对照溶液的峰面积（1.0%）。

④ 干燥失重。取本品，在 105℃干燥至恒重，减失重量不得过 0.5%。

⑤ 炽灼残渣。取本品 1.0g，依法检查，遗留残渣不得过 0.1%。

⑥ 重金属。取炽灼残渣项下遗留的残渣，依法检查，含重金属不得过百万分之十。

（5）含量测定 照高效液相色谱法测定。

① 色谱条件与系统适用性试验。用氢型阳离子交换树脂，磺化交联的苯乙烯-二乙烯基共聚物为填充剂；以水（用稀硫酸调节 pH 值至 2.5±1.0）为流动相；检测波长为 207nm。理论塔板数按利巴韦林峰计算不低于 3000。

② 测定法。取本品，加流动相溶解并稀释制成每 1mL 中含利巴韦林 50μg 的溶液，精密量取 20μL 注入液相色谱仪，记录色谱图；另取利巴韦林对照品适量，同法测定。按外标法以峰面积计算，即得。

3. 三磷酸腺苷二钠的质量分析

三磷酸腺苷二钠（adenosine disodium triphosphate），简称腺三磷（ATP），是具有高能键的化合物，在细胞能量代谢中起着重要作用。临床上作为细胞代谢改善药物。

质量检验方法如下所述。

本品为腺嘌呤核苷-5-三磷酸酯二钠盐三水合物。按无水物品计算，含 $C_{10}H_{14}N_5Na_2O_{13}P_3$ 不得少于 95.0%。

（1）性状 本品为白色或类白色粉末或结晶状物；无臭，味咸；有引湿性。本品在水中易溶，在乙醇、三氯甲烷或乙醚中几乎不溶。

（2）鉴别

① 取本品 20mg，加稀硝酸 2mL 溶解后，加钼酸铵试液 1mL，加热，放冷，即析出黄色沉淀。

② 取本品水溶液（3→10000）3mL，加 3,5-二羟基甲苯乙醇溶液（1→10）0.2mL，加硫酸铁铵盐酸试液（1→1000）3mL，置水浴中加热 10min，即显绿色。

③ 本品的红外光吸收图谱应与对照的图谱一致。

④ 本品的水溶液显钠盐的火焰反应。

（3）检查

① 酸度。取本品 0.5g，加水 10mL 溶解后，依法测定，pH 值应为 2.5～3.5。

② 溶液的澄清度与颜色。取本品 0.15g，加水 10mL 溶解后，溶液应澄清无色；如显色，与黄色 1 号标准比色液比较，不得更深。

③ 有关物质。照含量测定项下三磷酸腺苷二钠的重量比的方法测定，按下式计算，有关物质不得过 5.0%。

$$\text{有关物质}(\%) = \frac{0.671T_1 + 0.855T_2 + T_x}{0.671T_1 + 0.855T_2 + T_{ATP} + T_x} \times 100\% \tag{9-3}$$

式中，T_1 为一磷酸腺苷钠的峰面积；T_2 为二磷酸腺苷二钠的峰面积；T_{ATP} 为三磷酸腺苷二钠的峰面积；T_x 为其他物质的峰面积；0.671 为一磷酸腺苷钠与三磷酸腺苷二钠分子量的比值；0.855 为二磷酸腺苷二钠与三磷酸腺苷二钠分子量的比值。

④ 水分。取本品适量，精密称定，以乙二醇-无水甲醇（60：40）为溶剂，并使溶解完全，照水分测定法测定，含水分为 6.0%～12.0%。

⑤ 氯化物。取本品 0.10g，依法检查，与标准氯化钠溶液 5.0mL 制成的对照液比较，不得更浓（0.05%）。

⑥ 铁盐。取本品 1.0g，依法检查，与标准铁溶液 1.0mL 制成的对照液比较，不得更深（0.001%）。

⑦ 重金属。取本品 1.0g，加水 23mL 溶解后，加醋酸盐缓冲液（pH3.5）2mL，依法检查（第一法），含重金属不得过百万分之十。

⑧ 细菌内毒素。取本品，依法检查，每 1mg 三磷酸腺苷二钠中含内毒素的量应小于 2EU（供注射用）。

（4）含量测定

① 总核苷酸。取本品适量，精密称定，加 0.1mol/L 磷酸盐缓冲液（取磷酸氢二钠 35.8g，加水至 1000mL，无水磷酸二氢钾 13.6g，加水至 1000mL，两液互调 pH 值至 7.0）使溶解并制成每 1mL 中含 20μg 的溶液，照紫外-可见分光光度法测定，在 259nm 的波长处测定吸光度，按 $C_{10}H_{14}N_5Na_2O_{13}P_3$ 的吸收系数（$E_{1cm}^{1\%}$）为 279 计算。

② 三磷酸腺苷二钠的重量比。照高效液相色谱法测定。

a. 色谱条件与系统适用性试验。用十八烷基硅烷键合硅胶为填充剂；以 0.2mol/L 磷酸盐缓冲液（取磷酸氢二钠 35.8g、磷酸二氢钾 13.6g，加水 900mL 溶解，用 1mol/L 氢氧化钠溶液调节 pH 值至 7.0，加入四丁基溴化铵 1.61g，加水至 1000mL，摇匀）-甲醇（95：5）为流动相，柱温为 35℃，检测波长为 259nm。理论塔板数按三磷酸腺苷二钠峰计算不低于 1500，出峰次序依次为一磷酸腺苷钠、二磷酸腺苷二钠与三磷酸腺苷二钠，各色谱峰的分离度应符合要求。

b. 测定法。取本品适量，精密称定，用流动相制成每 1mL 中含 4mg 的溶液，取 10μL 注入液相色谱仪，记录色谱图，按下式计算三磷酸腺苷二钠（T_{ATP}）在总核苷酸中的重量比。

$$\text{三磷酸腺苷二钠重量比} = \frac{T_{ATP}}{0.671T_1 + 0.855T_2 + T_{ATP} + T_X} \tag{9-4}$$

式中，T_1 为一磷酸腺苷钠的峰面积；T_2 为二磷酸腺苷二钠的峰面积；T_{ATP} 为三磷酸腺苷二钠的峰面积；T_X 为其他物质的峰面积；0.671 为一磷酸腺苷钠与三磷酸腺苷二钠分子量的比值；0.855 为二磷酸腺苷二钠与三磷酸腺苷二钠分子量的比值。

三磷酸腺苷二钠含量，按下式计算

$$\text{三磷酸腺苷二钠含量}(\%) = \text{总核苷酸} \times \text{三磷酸腺苷二钠的重量比} \times 100\% \tag{9-5}$$

4. 胞磷胆碱钠的质量分析

胞磷胆碱钠是神经磷脂的前体之一，能在磷酸胆碱神经酰胺转移酶的催化下，将其携带的磷酸基团转给神经酰胺，生成神经磷脂和 CMP。当脑功能下降时，可以看到神经磷脂含量的显著减少。胞二磷胆碱通过提高神经磷脂含量，从而兴奋脑干网状结构，特别是上行网状联系，提高觉醒反应，降低"肌放电"阈值，恢复神经组织机能，增加脑血流量和脑耗氧量，进而改善脑循环和脑代谢，大大提高患者的意识水平。临床作为细胞代谢改善药物，用于减轻严重脑外伤和脑手术伴随的意识障碍，治疗帕金森症、抑郁症等精神疾患。

本品为胆碱胞嘧啶核苷二磷酸酯的单钠盐，按干燥品计算，含胞磷胆碱钠（$C_{14}H_{25}N_4NaO_{11}P_2$）不得少于98.0%。

(1) 性状　本品为白色结晶或结晶性粉末；无臭。本品在水中易溶，在乙醇、丙酮、三氯甲烷中不溶。

(2) 鉴别

① 取本品约1mg，加稀盐酸3mL、溴试液1mL，水浴中加热30min，置通风处，待溴除去后，加3,5-二羟基甲苯乙醇溶液（1→10）0.2mL，再加入硫酸亚铁铵的盐酸溶液（1→1000）3mL，水浴中加热20min，溶液显绿色。

② 在含量测定项下记录的色谱图中，供试品溶液主峰的保留时间应与对照品溶液主峰的保留时间一致。

③ 本品的红外光吸收图谱应与对照的图谱一致。

④ 本品的水溶液显钠盐的火焰反应。

(3) 检查

① 酸碱度。取本品0.5g，加水10mL溶解后，依法测定，pH值应为6.0～7.5。

② 溶液的澄清度与颜色。取本品0.10g，加水8mL溶解后，溶液应澄清无色。

③ 有关物质。取本品，加水溶解并制成每1mL中含2.5mg的溶液，作为供试品溶液；精密量取1mL，置100mL量瓶中，加水至刻度，摇匀，作为对照溶液；另精密称取5′-胞苷酸适量，加水溶解并定量稀释制成每1mL中含7.5μg的溶液，作为对照品溶液。照含量测定项下色谱条件，取对照溶液10μL，注入液相色谱仪，调节检测灵敏度，使主成分色谱峰的峰高约为满量程的25%，再分别精密量取供试品溶液、对照溶液和5′-胞苷酸对照品溶液各10μL，分别注入液相色谱仪，记录色谱图，供试品溶液色谱图中如有杂峰，含5′-胞苷酸的量，按外标法以峰面积计算，不得大于对照品溶液的主峰面积（0.3%），其他单个杂质的峰面积不得大于对照溶液的主峰面积的0.2倍（0.2%），各杂质峰面积的和不得大于对照溶液主峰面积0.7倍（0.7%）。

④ 甲醇与丙酮。精密称取乙醇适量，加水制成每1mL中含75μg的溶液，作为内标溶液。精密称取甲醇和丙酮适量，加内标溶液稀释制成每1mL中各约含150μg的溶液，作为对照溶液，另精密称取本品0.5g，置10mL量瓶中，加内标溶液溶解并稀释至刻度，摇匀，作为供试品溶液。照残留溶剂测定法（附录Ⅷ P 第三法）测定，分别取供试品溶液和对照溶液各1μL，注入气相色谱仪，采用填充柱或适宜极性的毛细管柱，柱温为130℃测定。含甲醇和丙酮均应符合规定。

⑤ 氯化物。取本品0.10g，依法检查，与标准氯化钠溶液5.0mL制成的对照品溶液比较，不得更浓（0.05%）。

⑥ 铵盐。取本品0.20g，依法检查，与标准氯化铵溶液10.0mL制成的对照品溶液比较，不得更浓（0.05%）。

⑦ 铁盐。取本品0.20g，依法检查，与标准铁溶液2.0mL制成的对照品溶液比较，不得更深（0.01%）。

⑧ 磷酸盐。取本品0.10g，加水10mL溶解，加钼酸铵溶液（钼酸铵1g，用0.5mol/L硫酸溶液40mL溶解）1mL、1-氨基-2-萘酚-4-磺酸试液0.5mL，放置5min，与标准磷酸盐溶液（精密称取在105℃干燥至恒重的磷酸二氢钾0.286g，置1000mL量瓶中，加水稀释至

刻度，摇匀。临用前精密量取 10mL，置 100mL 量瓶中，加水稀释至刻度，摇匀。每 1mL 相当于 20μg 的 PO_4^{3-}) 5.0mL 同法制成的对照液比较，颜色不得更深（0.1%）。

⑨ 干燥失重。取本品约 0.50g，以五氧化二磷为干燥剂，在 100℃减压干燥 5h，减失重量不得超过 6.0%。

⑩ 重金属。取本品 2.0g，依法检查，含重金属不得超过百万分之二十。

⑪ 砷盐。取本品 2.0g，依法检查，应符合规定（0.0001%）。

⑫ 细菌内毒素。取本品，依法检查，每 1mg 胞磷胆碱钠中含毒素的量应小于 0.6EU。

⑬ 无菌。取本品，依法检查，应符合规定（供注射用）。

（4）含量测定　照高效液相色谱法测定。

① 色谱条件与系统适用性试验。用十八烷基硅烷键合硅胶为填充剂，磷酸盐缓冲液 [0.1mol/L 的磷酸二氢钾溶液和四丁基铵溶液（取 0.01mol/L 四丁基氢氧化铵溶液用磷酸调 pH 值至 4.5）等量混合]-甲醇（95∶5）为流动相，检测波长为 276nm。取 5′-胞苷酸适量，加水制成每 1mL 含 0.25mg 的溶液，取上述溶液适量与胞磷胆碱钠对照品溶液等量混合，摇匀，取 20μL 注入液相色谱仪，记录色谱图，胞磷胆碱钠峰与 5′-胞苷酸峰的分离度应符合要求。

② 测定法。取本品适量，精密称定，加水溶解并制成每 1mL 中含 0.25mg 的溶液，精密量取 10μL 注入液相色谱仪，记录色谱图，另取胞磷胆碱钠对照品适量，精密称定，同法制成每 1mL 中含 0.25mg 的溶液，作为胞磷胆碱钠对照品溶液，同法测定，按外标法以峰面积计算，即得。

本 章 小 结

本章分别介绍了糖类、脂类药物的主要分析与检验方法。在糖类药物分析中，可分别利用旋光法、生物测定法和高效液相色谱法进行糖类的定性与定量分析；在脂类药物分析中，可分别利用分光光度测定法、滴定法和气相色谱法等进行测定。另外，介绍了几种重要的核酸类药物的质量标准与检验内容，通过这些实例的学习，使读者对生物药物的分析检验能够有比较全面、深入的了解。

思 考 题

1. 简述多糖类药物的常用含量测定方法的特点。
2. 阐述肝素的常用效价测定方法的基本原理。
3. 阐述胆红素的常用含量测定方法的基本原理。
4. 为什么三磷酸腺苷二钠的质量标准中规定了对"有关物质"进行检查，这个药物中的"有关物质"主要是什么？

第十章 抗生素类药物分析

第一节 概 述

一、定义与分类

抗生素是指"在低微浓度下即可对某些生物的生命活动有特异抑制作用的化学物质的总称"。抗生素是临床上常用的一类重要药物,《中国药典》(2010 年版)共收载抗生素类原料药和制剂 200 多个品种。

抗生素的种类繁多,性质复杂,用途又是多方面的,因此对其进行系统的完善的分类有一定困难,只能从实际出发进行大致分类。一般以生物来源、作用对象、化学结构作为分类依据。这些分类方法有一定的优点和适用范围。由于化学结构决定抗生素的理化性质、作用机制和疗效,故按此法分类具有重大意义。但是,许多抗生素的结构复杂,而且有些抗生素的分子中还含有几种结构,故按此法分类时,不仅应考虑其整个化学结构,还应着重考虑其活性部分的化学构造,现按习惯法分类如下。

(1) β-内酰胺类抗生素　这类抗生素的化学结构中都包含一个四元的 β-内酰胺环。包括青霉素类、头孢菌素类。这是目前最受重视的一类抗生素。

(2) 氨基糖苷类抗生素　它们是一类分子中含有一个环己醇配基,以糖苷键与氨基糖(或戊糖)连接的抗生素,如链霉素、庆大霉素、卡那霉素、巴龙霉素、新霉素、小诺霉素等。

(3) 大环内酯类抗生素　这类抗生素的化学结构中都含有一个大环内酯作配糖体,以苷键和 1~3 个分子的糖相连。如红霉素、麦迪(加)霉素等。

(4) 四环类抗生素　这类抗生素以四并苯为母核,如四环素、土霉素、金霉素等。

(5) 多肽类抗生素　它们是一类由氨基酸组成的抗生素,如多黏菌素、杆菌肽等。

(6) 多烯大环类抗生素　如制菌霉素、万古霉素等。

(7) 苯羟基胺类抗生素　包括氯霉素等。

(8) 蒽环类抗生素　包括氯红霉素、阿霉素等。

(9) 环桥类抗生素　包括利福平等。

(10) 其他抗生素　如磷霉素、创新霉素等。

二、抗生素类药物分析的特殊性

抗生素的生产目前主要由微生物发酵法进行生物合成。少数的抗生素如氯霉素、磷霉素等亦可用化学合成法生产。此外还可将生物合成法制得的抗生素用化学或生化方法进行分子结构改造而制成各种衍生物。

抗生素发酵生产有如下特点:①菌体的生长和产物的形成不平行;②产量难以用物料平衡来计算,这是由生产的复杂机制所决定的;③生产稳定性差。

由于生物合成的生产技术比较复杂、不易控制,因此异物污染的可能性较大,虽经提纯，成品中仍不可避免含有杂质；并且多数抗生素性质不稳定，其分解产物带入产品或使药物疗效降低，或使药物失效，有时甚至引起毒副反应。因此在制定抗生素的质量标准时，要特别着重"检查"项目的研究，必须进行异常毒性、热原或细菌内毒素、降压物质和无菌等安全性检查。2010年版《中国药典》抗生素质量标准与 2005年版相比，最大的变化是杂质控制理念的飞跃，即将杂质谱控制理念运用到抗生素相关物质的控制中，新版药典不仅对几乎所有的抗生素品种（包括原料和制剂）均采用 HPLC 法，多数采用梯度洗脱实现了对有关物质的控制；并且对 β-内酰胺类抗生素、大环内酯和氨基糖苷类抗生素等，还采用杂质对照品、混合杂质对照品、结合相对保留时间等方法，在 HPLC 图中进行了归属，并制定了相应的质控限度。此外，有些抗生素还规定"结晶性"（如：头孢拉定）、"抽针试验"、"悬浮时间与抽针试验"（如：普鲁卡因青霉素、注射用普鲁卡因青霉素）、组分分析（如硫酸庆大霉素的"庆大霉素C组分的测定"）、聚合物（如 β-内酰胺类抗生素）等。

抗生素的含量或效价测定方法可分为生物学方法和理化方法两大类。

（1）生物学方法　即微生物检定法，它是以抗生素的抗菌活力为指标来衡量抗生素效价的一种方法，其测定原理与临床应用的要求相一致，能直接反映抗生素医疗价值，系抗生素效价测定的经典方法。该法灵敏度高，需用供试品量较小；既适用于较纯的精制品，也适用于纯度较差的产品；对已知或新发现的抗生素均能应用；对同一类型的抗生素不需分离，可直接测定总效价。但其操作步骤多，测定时间长，误差较大。微生物检定法的测定方法包括管碟法和浊度法。

（2）理化方法　是根据抗生素的化学结构特点，利用容量分析法或仪器分析方法进行测定。对于化学结构已知的供试品，本法可以迅速、准确地测定。但当本法是利用某一类型抗生素的共同结构部分的反应时，其测定结果只能代表这一类物质的总含量，并不一定能代表抗生素的生物效价。

早期大多数抗生素的质量控制主要采用生物学方法。近年来，随着抗生素化学研究的不断进展，以及分离、分析方法的快速发展，理化方法用于特定抗生素类药物分析的专属性已很大程度上得到保证。尤其是高效液相色谱法在抗生素的测定中应用得越来越广，已经逐渐取代传统的微生物效价测定用于抗生素药品的含量控制。不过，《中国药典》2010年版仍有近 30 个品种采用传统的微生物检定法控制药品质量。

第二节　β-内酰胺类抗生素分析

本类抗生素包括青霉素族和头孢菌素族，它们的分子结构中都含有 β-内酰胺环，故统称为 β-内酰胺类抗生素。

一、结构与性质

1. 结构

青霉素族的分子结构是由侧链 RCO—与母核 6-氨基青霉烷酸（6-APA）两部分结合而成，母核为 β-内酰胺环与氢化噻唑环并合而成的双杂环。头孢菌素类是由侧链 RCO-与母核 7-氨基头孢烷酸（7-ACA）组成，母核为 β-内酰胺环与氢化噻嗪环并合而成的双杂环。它们的分子中都含有一个游离羧基和酰胺侧链，由于酰胺基上 R、R^1 的不同，构成了各种不同的青霉素和头孢菌素（图10-1）。

2. 性质

（1）酸性和溶解性质　青霉素和头孢菌素分子中的游离羧基具有相当强的酸性，能与无机碱或某些有机碱形成盐。它们的碱金属盐易溶于水，而有机碱盐则易溶于甲醇等有机溶

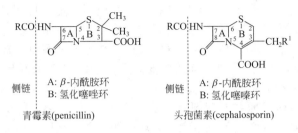

图 10-1 β-内酰胺类抗生素的结构

剂，难溶于水。

（2）旋光性　青霉素族分子中含有 3 个手性碳原子，头孢菌素族含有 2 个手性碳原子，故都具有旋光性。利用这一特点，可对这两类药物进行定性和定量分析。

（3）紫外吸收特性　青霉素分子中的环状部分无紫外吸收，但其侧链酰胺基上 R 取代基如具苯环等共轭系统，则有紫外吸收特性。如青霉素在 257nm 和 264nm 波长处有吸收峰。头孢菌素族，由于母核部分具有 O＝C—N—C＝C 的结构，在 260nm 波长处有强吸收，这是 7-ACA 的特征吸收峰。

（4）β-内酰胺环的不稳定性　干燥纯净的青霉素盐稳定，对热也稳定。青霉素的水溶液则不稳定，而且随 pH 和温度的变化影响很大，在 pH6～6.8 时较稳定。

青霉素的 β-内酰胺环是整个分子结构中最不稳定的部分，如与酸、碱、重金属、青霉素酶、羟胺等作用，均能导致 β-内酰胺环的破坏而失去抗菌活性，形成一系列的降解产物。与青霉素相比，头孢菌素较不易发生开环反应，对青霉素酶和稀酸比较稳定。

二、鉴别试验

本类药物的鉴别试验，现版药典采用的方法主要为 IR、HPLC 和 TLC 法。

1. 色谱法

利用比较供试品与对照品主峰的保留时间（t_R）或斑点的比移值（R_f）是否一致进行鉴别。HPLC 法一般都规定在含量测定项下的色谱图中，供试品与对照品主峰的保留时间应一致。2010 年版药典对抗生素药物的鉴别试验一般都设立了 HPLC 法和 TLC 法两种方法，规定可在两种鉴别方法中任选一种。

2. 光谱法

（1）红外吸收光谱法（IR）　红外吸收光谱是一种专属性较高的鉴别方法，反映了分子固有的结构特征。各国药典对收载的 β-内酰胺类抗生素几乎均采用了本法进行鉴别。

头孢氨苄（含 1 个结晶水）的红外吸收图谱显示的主要特征如表 10-1 所示。

表 10-1　头孢氨苄的红外吸收图谱显示的主要特征吸收

v/cm^{-1}	归属		v/cm^{-1}	归属	
3500～2500	水、酰胺和胺盐	$v_{O-N,N-H}$	1600,1400	羧酸离子	v_{COO-}
1740	β-内酰胺	$v_{C=O}$	1550	酰胺	$\delta_{N-H}+v_{C-N}$
1690	酰胺	$v_{C=O}$	695	苯环	$\delta_环$

（2）紫外分光光度法（UV）　通常利用最大吸收波长鉴别法，即将供试品溶液配成适当浓度的水溶液，测定紫外吸收光谱，根据其最大吸收波长或最大吸收波长处的吸收度进行鉴别。

3. 钾、钠盐的火焰反应

青霉素族、头孢菌素族药物中，许多制成钾盐或钠盐供临床使用，因而可利用其火焰反应进行鉴别。

4. 呈色和沉淀反应

（1）在稀盐酸中生成白色沉淀　青霉素钾和青霉素钠加水溶解后，加稀盐酸2滴，即析出难溶于水的游离酸白色沉淀。这些沉淀能在乙醇、醋酸戊酯、氯仿、乙醚或过量的盐酸中溶解。

（2）羟肟酸铁反应　青霉素和头孢菌素在碱性介质中与羟胺作用，β-内酰胺环破裂生成羟肟酸；在稀酸中与高铁离子呈色。不同的青霉素和头孢菌素的络合物显示不同的颜色，如氨苄西林呈紫红色，头孢氨苄呈红褐-褐色。

（3）类似肽键反应　本类药物具—CONH—结构，一些取代基有α-氨基酸结构，可产生双缩脲反应和茚三酮反应。如氨苄西林，《中国药典》采用TLC鉴别时，以茚三酮为显色剂。

三、特殊杂质的检查

β-内酰胺类抗生素的特殊杂质主要有高分子聚合物、有关物质和异构体等。一般采用HPLC法控制其限量，也有采用杂质的吸光度来控制杂质量的。此外，有的还进行结晶性、"抽针试验"、"悬浮时间与抽针试验"等有效性试验，对原料药物则规定了"残留溶剂"的检查。

1. 聚合物

β-内酰胺类抗生素中存在的微量高分子杂质是引起该类抗生素过敏反应的主要因素，因此对β-内酰胺类抗生素药品中的高分子聚合物含量的控制，《中国药典》从2005年版开始就已采用葡聚糖凝胶Sephadex G10色谱进行质控，而2010年版的《中国药典》进一步引入了高效凝胶色谱法分析β-内酰胺类抗生素中的高分子聚合物，此外，《中国药典》（2010年版）还"利用指针性杂质控制β-内酰胺类抗生素聚合物"，通过对阿莫西林、氨苄西林钠、阿莫西林钠/克拉维酸钾/氨苄西林钠/舒巴坦钠及其制剂中二聚体的控制，从而成功地解决了β-内酰胺类抗生素复方制剂、部分阿莫西林颗粒剂等在Sephadex G10色谱系统中受严重干扰品种的聚合物控制问题。

2. 有关物质和异构体

《中国药典》（2010年版）对β-内酰胺类抗生素中的有关物质和异构体的检查采用高效液相色谱法，其色谱条件一般与含量测定项下的色谱条件相同，供试品溶液色谱图如出现杂质峰，要求单个杂质峰面积不得大于对照溶液主峰面积的一定量如0.5倍（0.5%），各杂质峰面积的和不得大于对照溶液主峰面积的一定量如3倍（3.0%）。

3. 吸光度

对部分青霉素类抗生素原料药的杂质含量的检查，《中国药典》（2010年版）仍采用测定杂质吸光度方法。如青霉素钠（钾）的吸光度检查为：取本品，精密称定，加水溶解并定量制成每1mL中含1.8mg的溶液，照紫外-可见分光光度法，在280nm的波长处测定，吸光度不得大于0.10；在264nm波长处有最大吸收，吸光度应为0.80~0.88。此法中264nm处吸收值用来控制青霉素钠（钾）的含量，280nm处吸收值用来控制杂质的量。

4. 残留溶剂

对抗生素原料药物中残留溶剂的控制已经越来越受到重视。药品中的残留溶剂是指在原料药、赋形剂以及在制剂生产过程中未能完全除去的有机挥发性化合物。人用药品注册技术规范国际协会（ICH）将药品生产及纯化过程中常用的69种有机溶剂按照对人体和环境的危害程度分为四类，并制定了限度标准。《中国药典》（2010年版）中，对残留溶剂的分类及限度标准与ICH的要求完全一致，几乎所有的抗生素原料药都需要进行残留溶剂的检查，一般采用气相色谱法。

5. 结晶性

固态物质分为结晶质和非结晶质两大类,中国药典规定采用偏光显微镜法和 X 射线粉末衍射法测定药物的结晶性。《中国药典》(2010 年版)对头孢地尼、头孢丙烯、青霉素钠等部分 β-内酰胺类抗生素规定了结晶性检查。

四、含量测定

《中国药典》(2010 年版)收载的 β-内酰胺类抗生素的原料药及制剂约 70 多种,其中绝大多数应用 HPLC 法测定含量,多数采用反相 HPLC 法测定,以外标法计算含量。

头孢噻肟钠的测定方法如下所述。

(1) 色谱条件与系统适用性试验　用十八烷基硅烷键合硅胶为填充剂;以 0.05mol/L 磷酸盐缓冲液(取 7.1g 无水磷酸氢二钠至 1000mL 量瓶中,加水溶解并稀释至刻度,用磷酸调节 pH 值至 6.25)-甲醇(85:15)为流动相;检测波长为 235nm。取头孢噻肟对照品适量,加流动相溶解并稀释制成每 1mL 约含 1mg 的溶液,作为系统适应性试验溶液,取 10μL 注入液相色谱仪,记录的色谱图应与标准图谱一致。

(2) 测定法　取供试品适量,精密称定,加流动相溶解并定量稀释制成每 1mL 约含 1mg 的溶液,精密量取 10μL 注入液相色谱仪,记录色谱图;另取头孢噻肟对照品,同法测定。按外标法以峰面积计算供试品中 $C_{16}H_{16}N_5O_7S_2$ 的含量。

第三节　氨基糖苷类抗生素

这类抗生素分子中都含有一个环己醇配基,以糖苷键与氨基糖(或戊糖)缩合而成的苷,故称为氨基糖苷类抗生素,如链霉素、庆大霉素、卡那霉素、巴龙霉素、新霉素、小诺霉素等,它们的抗菌谱和性质都有共同之处。

一、结构与性质

1. 结构

链霉素的结构为一分子链霉胍和一分子链霉双糖胺结合而成的碱性苷(图 10-2)。其中链霉双糖胺是由链霉糖与 N-甲基-L-葡萄糖胺所组成。链霉胍与链霉双糖胺间的苷键结合较弱,链霉糖与 N-甲基-L-葡萄糖胺间的苷键结合较牢。

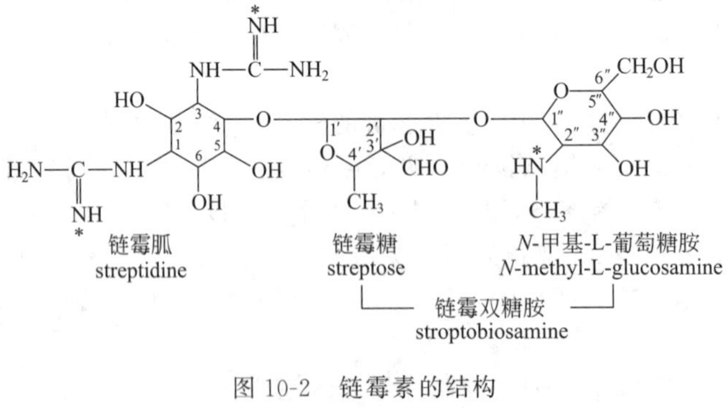

图 10-2　链霉素的结构
*号表示此处为碱性中心

庆大霉素是由绛红糖胺、2-脱氧链霉胺、加洛糖胺缩合而成的苷,它是庆大霉素 C 复合物,尚有少量次要成分(如庆大霉素 A_1、A_2、A_3、A_4、B、B_1、X…)。主要组分为庆大霉素 C_1、C_2、C_{1a}、C_{2a}。庆大霉素 C_1、C_2、C_{1a} 三者结构相似,仅在绛红糖胺 C6 位及氨基上甲基化程度不同,C_{2a} 是 C_2 的异构体。庆大霉素 C 族的结构如图 10-3 所示。

2. 性质

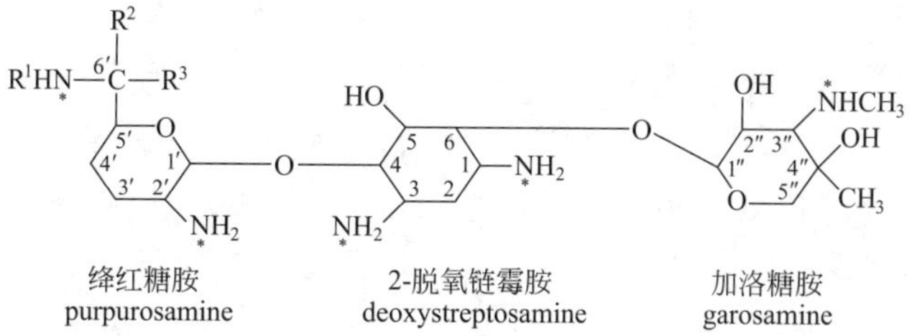

图10-3 庆大霉素C族的结构

庆大霉素	R^1	R^2	R^3	分子式
C_1	CH_3	CH_3	H	$C_{21}H_{43}N_5O_7$
C_2	CH_3	H	H	$C_{20}H_{41}N_5O_7$
C_{1a}	H	H	H	$C_{19}H_{29}N_5O_7$
C_{2a}	H	H	CH_3	$C_{20}H_{41}N_5O_7$

氨基糖苷类抗生素的分子结构存在一些相似之处，因此，它们有许多共同或相似的性质。它们大多为无色粉末。由于都含有多个羟基和碱性基团，同属碱性、水溶性抗生素，能以分子中的碱性基团与无机酸或有机酸结合成盐，临床上常用其硫酸盐，如硫酸链霉素、硫酸庆大霉素等。

本类抗生素的分子结构中含有多个氨基糖，具有旋光性。如硫酸庆大霉素的比旋度为 $+107°\sim+121°$（水）。

硫酸链霉素和硫酸庆大霉素的干燥品都比较稳定；硫酸链霉素的水溶液在温度低于 $25℃$、pH3~7时也比较稳定；硫酸庆大霉素的水溶液在pH2~12时，$100℃$加热30min活性无明显变化。

氨基糖苷类抗生素经过不同过程的水解，可得到各种苷元、双糖或单糖。链霉素分子中链霉胍与链霉双糖胺间的苷键比链霉糖与N-甲基-L-葡萄糖胺间的苷键弱得多，所以一般的化学反应只能将它们分解为1分子苷元和1分子双糖。在酸性条件下，链霉素水解为链霉胍及链霉双糖胺，并使链霉糖部分发生分子重排，生成麦芽酚（maltol），这一性质为链霉素所特有，可用于定性和定量分析。

二、鉴别试验

1. 茚三酮反应

本类抗生素为氨基糖苷结构，具有羟基胺类和α-氨基酸的性质，可与茚三酮缩合，生成蓝紫色化合物，反应原理如图10-4所示。

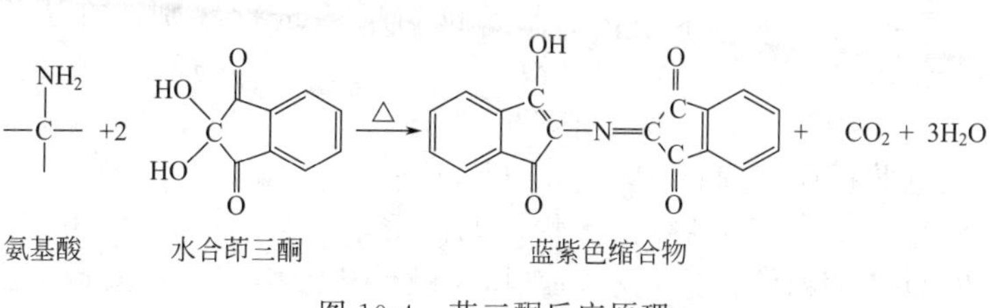

图10-4 茚三酮反应原理

《中国药典》（2010年版）采用本法鉴别硫酸小诺霉素，方法为：取供试品约5mg，加水1mL溶解后，加0.1%茚三酮的水饱和正丁醇溶液1mL与吡啶0.5mL，在水浴中加热5min，即显紫蓝色。

2. 麦芽酚反应

麦芽酚（Maltol）反应为链霉素的特征反应。链霉素在碱性溶液中，链霉糖经分子重排使环扩大形成六元环，然后消除N-甲基葡萄糖胺和链霉胍，生成麦芽酚。在微酸性溶液中，麦芽酚与铁离子形成紫红色配位化合物。反应原理如图10-5所示。

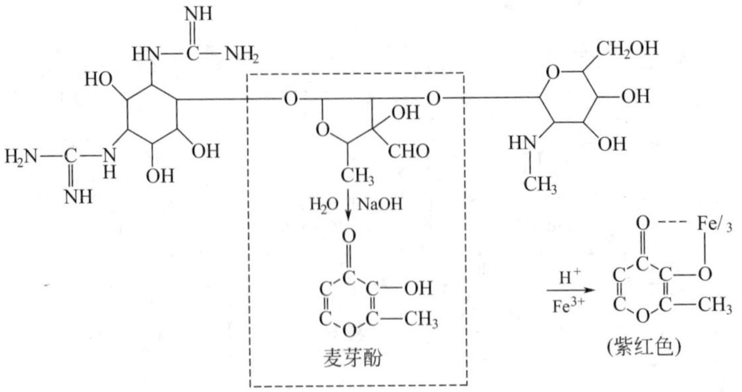

图 10-5 麦芽酚（Maltol）反应式

《中国药典》（2010 年版）收载的硫酸链霉素的鉴别方法为：取供试品约 20mg，加水 5mL 溶解后，加氢氧化钠试液 0.3mL，置水浴上加热 5min，加硫酸铁铵溶液（取硫酸铁铵 0.1g，加 0.5mol/L 硫酸溶液 5mL 使溶解）0.5mL，即显紫红色。

3. 坂口反应

坂口（Sakaguchi）反应为链霉素水解产物的特有反应。在碱性条件下，链霉素水解生成链霉胍。链霉胍和 8-羟基喹啉分别与次溴酸钠反应，其各自产物再相互作用生成橙红色化合物。反应原理如图 10-6 所示。

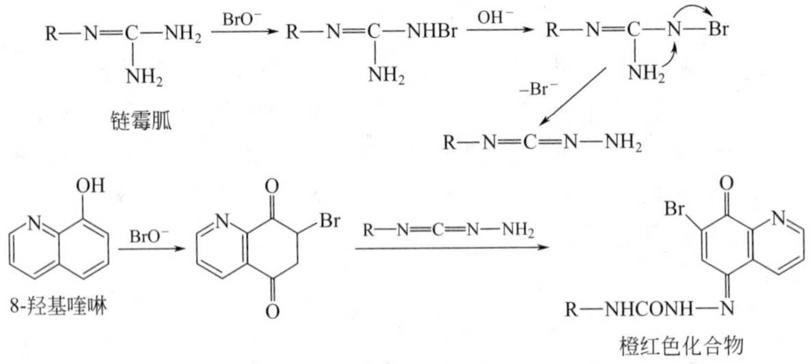

图 10-6 坂口（Sakaguchi）反应式

《中国药典》（2010 年版）采用该法对硫酸链霉素进行鉴别，方法为：取供试品约 0.5mg，加水 4mL 溶解后，加氢氧化钠试液 2.5mL 与 0.1％8-羟基喹啉的乙醇溶液 1mL，放冷至约 15℃，加次溴酸钠试液 3 滴，即显橙红色。

4. N-甲基葡萄糖胺反应（Elson-Morgan 反应）

本类药物经水解，产生葡萄糖胺衍生物，如链霉素水解后产生 N-甲基葡萄糖胺，硫酸新霉素水解后产生 D-葡萄糖胺，这些水解产物在碱性溶液中可与乙酰丙酮缩合成吡咯衍生物，再与对二甲氨基苯甲醛的酸性醇溶液（Ehrlich 试剂）反应，即生成红色缩合物。《中国药典》（2010 年版）采用该法对硫酸新霉素进行鉴别，方法为：取供试品约 10mg，加水 1mL 溶解后，加盐酸溶液（9→100）2mL，在水浴中加热 10min，加 8％氢氧化钠溶液 2mL 与 2％乙酰丙酮水溶液 1mL，置水浴中加热 5min，冷却后，加对二甲氨基苯甲醛试液 1mL，即显樱桃红色。

5. 硫酸盐反应

本类药物多为硫酸盐，可利用硫酸盐与氯化钡试液生成白色硫酸钡沉淀进行鉴别。本法为各国药典所采用。

6. 色谱法

(1) 薄层色谱法　《中国药典》（2010年版）采用该法对本类抗生素进行鉴别。如对硫酸庆大霉素的鉴别方法为：取硫酸庆大霉素供试品与标准品，分别加水制成每1mL中含2.5mg的溶液，照薄层色谱法试验，吸取上述两种溶液各2μL，分别点于同一硅胶G薄层板（临用前于105℃活化2h）上；另取三氯甲烷-甲醇-氨溶液（1∶1∶1）混合振摇，放置1h，分取下层混合液为展开剂，展开后，取出薄层板，于20～25℃晾干，置碘蒸气中显色，供试品溶液所显主斑点数、位置和颜色应与标准品溶液主斑点数、位置和颜色相同。

(2) 高效液相色谱法　本类抗生素可利用高效液相色谱法进行鉴别。如对庆大霉素的鉴别，在庆大霉素C组分测定项下记录的色谱图中，供试品溶液各主峰保留时间应与标准品溶液各主峰保留时间一致。

7. 光谱法

可采用红外光谱法鉴别本类药物。

三、特殊杂质检查及组分分析

1. 有关物质的检查

本类抗生素中的有关物质一般采用HPLC法检查。《中国药典》（2010年版）规定，硫酸链霉素、硫酸西索米星、硫酸奈替米星、硫酸庆大霉素等药物需要进行有关物质的检查。

2. 庆大霉素C组分测定

由于抗生素各生产厂采用的发酵菌种不同、发酵工艺略有差别、提炼工艺也各有特点，因此各厂产品的庆大霉素C组分含量的比例不完全一致。庆大霉素C_1、C_2、C_{1a}对微生物的活性无明显差异，但其毒副作用和耐药性有差异，从而影响产品的效价和临床疗效。因此，多国药典均规定控制各组分的相对百分含量。

《中国药典》（2010年版）采用高效液相色谱法测定C组分含量。其测定方法如下所述。

(1) 色谱条件与适应性试验　用十八烷基硅烷键合硅胶为填充剂（pH范围0.8～8.0）；以0.2mol/L三氟醋酸-甲醇（92∶8）为流动相；流速为每分钟0.6mL；用蒸发光检测器检测（参考条件：漂移管温度110℃，载气流量为每分钟2.8L），分别称取庆大霉素和小诺霉素标准品各适量，用流动相制成每1mL约含庆大霉素1.0mg与小诺霉素0.2mg的混合溶液，取20μL注入液相色谱仪，记录色谱图，C组分的出峰顺序从第二个主峰计，依次为庆大霉素C_{1a}、庆大霉素C_2、小诺霉素、庆大霉素C_{2a}、庆大霉素C_1，小诺霉素和庆大霉素C_2、庆大霉素C_{2a}峰之间的分离度应符合要求，连续进样数次，小诺霉素峰面积的相对偏差应不大于2.0%。

(2) 测定法　取庆大霉素标准品适量，精密称定，加流动相溶解并定量稀释制成每1mL中约含庆大霉素1.0mg、2.5mg和5.0mg的溶液作为标准品溶液①、②、③。取上述三种溶液各20μL，分别注入液相色谱仪，记录色谱图，计算标准品溶液各组分浓度的对数值与相应的峰面积对数值的线性回归方程，相关系数（r）应不小于0.99；另取本品适量，精密称定，加流动相溶解并定量稀释制成每1mL中约含庆大霉素2.5mg的溶液，同法测定，用庆大霉素各组分的线性回归方程分别计算供试品中对应组分的量（X_{Cx}），并根据所得的各组分的量（X_{Cx}）按下面公式计算出各组分的含量。

$$C_x(\%) = \frac{X_{C_x}}{X_{C_{1a}} + X_{C2} + X_{C2a} + X_{C1}} \times 100\% \tag{10-1}$$

式中，C_x为庆大霉素各组分的含量；C_1应为25%～50%，C_{1a}应为15%～40%，$C_2 + C_{2a}$应为20%～50%。

四、含量测定

氨基糖苷类抗生素的效价测定包括高效液相色谱法和微生物检定法。

1. 硫酸卡那霉素的含量测定

对硫酸卡那霉素的含量测定，《中国药典》（2010年版）规定采用高效液相色谱法，方法如下所述。

（1）色谱条件与系统适用性试验　用十八烷基硅烷键合硅胶为填充剂；以0.2mol/L三氟醋酸溶液-甲醇（92∶8）为流动相；用蒸发光散射检测器检测（参考条件：漂移管温度110℃，载气流量为每分钟3.0L），分别称取卡那霉素对照品和卡那霉素B对照品适量，加水溶解并制成每1mL中各约含80μg的混合溶液，取20μL注入液相色谱仪，卡那霉素峰和卡那霉素B峰的分离度不少于5.0，计算5次进样结果，卡那霉素峰面积的相对标准偏差不得过2.0%。

（2）测定法　取卡那霉素对照品适量，精密称定，加水溶解并定量稀释制成每1mL中约含卡那霉素0.10mg、0.15mg、0.20mg的溶液，精密量取上述三种溶液各20μL分别注入液相色谱仪，记录色谱图，以对照品溶液浓度的对数值与相应的峰面积对数值计算线性回归方程，相关系数（r）应不小于0.99；另取本品适量，精密称定，加水溶解并定量稀释制成每1mL中约含卡那霉素0.15mg的溶液，同法测定，用回归方程计算供试品中$C_{18}H_{36}N_4O_{11}$的量。

2. 硫酸庆大霉素的含量测定

硫酸庆大霉素的含量测定，《中国药典》（2010年版）规定采用微生物检定法，方法如下所述。

（1）标准品溶液的配制　取硫酸庆大霉素标准品适量，精密称取，加灭菌水制成每1mL中含1000单位的溶液，作为贮备液，置5℃以下的冰箱中保存，可使用7d。将贮备液加pH7.8磷酸盐缓冲液稀释，使标准品高剂量溶液和低剂量溶液每毫升中分别含庆大霉素10U和5U。

（2）供试品溶液的配制　取硫酸庆大霉素供试品适量按（1）法同法配制，使供试品高剂量溶液和低剂量溶液按标示量计算每毫升含庆大霉素分别为10U和5U。

（3）测定法　按管碟法或浊度法测定效价，可信限率不得大于7%。1000庆大霉素单位相当于1mg庆大霉素。

第四节　四环素类抗生素

本类抗生素在化学结构上都具有四并苯环，因此统称为四环素类抗生素。

一、结构与性质

1. 结构

四环素类抗生素是四并苯的衍生物，基本结构如图10-7所示。

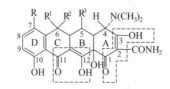

图10-7　四环素类抗生素的基本结构

结构中各取代基 R、R^1、R^2 及 R^3 不同，构成不同的四环素。常见四环素类抗生素的结构见表 10-2。

表 10-2 四环素类抗生素分子中的取代基

名称及缩写符号	R	R^1	R^2	R^3
四环素 tetracycline(TC)	H	OH	CH_3	H
金霉素 chlortetracycline(CTC)	Cl	OH	CH_3	H
土霉素 oxytetracycline(OTC)	H	OH	CH_3	OH
多西环素 doxycycline(DOXC)	H		CH_3	OH
美他环素 metacycline(METC)	H	$=CH_2$		OH

2. 性质

（1）酸碱性与溶解度 本类抗生素分子中 C10 位上的酚羟基（—OH）和两个含有酮基和烯醇基的共轭双键系统（图 10-7 结构式中虚线所示部分）显弱酸性；C4 位上的二甲氨基 $[-N(CH_3)_2]$ 显弱碱性，因此四环素类抗生素是两性化合物。遇酸与碱，均能生成相应的盐。临床上多应用它们的盐酸盐。四环素类抗生素的游离碱在水中溶解度很小，其盐酸盐则易溶于水，也可溶于碱或酸性溶液中，而不溶于三氯甲烷、乙醚等有机溶剂。

（2）旋光性 本类抗生素分子中具有不对称碳原子，故具有旋光性，可利用这一特点对该类药物进行定性、定量分析。《中国药典》（2010 年版）规定盐酸四环素在 0.01mol/L 盐酸溶液中的比旋度为 $-240°\sim-258°$；盐酸土霉素在盐酸（9→1000）溶液中的比旋度为 $-188°\sim-200°$。

（3）紫外吸收特性 本类抗生素分子中含有共轭双键系统，在紫外光区有吸收，可利用它们的紫外吸收特征作为本类药物的鉴别项目。

（4）差向异构化 四环素类抗生素在弱酸性（pH2.0～6.0）溶液中，其 A 环手性碳原子 C4 构型改变，发生差向异构化，形成差向四环素类（ETC）。这个反应是可逆的，达到平衡时溶液中的差向化合物的含量可达 40%～60%。四环素、金霉素很容易差向异构化，产生差向四环素和差向金霉素，其抗菌性能极弱或完全消失；而土霉素、多西环素、美他环素由于 C5 上的羟基和 C4 上的二甲氨基形成氢键，因而较稳定，C4 上不易发生差向异构化。某些阴离子如磷酸根、枸橼酸根、醋酸根离子的存在，可加速这种异构化反应的进行。如图 10-8 所示。

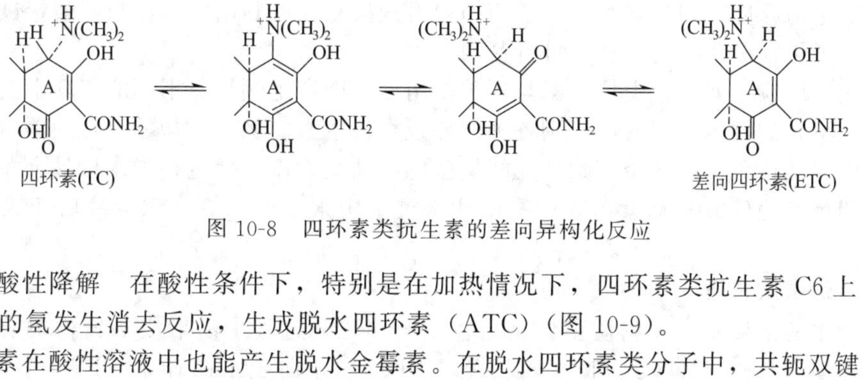

图 10-8 四环素类抗生素的差向异构化反应

（5）酸性降解 在酸性条件下，特别是在加热情况下，四环素类抗生素 C6 上的醇羟基和 C5α 上的氢发生消去反应，生成脱水四环素（ATC）（图 10-9）。

金霉素在酸性溶液中也能产生脱水金霉素。在脱水四环素类分子中，共轭双键的数目增

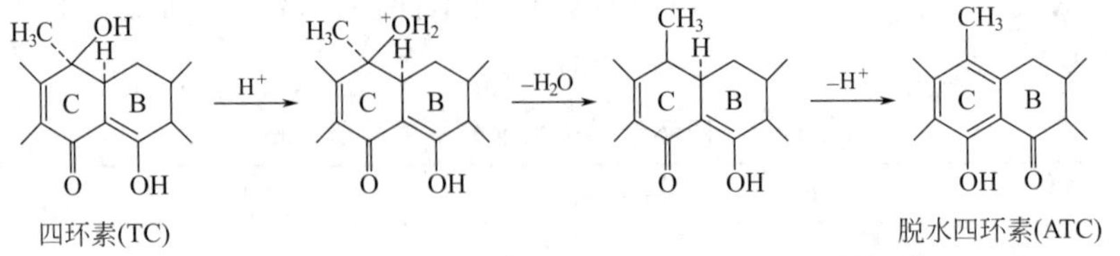

图 10-9 四环素类抗生素的酸性降解反应

加，色泽加深，也增大对光的吸收程度。橙黄色的脱水金霉素或脱水四环素，分别在 435nm 及 445nm 处有最大吸收。利用这一性质，可对金霉素和四环素进行比色测定。

脱水四环素也可形成差向异构体，称差向脱水四环素（EATC）。脱水四环素和差向脱水四环素的细胞毒性均比四环素大得多，而抗菌活性却只有四环素的 3%～6%，因此四环素成品中必须控制这些特殊杂质的限量。

（6）碱性降解 在碱性溶液中，C6 上的羟基形成氧负离子，向 C11 发生分子内亲核进攻，经电子转移，C 环破裂，生成无活性的具有内酯结构的异构化合物——异四环素（图 10-10）。

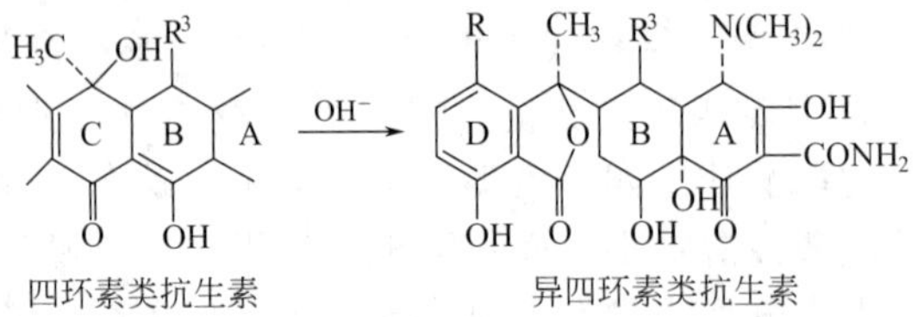

图 10-10 四环素类抗生素的碱性降解反应

二、鉴别试验

（1）高效液相色谱法 《中国药典》（2010 年版）将高效液相色谱法作为四环素类药物的鉴别条目之一。药典规定：在含量测定项下的高效液相色谱图中，供试品主峰的保留时间与对照品主峰的保留时间应一致。

（2）薄层色谱法 采用薄层色谱法可鉴别四环素类抗生素。

（3）紫外吸收光谱法（UV） 利用最大吸收波长鉴别法，将供试品溶液配成适当浓度的水溶液，测定紫外吸收光谱，根据其最大吸收波长处的吸收度进行鉴别。《中国药典》（2010 年版）规定，盐酸多西环素的甲醇溶液（20μg/mL）在 269nm 和 354nm 的波长处有最大吸收，在 234nm 和 296nm 的波长处有最小吸收。

（4）红外吸收光谱法（IR） 《中国药典》（2010 年版）将 IR 光谱法作为四环素类药物的鉴别条目之一。

（5）氯化物反应 四环素类抗生素药物均为盐酸盐，可利用盐酸盐与硝酸银试液在酸性条件下产生氯化银白色沉淀，从而进行鉴别。

（6）显色反应 四环素类抗生素与硫酸作用，立即产生颜色。不同的四环素类抗生素遇硫酸可产生不同的颜色，据此可区别各种四环素类抗生素。例如，盐酸土霉素遇硫酸呈朱红色，加水后变为黄色；盐酸金霉素遇硫酸呈蓝色，渐变为橄榄绿色，加水后显金黄色或棕黄色；盐酸四环素遇硫酸呈深紫色。一些四环素类抗生素，加三氯化铁溶液后变成红棕色或褐色。

三、特殊杂质检查

四环素中的杂质及有关物质主要是指在生产和贮藏过程中易形成的异构杂质、降解产物，包括差向四环素（ETC）、脱水四环素（ATC）、差向脱水四环素（EATC）和金霉素

(CTC)等。这些杂质的存在不仅可使四环素外观色泽变深,临床上更有因服用变质四环素引起 Fanconi 综合征的报道,病人出现恶心、呕吐、酸中毒、蛋白尿、糖尿等现象。因此各国药典均根据本国的实际生产情况,控制四环素中的特殊杂质。

(1) 有关物质 《中国药典》(2010年版)采用高效液相色谱法检查盐酸四环素中的有关物质。方法如下:取供试品适量,加 0.01mol/L 盐酸溶液溶解并稀释制成每 1mL 中含 0.5mg 的溶液,作为供试品溶液;精密量取 2mL,置 100mL 量瓶中,用 0.01mol/L 盐酸溶液稀释至刻度,摇匀,作为对照溶液。照含量测定项下的色谱条件,取对照溶液 $10\mu L$ 注入液相色谱仪,调节检测灵敏度,使主成分色谱峰的峰高约为记录仪满量程的 20%;再精密量取供试品溶液和对照品溶液各 $10\mu L$ 分别注入液相色谱仪,记录色谱图至主成分峰保留时间的 2.5 倍,供试品溶液色谱图中如有杂质峰,土霉素、4-差向四环素、盐酸金霉素、脱水四环素、差向脱水四环素按校正后的峰面积计算(分别乘以校正因子 1.0、1.42、1.39、0.48 和 0.62),它们的峰面积分别不得大于对照溶液主峰面积的 0.25 倍(0.5%)、1.5 倍(3.0%)、0.5 倍(1.0%)、0.25 倍(0.5%)、0.25 倍(0.5%),其他各杂质峰面积的和不得大于对照溶液主峰面积的 0.5 倍(1.0%)。

(2) 杂质吸光度 四环素类抗生素中的异构杂质、降解产物越多,杂质吸收度越高。中国药典通过规定一定溶剂、一定浓度、特定波长处、杂质的吸光度限度来限量杂质。表 10-3 为中国药典对几种四环素类药物的杂质吸收度的测定条件以及限量。

表 10-3 几种四环素类药物的杂质吸收度要求

药物	浓度/(mg/mL)	溶剂	波长	吸收限度
土霉素	2.0	0.1mol/L HCl-CH$_3$OH	430nm 490nm	$A<0.05$(1h 内[①]) $A<0.20$(1h 内[①])
四环素(供注射用)	10	8% NaOH	530nm	$A<0.12$(5min 内[①])
金霉素	5	H$_2$O	460nm	$A<0.40$
美他环素	10	1mol/L HCl-CH$_3$OH	490nm	$A<0.20$
多西环素	10	HCl-CH$_3$OH	490nm	$A<0.12$

[①] 时间以加入溶剂起计。

(3) 残留溶剂 《中国药典》(2010年版)对盐酸多西环素中的乙醇残留检查,采用气相色谱法,规定乙醇限量为 4.3%~6.0%。

四、含量测定

四环素类抗生素的含量测定,目前各国药典多采用高效液相色谱法。《中国药典》(2010年版)对盐酸四环素的含量测定方法如下所述。

(1) 色谱条件与系统适用性试验 用十八烷基硅烷键合硅胶为填充剂;醋酸铵溶液 0.15mol/L 醋酸铵溶液-0.01mol/L 乙二胺四乙酸二钠-三乙胺(100:10:1),用醋酸调节 pH 值至 8.5-乙腈(83:17)为流动相;检测波长为 280nm。取 4-差向四环素、土霉素、差向脱水四环素、盐酸金霉素和脱水四环素对照品各约 3mg 与盐酸四环素对照品约 48mg,置 100mL 量瓶中,加 0.1mol/L 盐酸溶液 10mL 使溶解后,用水稀释至刻度,摇匀,作为系统适应性试验溶液,取 $10\mu L$ 注入液相色谱仪,记录色谱图,出峰顺序为:4-差向四环素、土霉素、差向脱水四环素、盐酸四环素、盐酸金霉素、脱水四环素,盐酸四环素峰的保留时间约为 14min。4-差向四环素峰、土霉素峰、差向脱水四环素峰、盐酸四环素峰、盐酸金霉素峰间的分离度均应大于 1.0。

(2) 测定法 取本品约 25mg,精密称定,置 50mL 量瓶中,加 0.01mol/L 盐酸溶液使溶解并稀释至刻度,摇匀,精密量取 5mL,置 25mL 量瓶中,加 0.01mol/L 盐酸溶液稀释至刻度，摇匀，精密量取 10μL 注入液相色谱仪，记录色谱图；另取盐酸四环素对照品适量，同法测定。按外标法以峰面积计算，即得。

本 章 小 结

抗生素是指"在低微浓度下即可对某些生物的生命活动有特异抑制作用的化学物质的总称"。抗生素是临床上常用的一类重要药物，本章介绍了抗生素的基本知识（包括抗生素的定义、分类、抗生素类药物分析的特殊性）；重点讨论了 β-内酰胺类、氨基糖苷类和四环素类抗生素类药物的结构与性质、鉴别试验、杂质检查和含量测定方法等。

思 考 题

1. 微生物检定法和理化法测定抗生素的含量，各具有哪些优缺点？
2. 试述 β-内酰胺类抗生素的结构特点和化学特性。
3. 链霉素和庆大霉素的结构特点、鉴别方法的异同点是什么？
4. 四环素类抗生素药物中可能存在的特殊杂质有哪些？这些杂质对药物的含量测定是否有影响？应如何克服？

第十一章 基因工程药物检验

第一节 基因工程药物概述

一、基因工程药物及其种类

基因工程药物是指将生物体内生理活性物质的基因分离纯化或者人工合成，利用重组DNA技术加以改造，然后使其在细菌、酵母、动物细胞或转基因动物中大量表达，通过这种方法而生产的新型药物。基因工程药物是建立在基因工程（gene engineering，又称重组DNA技术）基础上的，从20世纪70年代初期起步并得到快速发展。

基因工程是一门能人工地定向改造生物遗传性状的育种新技术，被认为是20世纪生物学一项最伟大的成就，在其短短的40多年时间，就展示出其在生产应用上的巨大发展前景，如在生物制药、食品、化工、轻工、农业、能源和环保等方面取得了重大突破，尤其是在基因工程制药和基因治疗技术上的突破更是引人注目。基因工程技术的突出优越性是从极其错综复杂的各种生物细胞内获得所需基因，再通过体外基因操作后转入到受体细胞，从而直接生产出大量的新型蛋白质（主要是多肽、蛋白质类生物药物）。基因工程能够实现各种各样遗传信息基因的DNA片段组成到不同生物间，达到定向地控制、修饰和改变生物体的遗传和变异，从而创造出自然界前所未有的生物新品种，并按研究设计来合成人们需要的新产物。因此，基因工程技术已经渗透到与生命科学相关的各个领域中，特别是基因工程在医药生物技术领域中的应用，更是备受国内外生物技术界的广泛关注。

基因工程、细胞工程、酶工程和发酵工程都是组成医药生物技术的主体，而且这几个技术体系是相互依赖、相辅相成的。但基因工程无疑起着主导的作用，因为只有用基因工程（包括蛋白质工程）改造过的生物细胞，才能赋予其他技术体系以新的生命力，才能真正更容易按照人们的意愿，生产出特定的新型高效的生物药物。因此，生物制药是基因工程研究开发的前沿，已成为生物技术研究与应用开发中最活跃、发展最快的一个高新技术产业。

基因工程药物主要是以活性多肽或蛋白质为主体的药物，包括各类细胞生长调节因子、基因工程疫苗、基因工程抗体等。例如，细胞生长调节因子在体内和体外能够通过与靶细胞的特异性质膜受体相结合，调节细胞的生长、增殖和分化。它作为临床治疗药物的大量生产，只能采用基因工程方法，其原因是在细胞生长调节因子早期研究阶段，通常从组织或体液中提纯，或者利用培养细胞诱生的方法获取的纯品，量少且昂贵。如表皮生长因子是从颌下腺或人尿中提取，白细胞介素-2是从人脾细胞或淋巴细胞诱生，干扰素是从人血白细胞诱生提取等。

细胞生长因子种类繁多，迄今已发现100多种。基于对细胞增殖的效应可分为细胞生长刺激因子和细胞生长抑制因子。细胞生长刺激因子有神经生长因子、表皮生长因子、成纤维细胞生长因子、胰岛素和胰岛素样生长因子、血小板源生长因子、肝细胞生长因子、各种集落刺激因子、促红细胞生成素和白细胞介素等，细胞生长抑制因子有干扰素、肿瘤坏死因子和转化生长因子等。

二、基因工程药物的特点

1. 分泌量极低而生理、药理活性极高

大多数细胞生长因子在组织中的含量一般低于内分泌激素，但引起的生物学反应却有逐级放大作用。因此，作为药物使用时的剂量非常低，如干扰素剂量为 $10\sim30\mu g$、白介素剂量为 $0.1\mu g$、表皮生长因子剂量则只有 ng 水平。

2. 具有细胞和组织特异性

大多数细胞生长因子都有各自的特异性细胞表面受体，它们引起的反应都是首先与受体结合，形成受体-配体复合物后才开始发挥作用，可见细胞生长因子只是对其有相应受体的细胞才具有生物活性。

3. 多数细胞生长因子具有多功能性

一种细胞生长因子对特定类型的细胞具有多种不同的作用，并且对多种类型的细胞起作用。因此，多数细胞生长因子都是多功能因子。除了刺激或抑制细胞增殖外，还有其他细胞调节功能，例如，转化生长因子-β能刺激骨母细胞、外周神经细胞和某些成纤维细胞增殖，但却对角化细胞、肝细胞、多种上皮细胞及 T 淋巴细胞有抑制作用，还能刺激成纤维细胞中的葡萄糖和氨基酸的运输、糖酵解以及胶原蛋白和纤连蛋白的形成。因此，多数细胞生长因子具有广泛的生理和药理活性。

4. 细胞因子间存在复杂的相互作用

不同细胞生长因子之间存在复杂的相互作用，一种细胞生长因子的作用性质往往取决于其他生长因子的存在。例如，白介素-4 是增强还是拮抗造血细胞的生长，取决于其他生长因子，尤其是白介素-3 的存在；肿瘤坏死因子和转化生长因子-β能互相逆转对方对 T 淋巴细胞的作用等。因此，临床应用有时需要几种细胞生长因子配合使用。

5. 具有低免疫原性

细胞生长因子是细胞产生的多肽，一般分子较小，在体内不会引起强烈的免疫反应，人体能耐受较大剂量。

第二节 基因工程药物质量控制

基因工程药物与传统意义上的一般药品在生产上的不同之处有：① 它是利用活细胞作为表达系统，所获得蛋白质产品往往相对分子质量较大，并具有复杂的结构；②许多基因工程药物是参与人体一些生理功能精密调节所必需的蛋白质，极微量就可产生显著效应，任何药物性质或剂量上的偏差都可能贻误病情甚至造成严重危害；③宿主细胞中表达的外源基因，在转录、翻译、工艺放大等过程中，都有可能发生变化。因此，从原料到产品以及制备全过程都必须进行严格的化验鉴定和质量控制，确保产品符合质量标准、安全有效。

一、基因工程药物的质量要求

在一般生物制品质量要求的基础上，基因工程药物特别强调以下质量要求。

① 提供关于表达体系的详细资料，以及工程菌（或工程细胞）的特征、纯度（是否污染外来因子）和遗传稳定性等资料。

② 提供培养方法、产量的稳定性、纯化方法以及各步中间产品的收率和纯度，除去微量的外来抗原、核酸、病毒或微生物等方法。

③ 要求进行理化鉴定，包括产品的特征、纯度及与天然产品的一致性，如 N 端 15 个氨基酸序列、肽图、聚丙烯酰胺凝胶电泳与等电聚焦电泳、高效液相色谱等分析。一般纯度应在 95% 以上。

④ 要求进行外源核酸和抗原检测，规定每剂量 DNA 含量不超过 100pg，细胞培养产品中小牛血清含量须合格。成品中不应含有纯化过程中使用的试剂，包括色谱柱试剂、亲和色谱用的鼠 IgG 等。

⑤ 生物活性或效价试验结果应与天然产品进行比较。

⑥ 基因工程产品的理化和生物学性质与天然产品完全相同者一般不需重复所有动物毒性试验，与天然产品略有不同者需做较多试验，与天然产品有很大不同者则须做更多试验，包括致癌、致畸实验和对生育力的影响等。

⑦ 凡蛋白质工程产品，必须非常慎重地评价其对人体的有益和有害作用，提供足够的安全性资料。

⑧ 所有基因工程产品都必须经过临床试验，以评价其安全性和有效性。

二、基因工程药物的质控要点

1. 原材料的控制

（1）表达载体和宿主细胞 应提供有关表达载体的详细资料，包括基因的来源、克隆和鉴定，表达载体的构建、结构和遗传特性。应说明载体组成各部分的来源和功能，如复制子和启动子来源、抗生素抗性标志物等。提供至少包括构建中所用位点的酶切图谱。提供宿主细胞的资料，包括细胞株（系）名称、来源、传代历史、检定结果及基本生物学特性等。应详细说明载体引入宿主细胞的方法及载体在宿主细胞内的状态，是否整合到染色体内，以及拷贝数。应提供宿主和载体结合后的遗传稳定性资料。

（2）基因克隆序列 应提供插入基因和表达载体两侧端控制区的核苷酸序列。所有与表达有关的序列均应详细叙述。

（3）表达 应详细叙述在生产过程中，启动和控制克隆基因在宿主细胞中的表达所采用的方法及表达水平。

2. 生产的控制

（1）原始细胞库 重组 DNA 制品的生产应采用种子批（seed lot）系统。从已建立的原始细胞库中，再进一步建立生产用细胞库。含表达载体的宿主细胞应经过克隆而建立原始细胞库。在此过程中，在同一实验室工作区内，不得同时操作两种不同细胞（菌种）；一个工作人员亦不得同时操作两种不同细胞或菌种。

应详细记述种子材料的来源、方式、保存及预计使用寿命。应提供在保存和复苏条件下宿主载体表达系统的稳定性证据。采用新的种子批时，应重新做全面检定。

高等真核细胞用于生产时，细胞的鉴别标志，如特异性同工酶或免疫学或遗传学特征，对鉴别所建立的菌种是有用的。有关所用传代细胞的致肿瘤性应有详细报告。如采用微生物培养物为种子，则应叙述其特异表型特征。

一般在原始种子阶段应确证克隆基因的 DNA 序列。但在某些情况下，如传代细胞基因组中插入多拷贝基因，此时不适合对克隆基因作 DNA 序列分析，可采用总细胞 DNA 的杂交印迹分析，或作 mRNA 的序列分析。对最终产品的特征鉴定应特别注意。

种子不应含可能致癌因子（在适用情况下），不应含有感染性外源因子，如细菌、支原菌、霉菌及病毒。但是有些细胞株含有某些内源病毒，例如逆转录病毒，且不易除去。当已确知在原始细胞库或载体部分中污染此类特定内源因子时，则应能证明在生产的纯化过程中可使之灭活或清除。

（2）有限代次的生产 用于培养和诱导基因产物的材料和方法应有详细资料。对培养过程及收获时，应有灵敏的检测措施控制微生物污染。

应提供培养生长浓度和产量恒定性方面的数据，并应确立废弃一批培养物的指标。根据宿主细胞/载体系统的稳定性资料，确定在生产过程中允许的最高细胞倍增数或传代代次，并应提供最适培养条件的详细资料。

在生产周期结束时,应监测宿主细胞/载体系统的特性,例如质粒拷贝数、宿主细胞中表达载体存留程度、含插入基因的载体的酶切图谱。一般情况下,用来自一个原始细胞库的全量培养物,必要时应做一次基因表达产物的核苷酸序列分析。

(3) 连续培养生产　其基本要求同(2)有限代次的生产,应提供经长期培养后所表达基因的分子完整性资料,以及宿主细胞的表型和基因型特征。每批培养的产量变化应在规定范围内。对可以进行后处理及应废弃的培养物,应确定指标。从培养开始至收获,应有灵敏的检查微生物污染的措施。

根据宿主/载体稳定性及表达产物的恒定性资料,应规定连续培养的时间。如属长时间连续培养,应根据宿主/载体稳定性及产物特性的资料,在不同间隔时间做全面检定。

(4) 纯化　对用于收获、分离和纯化的方法应详细记述,应特别注意污染病毒、核酸以及有害抗原性物质的去除。如采用亲和色谱技术,例如用单克隆抗体,应有检测可能污染此类外源性物质的方法,不应含有可测出的异种免疫球蛋白。

对整个纯化工艺应进行全面研究,包括能够去除宿主细胞蛋白、核酸、糖、病毒或其他杂质以及在纯化过程中加入的有害的化学物质等。

关于纯度的要求可视制品的用途和用法而确定,例如仅使用一次或需反复多次使用;用于健康人群或用于重症患者,对纯度可有不同程度要求。

3. 终产品的质量控制

终产品的质量控制包括: 产品的鉴定、纯度、活性、安全性、稳定性和一致性,这需要综合利用生物化学、免疫学、微生物学、细胞生物学和分子生物学等多学科知识技术进行鉴定,以确保基因工程药物的安全有效。

(1) 产品的鉴定　目前基因重组蛋白质药物的常用鉴定方法有。①电泳方法。SDS-PAGE、等电点聚焦、免疫电泳。②免疫学分析方法。放射免疫法(RIA)、放射性免疫扩散法(RID)、酶联免疫吸附分析法(ELISA)、免疫印迹法(immunoblotting)。③受体结合试验(receptor binding)。④高效液相色谱法(HPLC)。⑤肽图分析法。⑥Edman N 末端序列分析法。⑦圆二色谱法(CD)。⑧核磁共振法(NMR)等。上述技术应用到产品鉴定的内容如下所述。

① 氨基酸成分分析。在氨基酸成分分析中,一般含 50 个左右氨基酸残基的蛋白质的定量分析接近理论值,即与序列分析结果一致。而含 100 个以上氨基酸残基的蛋白质的成分分析与理论值会产生较大的偏差,相对分子质量越大,偏差越严重。原因是不同氨基酸的肽键在水解时,有些水解不完全、有些会被破坏,结果很难校正。不过氨基酸成分分析可为目的产物的纯度鉴定提供重要信息,完整氨基酸成分分析应包括甲硫氨酸、胱氨酸和色氨酸的准确值,应为 3 次分别水解样品测定后的平均值,而部分氨基酸序列分析、部分氨基末端序列分析(N 端 15 个氨基酸)可作为重组 DNA 蛋白质和多肽的重要鉴别指标。

② 肽图分析。肽图分析是用酶法或化学法降解目的蛋白质,对生成的肽段进行分离分析,它是检测蛋白质一级结构中细微变化的最有效方法,该技术有灵敏、高效的特点,是对基因工程药物的分子结构和遗传稳定性进行评价和验证的首选方法。蛋白质降解形成肽段的检定现在可以采用高效液相色谱(HPLC)或毛细管电泳(capillalary dectrophoresis, CE)来测定。HPLC 主要用反相-HPLC(RT-HPLC)与质谱联用技术,根据肽的长短和疏水性质来分离,但亲水性或疏水性很强的肽用 HPLC 不易分离,而质谱联用可弥补这个缺点。肽图分析可作为基因工程产品与天然产品或参考标准品的精确对比分析用。肽图分析结果结合氨基酸成分与序列分析结果,作为蛋白质的精确鉴别。对含二硫键的制品,肽图可确定制

品中二硫键的排列。

③ 重组蛋白质的浓度测定和相对分子质量测定。蛋白质浓度测定方法主要有凯氏定氮法、双缩脲法、染料结合比色法、福林-酚法和紫外光谱法等。蛋白质相对分子质量测定最常用的方法有凝胶过滤法和SDS-PAGE法，凝胶过滤法是测定完整的蛋白质相对分子质量，而SDS-PAGE法测定的是蛋白质亚基的相对分子质量。同时用这两种方法测定同一蛋白质的相对分子质量，可以方便地判断样品蛋白质是寡蛋白质还是聚蛋白质。

④ 蛋白质二硫键分析。二硫键和巯基与蛋白质的生物活性有着密切关系，基因工程药物产品的硫-硫键是否正确配对非常重要。测定巯基的方法有对氯汞苯甲酸法（p-chloromercuribenzoate，PCMB）和5,5'-二硫基双-2-硝基苯甲酸法（5,5'-dithiobis-2-nitrobenzoic acid，DTNB）等。

(2) 产品的纯度分析　纯度分析是基因工程药物质量控制的关键项目，它包括目的蛋白质含量测定和杂质限量分析两方面的内容。

① 目的蛋白质含量测定。测定蛋白质含量的方法可根据目的蛋白质的理化性质和生物学特性来设计。通常采用的方法有还原性及非还原性SDS-PAGE、等电点聚焦、各种HPLC、毛细管电泳（CE）等。应有两种以上不同机制的分析方法相互佐证，以便对目的蛋白质的含量进行综合评价。

a. 聚丙烯酰胺凝胶电泳（PAGE）及等电聚焦。PAGE及等电聚焦有助于证实蛋白质和肽类的纯度和分子量，亦可作为鉴别试验。PAGE应包括在还原和非还原条件下试验，且应有适宜的分子量标记物作参比。凝胶带应有灵敏的方法染色，例如银染法，可测定微量蛋白质，也有助于检出非蛋白质物质，例如核酸、糖及脂类等。对相对分子质量小于8000的肽类，PAGE测得的分子量可能不准确。

b. 高效液相色谱（HPLC）。测定蛋白质和肽类的纯度，HPLC是一种有用的方法，在某些情况下，还可用来评定其分子构型和用作鉴别试验。

② 产物杂质检测。基因工程产物的杂质包括蛋白质和非蛋白质两类。在蛋白类杂质中，最主要的是纯化过程中残余的宿主细胞蛋白。它的测定基本上采用免疫分析的方法，其灵敏度可达百万分之一。同时需辅以电泳等其他检测手段对其加以补充和验证。非蛋白类杂质主要有病毒和细菌等微生物、热原质、内毒素、致敏原及DNA。可通过微生物学方法来检测并证实最终制品中无外源病毒和细菌等污染。热原质可用传统的注射家兔法进行检测。测定内毒素可用鲎试验法。来源于宿主细胞的残余DNA的含量必须用敏感的方法来测定，一般认为残余DNA含量小于100pg/剂量是安全的。残余DNA含量较多时，要采用核酸杂交法检测。

a. 病毒污染检查。应采用适当的细胞基质和培养条件，检查可能污染的病毒，应证实最终制品不含外源病毒。

b. 无菌试验。按照2010年版《中国药典》附录ⅩⅢ B无菌检验法进行无菌试验，应证实最终制品无细菌污染。

c. 热原质试验。应采用注射家兔法或鲎试验法（LAL）作热原质检测，控制标准可参照天然制品目的要求。

d. 残余细胞DNA测定。必须用敏感的方法测定来源于宿主细胞的残余DNA含量，这对于用哺乳动物传代细胞（转化的细胞系）生产的制品尤为重要。一般认为残余DNA含量小于100pg/剂是安全的，但应视制品的用途、用法和使用对象而决定可接受的限度。

e. 抗原性物质检查。在必要时，如制品属于大剂量反复使用者，应测定最终制品中可能存在的抗原性物质，如宿主细胞、亚细胞组分及培养基成分等。患者反复接受大剂量的这类制品时,应密切监测由这些抗原可能产生的抗体或变态反应。

f. 其他外源性物质。例如,用单克隆抗体(鼠源)亲和色谱纯化的制品,应测定可能存在的鼠 IgG;细胞培养生产的制品,应测定残余小牛血清含量($\mu g/g$);在培养及纯化过程中所添加的可能有害物质,也应有相应的测定数据。

(3) 产品的生物活性(效价)测定　生物活性测定是保证基因工程药物产品有效性的重要手段,往往需要进行动物体内试验和通过细胞培养进行体外效价测定。体内生物活性的测定要根据目的产物的生物学特性建立适合的生物学模型。体外生物活性测定的方法有细胞培养计数法、^{3}H-胸苷(^{3}H-TαR)掺入法和酶法细胞计数等。采用国际或国家标准品,或经国家检定机构认可的参考品,以体内或体外法测定制品的生物学活性并标明其活性单位。重组蛋白质是一种抗原,均有相应的抗体或单克隆抗体,可用放射免疫分析法或酶标法测定其免疫学活性。

(4) 产品的稳定性考察　药品的稳定性是评价药品有效性和安全性的重要指标之一,也是确定药品贮藏条件和使用期限的主要依据。对于基因工程药物而言,作为活性成分的蛋白质或多肽的分子构型和生物活性的保持,都依赖于各种共价和非共价的作用力,因此它们对温度、氧化、光照、离子浓度和机械剪切等环境因素都特别敏感。这就要求对其稳定性进行严格的控制。没有哪一种单一的稳定性试验或参数能够完全反映基因工程药物的稳定性特征,必须对产品在一致性、纯度、分子特征和生物效价等多方面的变化情况加以综合评价。采用恰当的物理化学、生物化学和免疫化学技术对其活性成分的性质进行全面鉴定,要准确检测在贮藏过程中由于脱氨、氧化、磺酰化、聚合或降解等造成的分子变化,可选用电泳和高分辨率的 HPLC,以及肽图分析等方法。

由于基因工程活性蛋白质结构十分复杂,可能同时存在多种降解途径,因此通过加速降解试验来预测基因工程药物的有效期并不十分可靠。必须在实际条件下长期观测其稳定性,才能确定有效期限。

(5) 产品一致性的保证　以重组 DNA 技术为主的生物制药是一个十分复杂的过程,生产周期可达一个月甚至更长,影响因素较多。只有对从原料、生产到产品的每一步骤都进行严格的控制和质量检定,才能确保各批最终产品都是安全有效、含量和杂质限度一致并符合标准。

三、基因工程药物的制造及检定规程

2010 年版《中国药典》中收载了各种基因工程药物的制造规程,现以重组人干扰素 α1b 注射液的制造规程(requirements for recombinant human interferon α1b)为例,说明基因工程药物制造的质量控制要求。

1. 定义、组成及用途

本品系将带有人干扰素 α1b 基因的重组质粒,转化大肠杆菌后,发酵表达人干扰素 α1b,经分离和高度纯化后,再加入适量人白蛋白稳定剂冻干制成,不含防腐剂和抗生素。用于治疗慢性乙型肝炎、丙型肝炎和毛细胞白血病等疾病。

2. 制造

(1) 基本要求

① 设施与生产质量管理。应符合中国《药品生产质量管理规范》的要求实施。

② 原料及辅料。应符合 2010 年版《中国药典》中原料和药用辅料部分的要求。未纳入药典的化学试剂,必须符合药用要求的标准,并需经国务院药品监督管理部门批准。

③ 生产用水。生产用水应符合国家饮用水标准;纯化水及注射用水应符合 2010 年版《中国药典》标准。

④ 生产用器具。直接用于生产的金属或玻璃等器具，应经过严格清洗及去热原质处理或灭菌处理。

(2) 工程菌菌种

① 名称及来源。重组人干扰素 α1b 工程菌株系由人干扰素 α1b 基因的重组质粒转化的大肠杆菌菌株。生产用工程菌株应具备稳定的生物学和遗传学特性，并经国家药品管理当局批准。

② 种子批的建立、传代及保存。从原始种子批传代、扩增后用适当方法保存，作为主种子批；从主种子批传代、扩增后用适当方法保存作为工作种子批。三级种子批应分别冻干，置适宜温度保存；种子批传代应限定传代次数，原始种子批和主种子批启开后传代次数不得超过 10 代，工作种子批启开后至发酵培养传代次数不得超过 5 代。

③ 菌种检定。主种子批和工作种子批的菌种检查应包括形态、生长代谢特性检查，原始种子或主种子还应做遗传特性和抗生素敏感性检查等，通常需进行以下各项全面检定。

a. 划种 LB 琼脂平板，应呈典型大肠杆菌集落形态，无其他杂菌生长。

b. 涂片革兰染色，在光学显微镜下观察，应为典型的革兰阴性杆菌。

c. 对抗生素的抗性，应与原始菌种相符。

d. 电镜检查，应为典型大肠杆菌形态，无支原体、病毒样颗粒及其他微生物污染。

e. 生化反应，应符合大肠杆菌生物学性状。

f. 干扰素表达量，在摇床中培养，应不低于原始菌种的表达量。

g. 表达的干扰素型别，应用抗 α 型干扰素参考血清做中和试验，证明型别无误。

h. 质粒检查，该质粒的酶切图谱应与原始重组质粒相符。

(3) 原液制备

① 种子液制备。将检定合格的工作种子批菌种接种适宜的培养基培养，供发酵罐接种用，种子液应进行质粒稳定性检查。

② 发酵用培养基。采用适宜的培养基。其中不含任何抗生素。

③ 种子液接种及发酵培养

a. 在灭菌培养基中接种适量种子液。

b. 在适宜的温度下进行发酵，发酵条件如温度、pH 值、溶解氧、补料、发酵时间等应根据该菌种批准的发酵工艺进行。

④ 发酵液处理。用适宜的方法收集外理菌体。

⑤ 初步纯化。采用国家药品管理当局批准的纯化工艺进行初步纯化，使其纯度达到规定的要求。

⑥ 高度纯化。经初步纯化后，采用国家药品管理当局批准的工艺进行高度纯化，使其达到本章第三节的重组人干扰素 α1b 的原液检验要求，即为干扰素原液。加入稳定剂人血白蛋白后称为"加白蛋白干扰素原液"，$-30℃$ 冻存。

⑦ 原液检定。按本章第三节的重组人干扰素 α1b 的原液检验项目进行。

(4) 半成品

① 配制与除菌

a. 稀释液配制。按国家药品管理当局批准的配方配制稀释液。配制后应立即用于稀释。

b. 稀释与除菌。将检定合格的加白蛋白干扰素原液，用国家药品管理当局批准用配方配制的稀释液进行稀释，至目的浓度后，用 $0.22\mu m$ 滤膜过滤除菌，即为半成品，$2\sim 8℃$ 保存。

② 半成品检定。按本章第三节的重组人干扰素α1b的半成品检验进行。
(5) 成品
① 分批。应符合《生物制品分批规程》规定。
② 分装及冻干。制品的分装应符合2010年版《中国药典》附录Ⅰ"制剂通则"的有关规定。
③ 规格和包装。应符合《生物制品包装规程》的有关规定，规格应符合批准的规格要求。

第三节　基因工程药物的检验

一、基因工程药物常用检验方法

1. 化学检定法
① Lowry法测定蛋白质含量。
② 用电泳法（非还原型SDS-PAGE法）测定纯度。
③ 用高效液相色谱（HPLC）法测定纯度。
④ 用电泳法（还原型SDS-PAGE法）测定分子量。
⑤ 用等电聚焦电泳法测等电点。
⑥ 氨苄青霉素残留量测定。

上述各项常规化学检定，其具体检验方法参照本书前面有关章节，或参照2010年版《中国药典》中的生物制品、化学药品的检定方法进行。

2. 肽图分析法

肽图谱分析是基因工程多肽药物质量控制的重要手段。肽图谱对每一种蛋白质来说是特征的、专一的。通过肽图分析可以鉴别蛋白质，预测其一级结构特征，比较功能相近的蛋白质结构的类似性和各批产品的蛋白质一级结构的一致性。

银染SDS-PAGE微量肽图法，适于溴化氰（CNBr）裂解的较大肽片段的分离检测。而对于用胰蛋白酶裂解的肽段，由于其分子较小，更适于用RT-HPLC法分离检测。

【示例】　肽图测定（胰蛋白酶裂解反相HPLC法）

(1) 试验材料
① 仪器。高压液相色谱系统，高压液相色谱柱、反相C_8柱（25cm×4.6mmID，粒度5μm，孔径30nm）。
② 试剂。胰蛋白酶（序列分析纯）、三氟乙酸（分析纯）、乙腈（色谱纯）、50%醋酸溶液（用分析纯冰醋酸配制）。

(2) 试验步骤
① 待检样品处理。待检样品经透析、冻干、1%碳酸氢铵溶解到样品浓度1.5mg/mL，按酶∶样品为1∶50（质量分数）加入胰蛋白酶，37℃±0.5℃保温6h，50%醋酸终止反应后备用。
② 色谱条件。流动相：A为0.1%三氟乙酸（TFA）-水，B为0.1%TFA乙腈-水（乙腈∶水＝80∶20），柱温：45℃±0.5℃；样品室温度：4℃±0.5℃。
③ 流速。0.75mL/min。
④ 上样量。自动进样20μL。
⑤ 检测波长。214nm。

⑥ 梯度表。如下表所示。

No.	时间/min	流速/(mL/min)	A/%	B/%
1	0.00	0.75	100.0	0.0
2	30.00	0.75	85.0	15.0
3	75.00	0.75	65.0	35.0
4	115.00	0.75	15.0	85.0
5	120.00	0.75	0.0	100.0
6	125.00	0.75	100.0	0.0
7	145.00	0.75	100.0	0.0

3. 外源性DNA残留量的测定

检测残留DNA的方法可采用杂交分析、顺序单独分析技术或其他灵敏的分析技术。DNA杂交技术是分子生物学中常用的基本技术。它是利用标记的DNA探针和待检DNA链间的互补作用而实现的。经典的方法是用同位素标记作为探针，但用同位素标记费用高，不稳定，操作处理麻烦。目前已有多种标记方法成功用于生物工程产品中残留DNA的测定。

【示例】 外源性DNA残留量测定法

（1）试验材料

① DNA标记和检测试剂盒（DNA labeling and detection kit）。

② 20×SSC。

③ 10%十二烷基磺酸钠（SDS）溶液。

④ 4mol/L氯化锂溶液。

⑤ 0.2mol/L乙二胺四乙酸（EDTA）二钠溶液。

⑥ 缓冲液1，三羟甲基氨基甲烷-盐酸（Tris-HCl）100mmol/L，氯化钠150mmol/L，pH7.5。

⑦ 缓冲液3，Tris-HCl 100mmol/L，氯化钠150mmol/L，氯化镁50mmol/L，pH9.5。

⑧ TE（10mmol/L Tris-HCl，1mmol/L EDTA，pH8.0）。

⑨ 牛血清白蛋白（BSA）（30mg/mL）。

⑩ 蛋白酶K（20mg/mL）。

⑪ 鱼精DNA（H.S.DNA）。

⑫ DNA稀释缓冲液（50μg H.S.DNA/mL TE）。

（2）试验步骤

① 工程菌总DNA的获得。按《分子克隆实验指南》第三版（2008年1月）方法进行。

a. 纯度鉴定。电泳检查用1%琼脂糖凝胶电泳，估计DNA含量并检查，应无RNA存在。分光光度计测：$A_{260}/A_{280}=1.8\sim2.0$ 且 $A_{260}=0.2\sim1.0$，误差较小。

b. 根据 A_{260} 定量。DNA浓度 $=50\times A_{260}$ ng/μL。如遇DNA不纯，需要经过提纯，方法是酚/氯仿抽提和过分子筛。

② 待检样品及阳性对照的处理

a. 待检样品的用量。相当于1人份剂量的半成品为试验用量。

b. 阳性DNA对照。用DNA稀释液将DNA稀释至100ng/mL，然后依次10倍稀释成10ng/mL（D_1）、1ng/mL（D_2）、0.1ng/mL（D_3）三个稀释度。

c. 待检样品及阳性DNA处理。见下表。

待检样品	加样量	蛋白酶K	蛋白酶缓冲液	牛血清白蛋白	加去离子水至终体积
	1人份	1μL	20μL		200μL
D_1	100μL	1μL	20μL	1μL	200μL
D_2	100μL	1μL	20μL	1μL	200μL
D_3	100μL	1μL	20μL	1μL	200μL
阴性		1μL	20μL	1μL	200μL

注：1.37℃保温4h以上，D_1、D_2、D_3为稀释的阳性DNA对照。2.当待检样品分量大于100μL时，终体积也随之增大，一般终体积为待检样品量的1倍左右，待检样品量和终体积相差过小，可能会影响蛋白酶K的活性。3.蛋白酶K和缓冲液的比例为1∶20，缓冲液和终体积的比例为1∶10。4.加入牛血清白蛋白是为了使阳性对照中有一定的蛋白质，以和待检样品平行。

③ 点膜

a. 按标尺剪下一块膜，要能覆盖加样器上所有孔，剪下一只角作为标记。

b. 膜预先用TE浸润。

c. 待检样品、阳性DNA对照100℃水浴10min，冰浴冷却，离心5min，使某些因变性产生的不溶蛋白质沉淀至管底。

d. 用抽滤加样器点膜，80℃真空烘烤1h以上（因有蛋白质沉淀，故要视沉淀多少确定加样量，所有待检样品包括阳性对照要加同样量，或按同样比例加样）。

④ 探针标记、杂交及显色。按试剂盒说明书进行。

（3）结果观察　限量分析，阳性DNA标准应显色，浓度由高到低表现一定的颜色梯度，阴性对照应不显色。

4. 宿主细胞蛋白杂质的检测

宿主蛋白是基因工程药物特有的杂质，其含量是质量控制的一项重要指标。由于其含量极微（ng水平），且与主要成分蛋白等混杂，难以用常量非特异的蛋白质测定法检出。目前采用点-免疫结合测定法，它是近年来发展起来的一项新的免疫生化技术，具有灵敏、特异、样品用量微以及操作简便等特点。

【示例】 大肠杆菌菌体蛋白残留含量测定法

（1）试验材料　所需化学试剂均为分析纯。

① 包被液。pH9.6碳酸盐缓冲液。称取碳酸钠0.32g，碳酸氢钠0.586g，定容至200mL。

② 洗涤液。0.05%聚山梨酯20（PBS-吐温20）的pH7.4磷酸盐缓冲液。

③ 稀释液。0.5%牛血清白蛋白的洗涤液，pH7.4。

④ 底物缓冲液。柠檬酸-磷酸盐缓冲液。称取磷酸氢二钠（$Na_2HPO_4 \cdot 12H_2O$）1.84g、柠檬酸0.51g，定容至100mL，pH5.0。

⑤ 底物液。邻苯二胺8mg溶于底物缓冲液20mL，加30%浓度过氧化氢30μL。

⑥ 终止液。1mol/L硫酸。

⑦ 兔抗大肠杆菌菌体蛋白抗体。

⑧ 辣根过氧化物酶（HRP）酶联兔抗大肠杆菌菌体蛋白抗体。

⑨ 菌体蛋白标准。由国家药品检定机构提供。

（2）试验步骤

① 包被。用包被液稀释兔抗大肠杆菌菌体蛋白抗体至10μg/mL，以100μL/孔加至96孔酶标板内，置4℃过夜（16～18h）。

② 封闭。洗板3次。用洗涤液配1%牛血清白蛋白，以200μL/孔加至板内，置37℃2h。

③ 加样

a. 标准稀释。用稀释液稀释菌体蛋白标准至下列浓度梯度：500ng/mL、250ng/mL、

125ng/mL、62.5ng/mL、31.25ng/mL、15.625ng/mL、7.8125ng/mL。

b. 待检样品稀释。用稀释液稀释待检样品至 250μg/mL 左右。待检样品含量小于 500μg/mL 时用 2 倍浓度稀释液对倍稀释待检样品一次。

c. 封闭，放置。将封闭好的酶标板洗板 3 次，标准和待检样品均以 100μL/孔加至板内，置 37℃ 2h。

④ 洗板 3 次。用稀释液 1：1000 稀释 HRP 酶联兔抗大肠杆菌菌体蛋白抗体，以 100μL/孔加至板内，置 37℃ 1h。

⑤ 洗板 10 次。以 100μL/孔加入临时配制的底物液，置 37℃ 40min。

⑥ 以 50μL/孔加入终止液终止反应。

⑦ 将板放入酶标仪中，选择 492nm 波长测 A 值，应用计算机分析软件进行读数和数据分析，也可使用手工作图法计算。

（3）结果计算　以标准品 A 值对标准品浓度作曲线，并以待检样品 A 值在曲线上读出相应菌体蛋白含量，按以下公式计算待检样品中菌体蛋白残留含量。

$$待检样品中菌体蛋白残留含量（\%）=\frac{实测待检样品菌体蛋白含量\times 待检样品稀释倍数}{待检样品总蛋白含量}\times 100\%$$

(11-1)

5. 无菌试验

基因工程药物和其他生物制品不得含有杂菌，灭活疫苗不得含有活的本菌、本毒。在制造过程中应由制造部门按各制品制造及检定规程规定进行无菌试验，分装后的制品须经质量检定部门做最后检定。各种生物制品的无菌试验除有专门规定者外，均按照 2010 年版《中国药典》附录ⅩⅢB 无菌检验法。

【示例】　生物制品无菌检验（A 细菌及真菌检查）

（1）抽样

① 原液及半成品。原液及半成品应每瓶分别进行无菌试验，其抽样量应至少为 0.1%，但不得少于 10mL。

a. 大罐稀释的制品抽样量不得少于 10mL。

b. 原液及半成品每开瓶一次，应如上法抽验。

c. 体外用诊断制品半成品每批取样至少 3mL。

② 成品。每亚批均应进行无菌试验，样品应随机抽取，应具有代表性（包括分装过程的前、中、后样品）。

a. 分装量在 100 支（瓶）或以下者抽检不少于 5 支，101～500 支（瓶）者抽检不少于 10 支（瓶），501～10000 支（瓶）者抽检不少于 20 支（瓶），10001 支（瓶）以上者抽检 40 支（瓶）。

b. 每瓶装量 20mL 以上的冻干血液制品，每柜冻干 200 瓶以下者抽检 2 瓶，200 瓶及以上者抽检 4 瓶。每瓶装量 6～20mL 抽检数量加倍。5mL 和 5mL 以下瓶装的抽检方法，同上（1）①。

（2）无菌试验用培养基

① 检查制品中本菌是否存活应采用适于本菌发育生长的培养基（在半成品时检查，有专门规定者除外）。

② 检查需氧性和厌氧性杂菌应采用硫乙醇酸盐培养基。检查不含汞类防腐剂制品中的需氧性和厌氧性杂菌时，该培养基中可不加硫乙醇酸盐。检查真菌和腐生菌应采用改良马丁培养基。检查浑浊制品可采用不含琼脂的硫乙醇酸盐培养基。检查活疫苗时可加大琼脂含量，做成斜面。

③ 生物制品无菌试验用干燥培养基或经国家药品检定机构认可的其他培养基。

④ 无菌试验培养基的灵敏度：乙型溶血性链球菌（CMCC32210）应达到 10^{-8}，短芽孢杆菌（7316 株）和生孢子梭状芽孢杆菌（CMCC64941）应达到 10^{-7}，白色念珠菌（ATCC10231）和腊叶芽枝霉（7702 株）应达到 10^{-6}。

⑤ 生物制品无菌试验培养基由质量检定部门与培养基制造部门会同进行灵敏度和变色单位试验。每当更换主要原材料时，应进行灵敏度试验，合格后方可应用。

⑥ 无菌试验取样、移种等全部操作，应在洁净度为 100 级的洁净室内或相应级别的条件下进行，无菌操作室应经常保持清洁，在每次操作前，应彻底消毒。

⑦ 各生产单位的质量检定部门应定期抽检无菌试验培养基的灵敏度，国家药品检定机构应定期抽检各生产单位的无菌试验培养基。

(3) 细菌及真菌检查

① 细菌类疫苗、病毒类疫苗、抗毒素类制品、重组 DNA 制品及黏稠不易过滤的血液制品应用直接接种法进行无菌试验。凡能够过滤的血液制品应用薄膜过滤法进行无菌试验。

② 直接接种法

a. 细菌类疫苗、病毒类疫苗、抗毒素类制品及重组 DNA 制品

ⓐ 每安瓿装量 5.0mL 以上者（不含 5.0mL）取样不应少于 1.0mL，装量在 5.0mL 以下者（含 5.0mL）取样不得少于 0.5mL，装量不足 0.5mL 者，全部吸取。

ⓑ 含防腐剂的制品，接种量与培养基的比例：用苯酚或氯仿作防腐剂者至少为 1∶20，用汞作防腐剂者或制品内含有甲醛、抗生素者至少为 1∶50。先按此比例接种于硫乙醇酸盐培养基内增菌，增菌培养基不得少于 200mL。于 20～25℃培养 3～4d 后移种至硫乙醇酸盐培养基、适宜的琼脂斜面、改良马丁培养基各 2 管，每管 0.5mL。将硫乙醇酸盐培养基、适宜的琼脂斜面各 1 管置 30～35℃培养，其余各管置 20～25℃培养，增菌管及移种管培养时间全程不得少于 14d。

ⓒ 不含防腐剂制品，装量在 5.0mL 以下者（包括 5.0mL）每 10 支安瓿混合，装量在 5.0mL 以上者每 7 支安瓿混合，将混合后的样品直接接种培养基，分别置 20～25℃、30～35℃培养，培养时间不得少于 14d。

ⓓ 浑浊和接种后不能判定结果的制品，可取规定量的样品接种于不含琼脂的硫乙醇酸盐培养基（200mL）内进行增菌培养，3～4d 后移种至硫乙醇酸盐培养基、适宜的琼脂斜面、改良马丁培养基各 2 管，每管 0.5mL。将硫乙醇酸盐培养基、适宜的琼脂斜面各 1 管置 30～35℃培养，其余各管置 20～25℃培养，增菌管及移种管培养时间全程不得少于 14d。然后判定结果。

b. 血液制品取规定抽样数，按下列规定，从每瓶抽取样品，并全部接种完。

ⓐ 样品每瓶装量不足 1.0mL 者，抽取全量，1～20mL 者（不含 20mL），抽取 1.0mL 以上。培养基每支装量为 15mL，接种 1.0mL。

ⓑ 样品每瓶装量 20～100mL 者（不含 100mL），抽取 5.0mL 以上，100mL 及以上者按 15％抽样。培养基每支装量为 40mL，接种 5.0mL。

ⓒ 应接种的培养基支数依取样的总量而定。接种硫乙醇酸盐培养基与改良马丁培养基支数之比为 2∶1。

ⓓ 接种后将硫乙醇酸盐培养基总支数的 1/2 置 30～35℃培养，其余 20～25℃培养。改良马丁培养基置 20～25℃培养，培养时间不少于 14d。

c. 体外诊断制品只做半成品无菌试验。即半成品在加防腐剂之前，除菌过滤时留样做无菌试验，用直接接种法，培养 8d，观察结果。如有菌生长，制品需经除菌处理后再做无菌试验，若再有菌生长应废弃。

③ 薄膜过滤法

a. 剪膜培养法。取孔径为 $0.22\mu m$ 或 $0.45\mu m$ 的滤膜，按规定抽检样品数，每瓶装量 100mL 及 100mL 以下者取全量，100mL 以上者取半量加入灭菌薄膜过滤器内，加压或减压过滤。如为含汞防腐剂者，在样品过滤后，应用灭菌生理盐水或其他适宜溶剂冲洗滤膜 3 次，每次 100mL。过滤后，无菌取出滤膜，分别放入硫乙醇酸盐培养基 2 支及改良马丁培养基 1 支（每支装量不少于 40mL，高度不得低于 7cm）。如果使用一个过滤装置，应将该膜剪成三等分，分别放入规定培养基中。将滤膜放入培养基后，一支硫乙醇酸盐培养基置30～35℃培养，其余各支培养基置 20～25℃培养。培养时间不少于 14d。

b. 全封闭式集菌培养法。按规定量过滤样品后，每只培养杯加相应培养基 100mL，其余要求同上。

④ 检查厌氧性杂菌用培养基需加热驱氧者，必须冷却到 45℃以下再进行接种。

⑤ 冻干制品按使用说明书或瓶签规定的稀释量稀释后进行无菌试验。

(4) 结果判定

① 无杂菌生长判为合格（有专门规定者除外）。

② 无菌试验发现杂菌生长，可复试。复试样品量应加倍，无杂菌生长判为合格。若复试仍有杂菌生长，该制品判为不合格。

③ 成品无菌试验不合格的亚批数占整批的 30% 以上时，由质量检定部门会同有关部门根据具体情况，全部或部分废弃。

6. 内毒素试验

基因工程药物内毒素的检定按照 2010 年版《中国药典》附录 Ⅺ E 中细菌内毒素检查法：检查细菌内毒素采用凝胶法，即用鲎试剂与细菌内毒素产生凝结反应的机理，以判断供试品中细菌内毒素的限量是否符合规定的一种方法。内毒素剂量用内毒素单位（EU）表示，等同于内毒素国际单位（IU）。

(1) 试验器皿和试剂

① 器皿。试验所用器皿应经 250℃至少 1h 或 180℃至少 2h 灭活可能污染的外源性内毒素。

② 试剂

a. 细菌内毒素国家标准品，系自大肠杆菌提取精制的内毒素，用于标定细菌内毒素工作标准品效价和标定、复核、仲裁鲎试剂灵敏度。

b. 细菌内毒素工作标准品，系以细菌内毒素国家标准品为基准进行标定，确定其重量的相当效价。每 1ng 工作标准品效价应在 2～50 EU 之间。细菌内毒素工作标准品用于鲎试剂灵敏度复核、干扰试验及试验阳性对照。

c. 鲎试剂，应使用有国家药品管理当局批准文号的鲎试剂。

d. 细菌内毒素检查用水，系指与灵敏度为 0.03 EU/mL 或更高灵敏度的鲎试剂，在 37℃±1℃、24h 不产生凝结反应的灭菌注射用水。

(2) 试验

① 鲎试剂灵敏度复核。鲎试剂灵敏度系指鲎试剂在试验条件下能检出内毒素标准溶液中的内毒素最低量，用 EU/mL 表示。

根据鲎试剂灵敏度的标示量（λ），将细菌内毒素国家标准品或工作标准品，用细菌内毒素检查用水溶解，在旋涡混合器上混合 15min，然后制成 2λ、1λ、0.5λ 和 0.25λ 的内毒素标准溶液，每稀释一步均应在旋涡混合器上混合 30s，取分装有 0.1mL 鲎试剂溶液的 10mm×75mm 试管或复溶后的 0.1mL/支规格的原鲎试剂 18 支，其中 15 管分别加入 0.1mL 不同浓度的内毒素标准溶液，每一个内毒素浓度平行做 4 管；另外 2 管加入 0.1mL 细菌内毒素检查用水作为阴性对照，将试管中溶液轻轻混匀后，封闭管口，垂直放入 37℃ 的恒温器中，保温 60min±2min。

将试管从恒温器中取出，缓慢倒转 180°，若管内形成凝胶，不变形且不从管壁滑脱者为阳性，其他为阴性；保温和拿取试管过程应避免受到振动造成假阴性结果。

当最大浓度 2λ 管均为阳性，最低浓度 0.25λ 管均为阴性，阴性对照管为阴性，实验方有效。按下式计算鲎试剂灵敏度的测定值（λ）：

$$\lambda = \lg^{-1}(\sum X/4) \tag{11-2}$$

式中，X 为反应终点内毒素浓度的对数值（lg）。

当 λ 在 $0.5\lambda \sim 2.0\lambda$（包括 0.5λ 和 2.0λ）时，方可用于细菌内毒素检查，并以 λ 为该批鲎试剂的灵敏度。每批鲎试剂在使用前均应进行灵敏度复核。

② 干扰试验。用供试品（未检出内毒素的样品）或供试品的最大有效稀释液（MVD液）和细菌的内毒素进行检查，用水将细菌内毒素国家标准品配制成工作标准 2.0λ、1.0λ、0.5λ 和 0.25λ 的稀释液，按鲎试剂灵敏度复核项进行试验。

供试品的最大有效稀释倍数（MVD）按下式计算：

$$MVD = cL/\lambda \tag{11-3}$$

式中，L 表示供试品的细菌内毒素限值；c 表示供试品的浓度或复溶后溶液浓度。当 L 用 EU/mL 表示时，c 为 1.0mL/mL；当 L 用 EU/mg 表示时，c 为 mL/mg；当 L 用 EU/U 表示时，c 为 U/mL。

如果有供试品和无供试品测得的鲎试剂灵敏度（λ）均在 $0.5\lambda \sim 2.0\lambda$（含 0.5λ、2.0λ）时，则认为供试品在该浓度下不干扰试验，否则需要进行适当处理后重复本试验。使用更灵敏的鲎试剂，对供试品进行更大倍数稀释，是排除干扰的简单而有效的方法。

当鲎试剂来源、供试品的生产原料配方及生产工艺改变时，应重新做干扰试验，每种产品至少做 3 批。

(3) 结果判定　将试管从水浴中轻轻取出，缓缓倒转 180°时，管内凝胶不变形，不从管壁滑脱者为阳性，记录为（＋）；凝胶不能保持完整并从管壁滑脱者为阴性，记录为（－）。供试品两管均为（－）应判为符合规定；如两管均为（＋），应判为不符合规定；如两管中 1 管为（＋），1 管为（－），应按上述方法进行复试。复试样品做 4 管，4 管中有 1 管为（＋），即判为不符合规定。内毒素和供试品的阳性对照为（－）或阴性对照为（＋），试验无效。

7. 异常毒性试验

异常毒性试验是指各制品的特异性毒性试验以外的一般安全试验，目的是通过动物试验检查制品中外源性毒性物质的污染情况以及是否存在意外的不安全因素，以保证人体使用安全。基因工程药物异常毒性的检定按照 2010 年版《中国药典》附录 Ⅺ C 中异常毒素检验法。

异常毒性试验是给予小鼠一定剂量的供试品溶液，在规定的时间内观察小鼠出现的死亡情况，以判定供试品是否符合规定的一种方法。

供试验用的小鼠应健康合格，体重在 $17 \sim 20g$，在试验前和观察期内，均应按正常条件饲养。

(1) 动物　小鼠体重 $17 \sim 20g$。

(2) 方法　注射前称每只小鼠体重，每批样品用 5 只小鼠，每只用药 0.5mL，给药途径有以下几种。

① 静脉注射，即注入小鼠尾静脉，应在 $4 \sim 5s$ 内匀速注射完毕。

② 腹腔注射，即注入小鼠腹腔。

③ 皮下注射，即注入小鼠腹部或背部两侧皮下。

（3）结果判定 在给药后48h内，小鼠不得死亡，如有死亡时，应另取体重18～19g小鼠10只复试，全部小鼠在48h内，不得有死亡。

8. 热原质试验

基因工程药物热原质的检定按照2010年版《中国药典》附录Ⅻ D依法检查。

本试验系将一定剂量的供试品静脉注入家兔，在规定期间内观察家兔体温升高情况，以判定供试品中所含热原质的限度是否符合规定的一种方法。

（1）供试验用家兔

① 应健康无伤，雌者无孕，体重1.7～2.5kg。

② 测温前至少3日应用同一饲料喂养。在此期间内，体重应不减轻，精神、食欲、排泄等不得有异常。

③ 未曾用于热原质试验的家兔，应在试验前1～3日内预检体温挑选一次，挑选条件与检查供试品时相同，但不注射供试品。测温探头插入肛内深度约6cm，间隔30h测温1次，连测8次，8次兔体温均在38.0℃～39.6℃，且最高、最低温差不超过0.4℃者，方可供试验用。

④ 凡热原质试验用过的家兔，若供试品判为符合规定，家兔休息48h后可重复使用。对血液制品、抗毒素和其他同一过敏原的供试品在5d内可重复使用。

（2）试验前准备

① 试验用的注射器、针头及一切与供试液接触的器皿，洗净后应经250℃至少30min或180℃至少2h干烤灭热原质。

② 测温探头的精确度应为±0.1℃。

③ 热原质检查前1～2日，供试验用家兔尽可能处于同一温度环境中。实验室温度保持在17～25℃。试验全过程室温变化不得大于3℃，并应保持安静，避免强光照射和噪声干扰。家兔在试验前至少1h开始停止给食。

（3）试验

① 供试品或稀释供试品的无热原质注射液，在注射前应预热至38℃。供试品的注射剂量见各制品规程的规定。但注射体积家兔每1kg体重不得少于0.5mL和不得大于10mL。

② 每批供试品初试用3只家兔，复试用5只。

③ 试验前家兔应禁食2h以上再开始测量。正常体温。共测2次，间隔30～60min，两次温差不得大于0.2℃，以此两次体温的平均值为该兔的正常体温，同组兔间正常体温之差不得大于1.0℃。家兔固定30～60min后开始检温。

④ 测家兔正常体温后15min内，按规定剂量自耳边静脉缓缓注入预热至38℃的供试品，每隔30min测量体温1次，连测6次。

⑤ 若第6次较第5次升温超过0.2℃并超过正常体温时，应连续测量，直至与前一次相比升温不超过0.2℃。

（4）结果判定 每只兔的正常体温与注射供试品后最高升温之差，为该兔的应答。出现负值以零计算。

① 初试结果判定

a. 符合下列情况者，判为合格：3只兔升温均低于0.6℃，并且3只兔升温总和低于1.3℃。

b. 有下列情况之一者，复试一次：3只兔中1只体温升高0.6℃或0.6℃以上；3只兔升温总和超过1.3℃。

c. 有下列情况之一者，判为不合格：3只兔中2只体温升高0.6℃或0.6℃以上；3只兔升温总和为1.8℃或超过1.8℃。

② 复试结果判定

a. 符合下列情况者，判为合格：初、复试8只兔中，2只或2只以下升温0.6℃或0.6℃以上，并且升温总和不超过3.5℃。

b. 有下列情况之一者，判为不合格：初、复试8只兔中，2只以上升温0.6℃或0.6℃以上；初、复试8只兔升温总和超过3.5℃。

9. 生物学活性（效价）检定

各种基因工程药物活性（效价）的检定按照2010年版《中国药典》附录的规定进行，具体检定方法见基因工程药物的检验实例。

二、基因工程药物的检验实例

1. 重组人胰岛素（recombinant human insulin）

人胰岛素是由51个氨基酸组成的蛋白质，相对分子质量5784，有A和B两条链。A链有21个氨基酸，B链有30个氨基酸，两条链之间有2个二硫键相连，A链本身还有一个链内二硫键。在体内，胰岛素以一个大的前体肽即前胰岛素原（preproinsulin）合成，经过加工，除去23个氨基酸的信号肽，得到胰岛素原（proinsulin）。胰岛素原除了A链和B链以外，还有一条35个氨基酸组成的连接肽，称为C肽。C肽一端与A链的N-末端相连，另一端与B链的C-末端相连。胰岛素原通过酶的作用水解除去C肽两端的四个碱性氨基酸，形成胰岛素分子和无活性的C肽分子。

胰岛素是多肽激素的一种，具有多种生物功能，在维持血糖恒定、增加糖原、脂肪、某些氨基酸和蛋白质的合成、调节与控制细胞内多种代谢途径等方面都有重要作用。胰岛素用于临床糖尿病的医治已有近70年的历史，长期以来，其来源仅仅是从动物的胰脏中提取，而动物胰岛素与人胰岛素在氨基酸组成上存在一定的差异，且长期注射人体时，会产生自身免疫反应，影响治疗效果。

自20世纪80年代初开始，人们已开始用基因工程技术大量生产人胰岛素。国外人胰岛素的基因工程生产一般采用两种方式：一是分别在大肠杆菌中合成A链和B链，再在体外用化学方法连接两条肽链组成胰岛素。美国Eli Lilly公司采用该法生产的重组人胰岛素Humulin最早获准商品化；另一种方法是用分泌型载体表达胰岛素原，如丹麦Novo Nordisk工业公司用重组酵母分泌产生胰岛素原，再用酶法转化为人胰岛素。

【示例】 重组人胰岛素的检验

本重组人胰岛素的宿主为大肠杆菌，每1mg干燥品的重组人胰岛素含量不少于27.5单位。产品中残余宿主细胞蛋白质、DNA为生产过程相关的、潜在的特异性杂质，必须在生产过程中严格控制，其限度应符合有关规定。

（1）性状 本品为白色或类白色的结晶性粉末，几乎不溶于水、乙醇和乙醚，易溶于稀盐酸和稀氢氧化钠溶液。

（2）鉴别

① 效价测定项中有记录色谱图，供试品主峰的保留时间应与重组人胰岛素对照品峰的保留时间一致。

② 取本品适量，用0.1%三氟醋酸溶液制成每1mL中含10mg的溶液，取20μL，加0.2mol/L三羟甲基氨基甲烷-盐酸缓冲液（pH7.3）20μL、0.1%丝氨酸蛋白酶（V8蛋白酶）溶液20μL与水140μL，混匀，置37℃水浴中2h后，加磷酸3μL，作为供试品溶液；另取重组人胰岛素对照品适量，同法制备，作为对照品溶液。照效价测定项下的方法，以0.2mol/L硫酸盐缓冲液（pH2.3）-乙腈（90：10）为流动相A，乙腈-水（50：50）为流动相B，进行梯度洗脱。

时间/min	流动相 A	流动相 B	时间/min	流动相 A	流动相 B
0	90%	10%	45	40%	60%
5	80%	20%	50	40%	60%

取对照品溶液和供试品溶液各 25μL，分别注入液相色谱仪，记录色谱图，供试品的肽图谱应与对照品的肽图谱一致。

(3) 检查

① 有关物质。取本品适量，用 0.01mol/L 盐酸溶液制成每 1mL 中含 3.5mg 的溶液，作为供试品溶液。照效价测定项下的方法，以 0.2mol/L 硫酸盐缓冲液（pH2.3）-乙腈（82∶18）为流动相 A，乙腈-水（50∶50）为流动相 B，进行梯度洗脱。

时间/min	流动相 A	流动相 B	时间/min	流动相 A	流动相 B
0	78%	22%	61	33%	67%
36	78%	22%	67	33%	67%

调节流动相比例使重组人胰岛素主峰的保留时间约为 25min，系统适用性试验应符合效价测定项下的规定。取供试品溶液 20μL 注入液相色谱仪，记录色谱图，按面积归一化法计算，总有关物质不得超过 3.0%。

② 高分子蛋白质。取本品适量，用溶解液（取乙二胺四乙酸四钠，即 EDTA 四钠 3.00mg，加水 250mL 溶解后，加 0.1mol/L 盐酸溶液 3mL，加水至 500mL）制成样品 1mg/1mL，作为供试品溶液。精密量取适量，用稀释液（取乙二胺四乙酸四钠 600mg，加水 900mL 溶解后，用 1mol/L 盐酸溶液调节 pH 值至 8.5，加水至 1000mL）稀释成样品 0.01mg/1mL，作为对照溶液。

按高效液相色谱法测定，以适合分离相对分子质量为 5000～60000 球状蛋白的色谱用亲水硅胶为填充剂，0.4mol/L 碳酸氢铵溶液-乙腈（69∶31）为流动相，流速为每分钟 0.5mL，检测波长为 214nm。取人胰岛素单体-二聚体对照品，用乙二胺四乙酸溶解制成 1mg/1mL，取 20μL 注入液相色谱仪，以人胰岛素单体和二聚体之间的峰谷高与二聚体峰高之比作为分离度，分离度应不大于 0.6。取供试品溶液和对照溶液各 20μL，分别注入液相色谱仪，记录色谱图，供试品溶液色谱图中显示的所有分子量大于重组人胰岛素单体的各峰面积之和，应不得大于对照溶液主峰的峰面积（1.0%）。

③ 锌。精密称取本品适量（即控制锌约 0.1mg），置 10mL 量瓶中，用 0.01mol/L 盐酸溶液溶解并稀释至刻度，作为供试品溶液，其 Zn 浓度约为 10μg/mL；精密称取硫酸锌 44mg，置 100mL 量瓶中，定容并摇匀，然后精密量取 10mL，置 100mL 量瓶中，定容并摇匀，即为标准锌溶液（Zn 浓度为 10μg/mL）。取供试品溶液与标准锌溶液各 1.6mL，分别加入到 10mL 量瓶中，再各加硼酸-氯化钠缓冲液（pH9.0）2mL、新制的锌试剂溶液（取锌试剂 0.13g，加 2mL 氢氧化钠试液溶解后，加水至 100mL）1mL，加水至刻度，摇匀后放置 30min，按分光光度法在波长 620nm 处测定吸光度，计算结果。本品含锌量不得超过 1.0%。

④ 氮。精密称取本品 10mg，按氮测定法测定，干燥品计算的含氮量应为 14.5%～16.5%。

⑤ 干燥失重。取本品 0.2g，在 105℃ 干燥至恒重，减失重量不得超过 10.0%。

⑥ 炽灼残渣。取本品约 0.4g，依法检查，遗留残渣不得超过 2.0%。

⑦ 无菌。取本品，加适量的灭菌 0.01mol/L 盐酸溶液制成每 1mL 中含 2mg 的溶液，用薄膜过滤法处理后，依法检查，应符合规定。

⑧ 细菌内毒素。取本品，依法检查，每 1mg 重组人胰岛素中含内毒素的量应小于

10EU。

（4）效价测定　按照高效液相色谱法进行测定。

① 色谱条件与系统适用性试验。用十八烷基硅烷键合硅胶为填充剂（5～10μm）；0.2mol/L硫酸盐缓冲液（取无水硫酸钠28.4g，加水溶解后，加磷酸2.7mL、水800mL，用乙醇胺调节pH值至2.3，加水至1000mL）-乙腈（74∶26，或适宜比例）为流动相；流速为每分钟1.0mL；柱温为40℃；检测波长为214nm。取系统适用性试验用溶液（取重组人胰岛素对照品，用0.01mol/L盐酸溶液制成每1mL中含1mg的溶液，室温放置至少24h）注入液相色谱仪，胰岛素主峰和脱氨胰岛素峰之间的分离度应不小于1.8，拖尾因子应不大于1.8。

② 测定法。取本品适量，精密称定，用0.01mol/L盐酸溶液制成每1mL中含10.0单位的溶液（临用新配）。取20μL注入液相色谱仪，记录色谱图；另取重组人胰岛素对照品适量，同法测定。按外标法以峰面积计算。

2. 重组人生长激素（recombinant human somatropin）

人生长激素（hGH）是人的脑下垂体腺前叶嗜酸细胞分泌的一种非糖基化多肽激素，是由191个氨基酸残基或N端有一甲硫氨酸的192个氨基酸残基组成的蛋白质。它有多种生物功能，主要是能促进人和动物的生长。最近发现hGH对一些细胞的增殖和分化以及DNA合成有直接效应。临床上用于治疗多种疾病，主要用途是治疗侏儒症。临床试验认为hGH对慢性肾功能衰竭和Turner综合征也有很好疗效。从前hGH只能由人脑垂体前叶分离纯化，来源困难，价格昂贵，应用受到限制。现在已能利用基因工程方法生产，为其应用开辟了广阔的前景。

美国的Genentech公司采用枯草芽孢杆菌系统表达hGH，产量达1.5g/L，于1985年10月批准上市，商品名称为Prptropin。1994年3月又有新产品Nutyopin被批准上市。英国Cellteck公司用哺乳动物细胞生产的hGH，比从垂体中提纯的天然hGH多一个蛋氨酸，其治疗效果更为显著。我国用 E. coli 和哺乳动物细胞表达hGH，早已完成中试，1995年开始进行临床试验，临床试验后有两家公司投入工业生产。

重组人生长激素是由DNA重组技术生产，必须在生产过程中用体内生物测定方法测定其生物效价，可加适量赋形剂、稳定剂。1mg蛋白效价不得少于2.5单位。含重组人生长激素量应为标示量的90.0%～110.0%。

重组人生长激素中残余宿主DNA和宿主细胞蛋白为与生产过程相关的、潜在的特异性杂质，必须在生产过程中严格控制，其限度应符合有关规定。

（1）性状　本品为白色冻干粉末。

（2）鉴别

① 取本品，加水制成每1mL中含2mg的溶液后，加入等体积的样品缓冲液（取浓缩胶缓冲液2.5mL、20%十二烷基硫酸钠2.5mL、0.1%溴酚蓝溶液1.0mL、87%甘油3.5mL加水至10mL），再加β-巯基乙醇至终浓度为5%，置水浴中3min，放冷，作为供试品溶液；另取重组人生长激素对照品或甲酰化重组人生长激素对照品，同法制备，作为对照品溶液。取对照品溶液和供试品溶液各5μL，加至样品孔，照电泳法试验，供试品主成分迁移率应与相应的对照品迁移率一致。

② 在相关蛋白质检查项下记录的色谱图中，供试品主峰的保留时间应与相应的对照品（重组人生长激素或甲酰化重组人生长激素对照品）的保留时间一致。

取本品适量，用水制成每1mL中含2mg的溶液，取150μL，加三羟甲基氨基甲烷-醋酸缓冲液（取氯化钙0.294g、三羟甲基氨基甲烷12.11g，加水400mL使溶解，再用5mol/L醋酸溶液调节pH值至8.5，加水至500mL）150μL、胰蛋白酶溶液〔取经Na-对甲苯磺酰-L-苯丙氨酸氯甲基酮（TPCK）处理的胰蛋白酶适量，用1mol/L醋酸-醋酸钠缓冲液

(pH5.0) 制成每 1mL 中含 1mg 的溶液] 10μL，混匀，置 37℃ 水浴中 4h，加冰醋酸 60μL 终止反应，作为供试品溶液；另取重组人生长激素或甲酰化重组人生长激素对照品适量，同法制备，作为对照品溶液。照高效液相色谱法试验，以辛基硅烷键合硅胶为填充剂（5～10μm）；以 0.1% 三氟醋酸溶液为流动相 A，0.1% 三氟醋酸的乙腈溶液为流动相 B，进行梯度洗脱。流速为每分钟 1.0mL，柱温为 35℃；检测波长为 214nm。

时间/min	流动相 A	流动相 B	时间/min	流动相 A	流动相 B
0	100%	0%	70	50%	50%
20	80%	20%	75	20%	80%
45	75%	25%			

取对照品溶液和供试品溶液各 100μL，分别注入液相色谱仪，记录色谱图，供试品的肽图谱应与对照品的肽图谱一致。

（3）检查

① 相关蛋白质。取本品适量，用 0.05mol/L 三羟甲基氨基甲烷-盐酸缓冲液（pH7.5）制成每 1mL 中含 1mg 的溶液，作为供试品溶液；另取重组人生长激素或甲酰化重组人生长激素对照品适量，同法制备，作为对照品溶液。照高效液相色谱法测定，以丁基硅烷键合硅胶为填充剂（5～10μm）；0.05mol/L 三羟甲基氨基甲烷-盐酸缓冲液（pH7.5）-正丙醇（约为 71:29）为流动相，调节流动相中正丙醇比例使人生长激素主峰保留时间为 30～36min；流速为每分钟 0.5mL；柱温为 45℃；检测波长为 220nm。取系统适用性试验用溶液［取重组人生长激素对照品或甲酰化重组人生长激素对照品，用上述三羟甲基氨基甲烷-盐酸缓冲液制成每 1mL 中含 2mg 的溶液，加过氧化氢溶液使终浓度为 0.01%（mL/mL），在 4℃ 放置 5h 后，每 1mL 加 4.5mg 的 L-甲硫氨酸］20μL 注入液相色谱仪，重组人生长激素主峰与氧化的重组人生长激素峰之间的分离度应符合规定。取供试品溶液 20μL 注入液相色谱仪，记录色谱图，按面积归一化法计算，总相关蛋白质含量不得超过 10.0%。

② 高分子蛋白质。取本品适量，照含量测定项下方法检查，按面积归一化法计算，高分子蛋白质含量不得超过 4.0%。

③ 无菌。取本品，依法检查（薄膜过滤法），应符合规定。

④ 水分。取本品，照水分测定法测定，含水分不得超过 10.0%。

⑤ 细菌内毒素。取本品，依法检查，每 1mg 重组人生长激素中含内毒素的量应小于 5EU。

⑥ 含量测定。按照高效液相色谱法测定。

a. 色谱条件与系统适用性试验。以适合分离相对分子质量为 5000～60000 球状蛋白的色谱用亲水硅胶为填充剂；以 0.395% 碳酸氢铵溶液为流动相；流速为每分钟 0.6mL；检测波长为 214nm。取系统适用性试验用溶液（取人生长激素单体-二聚体对照品，用流动相制成每 1mL 中含 1.5mg 的溶液）20μL 注入液相色谱仪，以人生长激素单体和二聚体之间的峰谷高与二聚体的峰高之比作为分离度，分离度应不大于 0.6。

b. 测定法。取本品，加流动相制成每 1mL 中含 1.0mg 的溶液，取 20μL 注入液相色谱仪，记录色谱图；另取重组人生长激素对照品适量，同法测定。按外标法以峰面积计算。

（4）贮藏 密闭，在 2～8℃ 保存。

3. 重组人干扰素（recombinant human interferon）

干扰素（IFN）是由多种细胞产生的一组多肽类细胞因子，具有广谱抗病毒、抗肿瘤和免疫调节等生物活性。根据来源、结构和抗原性的不同，IFN 可以分为 α、β 和 γ 三种类型。人 IFNα 和 IFNβ 的基因都位于第 9 号染色体，二者氨基酸组成有 29% 以上的同源性，结构和功能相似，结合同一种受体，临床作用也彼此接近；IFNγ的基因则位于第12号染色体，与α和β有很大差异，主要作用是参与免疫调节，故又称免疫干扰素，并与IFNα和β有协同作用。

IFNα为多基因产物，有二十多种亚型，分别称为$α_1$、$α_2$、$α_3$…。不同亚型之间只有个别氨基酸的差异，生物学作用不尽相同。而IFNβ和IFNγ各自仅发现一种类型。IFNα主要由白细胞产生，IFNβ主要由纤维母细胞产生，而IFNγ主要由活化的T细胞和NK细胞产生。

干扰素的生物功能活性可归纳为：①抗细胞内侵害微生物活性，②抗细胞分裂活性，③调节免疫功能活性。干扰素在临床上主要用于治疗恶性肿瘤和病毒性疾病。目前，编码干扰素的基因已能在大肠杆菌、酵母菌和哺乳动物细胞中得到表达。α、β、γ三型基因工程干扰素都已研制成功，产品已投放市场，用于治疗的病种已达20多种。我国卫生部已批准生产的四种干扰素品种为：IFNα1b，IFNα2a，IFNα2b和IFNγ。当前，利用蛋白质工程技术研制活性更高、更适于临床应用的干扰素类似物和干扰素杂合体等新型干扰素。

(1) 重组人干扰素α1b（rhIFN-α1b）的检验　本品系将带有人干扰素α1b基因重组质粒转化大肠杆菌，使其高效表达人干扰素α1b，经高度纯化后加入适量人血白蛋白稳定剂冻干制成。它能够用于治疗慢性乙型肝炎、丙型肝炎和毛细胞白血病等疾病。

① 原液检定

a. 效价测定。方法见④附录：干扰素效价测定（细胞病变抑制法），用国家标准品校准确定效价（IU）。

b. 蛋白质含量。用Lowry法测定。

c. 比活性。应不低于$1.0×10^7$ IU/mg蛋白。

d. 纯度。检验方法有电泳法和高效液相色谱法，电泳法是用非还原型SDS-PAGE法。加样量应不低于5μg（银染法）或10μg（考马斯亮蓝R-250染色法）。经扫描仪扫描，纯度应不低于95.0%。高效液相色谱法是用波长280nm检测，应呈一个吸收峰，或主峰应不低于总面积的95.0%。

e. 分子量。用还原型SDS-PAGE法，加样量应不低于1μg，制品的分子质量应为19.2kD±10%。

f. 外源性DNA残留量。用固相斑点杂交法，以地高辛标记的核酸探针法或经国家药品检定机构认可的其他敏感方法测定。其含量应不高于10ng/剂量。

g. IgG残留量。如采用单克隆抗体亲和色谱法纯化，应进行本项检定。采用双抗体夹心酶联免疫法测定。IgG含量应不高于100ng/剂量。

h. 宿主菌蛋白残留量。用酶联免疫法测定。宿主菌蛋白残留量应不高于总蛋白的0.1%。

i. 残余抗生素活性。不应有残余氨苄青霉素活性。

j. 细菌内毒素含量。按2010年版《中国药典》附录ⅩⅠ E进行测定，细菌内毒素含量应不高于$10EU/30×10^4$ IU。

k. 等电点。为4.0~6.5，批与批之间等电点应一致。

l. 紫外光谱扫描。最大吸收峰波长应为278nm±3nm，批与批之间应一致。

m. 肽图（至少每半年测定1次）。应符合干扰素α1b的图形，或与对照品图形一致。

n. N-末端氨基酸序列（至少每年测定1次）。用氨基酸序列分析仪测定。其N-末端序列应为：Cys-Asp-Leu-Pro-Glu-Thr-His-Ser-Leu-Asp-Asn-Arg-Arg-Thr-Leu。

② 半成品检定

a. 无菌试验。按本章第三节的基因工程药物常用检验方法5.无菌试验进行。

b. 细菌内毒素含量。按本章第三节的基因工程药物常用检验方法 6. 细菌内毒素试验测定，细菌内毒素含量应不高于 $10EU/30×10^4 IU$。

③ 成品检定

a. 鉴别试验。用中和试验法，其抗病毒活性能被抗 α1b 型干扰素血清中和。或用免疫印染法，应为阳性。

b. 外观。应为白色薄壳状疏松体。加入 1mL 蒸馏水后应迅速溶解为澄明液体，不得含有肉眼可见的不溶物。

c. 化学检定。按 2010 年版《中国药典》中生物制品、化学药品的检定方法进行。

ⓐ pH 值。为 6.5～7.5。

ⓑ 水分。应不高于 3.0%。

d. 效价测定。方法见④附录：干扰素效价测定，用国家标准品校准确定效价（IU）。效价应为标示量的 80%～150%。

e. 无菌试验。按本章第三节的基因工程药物常用检验方法 5. 无菌试验进行。

f. 异常毒性试验。按本章第三节的基因工程药物常用检验方法 7. 异常毒性试验进行。

g. 热原质试验。按本章第三节的基因工程药物常用检验方法 8. 热原质试验进行。家兔每 1kg 体重注射剂量为 $2×10^4 IU$；如单支剂量超过 $30×10^4 IU$，则注射剂量按每支制品标示量的 3 倍除以 60 计算。

④ 附录：干扰素效价测定（细胞病变抑制法）

a. 试验材料。所用试剂均需分析纯或与指定产品相当级别试剂。

ⓐ MEM 培养液。按说明书配制，经除菌过滤，置于玻璃或塑料瓶中，4℃ 保存。使用期限不得超过产品标示有效期。

ⓑ 牛血清。应符合 2010 年版《中国药典》中新生牛血清检验要求。

ⓒ 完全培养液。MEM 培养液添加 10% 牛血清。

ⓓ 测定培养液。MEM 培养液添加 7% 牛血清。

ⓔ 攻毒培养液。MEM 培养液添加 3% 牛血清。

ⓕ 消化液。取 0.2g 乙二胺四乙酸二钠、8g 氯化钠、0.2g 氯化钾、1.152g 磷酸氢二钠、0.2g 磷酸二氢钾，用蒸馏水配成 1000mL 的溶液，经 121℃、15min 高压灭菌。

ⓖ 染色液。取 50mg 结晶紫加入 20mL 乙醇溶解，用蒸馏水定容至 100mL。

ⓗ 脱色液。50% 乙醇、50% 蒸馏水、0.1% 乙酸（体积比）。

ⓘ 标准品。干扰素效价测定用国家标准品。

ⓙ PBS。取 8g 氯化钠、0.2g 氯化钾、1.44g 磷酸氢二钠、0.24g 磷酸二氢钾，用蒸馏水配成 1000mL 的溶液，经 121℃、15min 高压灭菌。

ⓚ WISH 细胞（人羊膜细胞）。WISH 细胞在培养基中呈单层，贴壁生长，每周 2 次，1∶4 消化传代，于完全培养基中生长。

ⓛ VSV（水泡性口炎病毒）。−70℃ 保存。

b. 试验步骤

ⓐ 铺板。弃去 WISH 细胞培养瓶中的培养液，用 PBS 洗 2 次后消化和收集细胞，用完全培养液配成 $2.5×10^5$～$3.5×10^5$ 个细胞/mL 的细胞悬液，接种于 96 孔细胞培养板中，每孔 100μL。37℃，5%CO_2 条件下培养 4～6h。

ⓑ 制备标准溶液。取 1 支标准品按说明书溶解后，用测定培养液稀释至 $10^3 IU/mL$。

ⓒ 制备样品溶液。将待检样品按说明书溶解后，用测定培养液稀释至 $10^3 IU/mL$。

ⓓ 于 96 孔细胞培养板中每孔加入 150μL 测定培养液。在 A6、A7 各孔中每孔加入 50μL 标准溶液，在 A2、A3；A4、A5；A8、A9；A10、A11 各孔中每孔加入 50μL 各待

检样品溶液,每个待检样品做2个重复孔。自A行各孔取50μL至H行对应孔,并作4倍稀释,A行各孔余液为150μL。

ⓔ 加样。取步骤ⓐ制备的细胞培养板。将步骤ⓓ制备的溶液移入该细胞培养板,每孔100μL。37℃、5%CO_2条件下培养18～24h。

ⓕ 制备病毒液。攻毒剂量为100$TCID_{50}$,取保存的VSV用攻毒培养液稀释至工作浓度。

ⓖ 攻毒。取步骤ⓔ制备的细胞培养板,弃去上清液。加入病毒液,每孔100μL。37℃、5%CO_2培养24h(镜检标准溶液的50%病变点在D或E行)。

注:上述ⓐ～ⓖ项各步骤应在无菌条件下进行。

ⓗ 染色。弃去上清液,每孔加入50μL染色液,室温放置30min。

ⓘ 脱色。流水小心冲去染色液,吸干残留水分。每孔加入100μL脱色液,室温放置3～5min。

ⓙ 比色。测定波长570nm,参比波长630nm,记录测定结果。

ⓚ 结果计算 采用计算机程序或直线回归计算法进行处理。分别计算各试验样品的半效稀释倍数(即从样品溶液至相当于标准品50%最大效应点的稀释倍数),并按下式计算试验结果:

$$待检样品效价 = 标准品效价 \times \frac{待检样品预稀释倍数}{标准品预稀释倍数} \times \frac{待检样品半效稀释倍数}{标准品半效稀释倍数} \quad (11\text{-}4)$$

(2) 重组人干扰素α2a(rhIFN-α2a)的检验 本品系将带有人干扰素α2a基因重组质粒转化大肠杆菌,使其高效表达人干扰素α2a,经高度纯化后加入适量人血白蛋白稳定剂冻干制成。用于治疗某些病毒性疾病及部分肿瘤疾病。

① 原液检定

a. 效价测定。方法见重组人干扰素α1b的检验附录。用国家标准品校准确定效价(IU)。

b. 蛋白质含量。用Lowry法测定。

c. 比活性。应不低于1.0×10^8 IU/mg蛋白。

d. 纯度。ⓐ电泳法,用非还原型SDS-PAGE法。加样量应不低于5μg(银染法)或10μg(考马斯亮蓝R-250染色法)。经扫描仪扫描,纯度应不低于95.0%。ⓑ高效液相色谱法,用波长280nm检测,应呈一个吸收峰,或主峰应不低于总面积的95.0%。

e. 分子量。用还原型SDS-PAGE法。加样量应不低于1μg,制品的分子质量应为19.4kD±1.94kD。

f. 外源性DNA残留量。用固相斑点杂交法,以地高辛标记的核酸探针法或经国家药品检定机构认可的其他敏感方法测定。其含量应不高于10ng/剂量。

g. IgG残留量。如采用单克隆抗体亲和色谱法纯化,应进行本项检定。采用双抗体夹心酶联免疫法测定。IgG含量应不高于100ng/剂量。

h. 宿主菌蛋白残留量。用酶联免疫法测定。宿主菌蛋白残留量应不高于总蛋白的0.1%。

i. 残余抗生素活性。不应有残余氨苄青霉素活性。

g. 细菌内毒素含量。按本章第三节的基因工程药物常用检验方法6.细菌内毒素试验进行,细菌内毒素含量应不高于$10EU/300 \times 10^4 IU$。

k. 等电点。为5.5～6.8,批与批之间等电点应一致。

l. 紫外光谱扫描。最大吸收峰波长应为278nm±3nm,批与批之间应一致。

m. 肽图(至少每半年测定1次)。应符合干扰素α2a的图形,或与对照品图形一致。

n. N-末端氨基酸序列(至少每年测定1次)。用氨基酸序列分析仪测定。其N-末端序列应为：Cys-Asp-Leu-Pro-Gln-Thr-His-Ser-Leu-Gly-Ser-Arg-Arg-Thr-Leu。

② 半成品检定

a. 细菌内毒素含量。按本章第三节的基因工程药物常用检验方法 6. 细菌内毒素试验进行测定，细菌内毒素含量应不高于 $10EU/300\times10^4IU$。

b. 无菌试验。按本章第三节的基因工程药物常用检验方法 5. 无菌试验进行。

③ 成品检定

a. 鉴别试验。用中和试验法，其抗病毒活性能被抗 α2a 型干扰素血清中和。或用免疫印染法，应为阳性。

b. 外观。应为白色薄壳状疏松体。加入 1mL 蒸馏水后应迅速溶解为澄明液体，不得含有肉眼可见的不溶物。

c. 化学检定。按 2010 年版《中国药典》中生物制品、化学药品的检定方法进行；pH 值为 6.5～7.5；水分应不高于 3.0%。

d. 效价测定。方法见重组人干扰素 α1b 的检验附录，用国家标准品校准确定效价（IU）。效价应为标示量的 80%～150%。

e. 无菌试验。按本章第三节的基因工程药物常用检验方法 5. 无菌试验进行。

f. 异常毒性试验。按本章第三节的基因工程药物常用检验方法 7. 异常毒性试验进行。

g. 热原质试验。按本章第三节的基因工程药物常用检验方法 8. 热原质试验进行。家兔每 1kg 体重注射剂量为 20×10^4IU，如单支剂量超过 300×10^4IU，则注射剂量按每支制品标示量的 3 倍除以 60 计算。

(3) 重组人干扰素 γ（rhIFN-γ）的检验 本品系将人干扰素 γ 基因的重组质粒转化大肠杆菌，使其高效表达人干扰素 γ，经高度纯化后加入适量人白蛋白稳定剂冻干制成。用于治疗常用药物疗效不佳的类风湿性关节炎等疾病。

① 原液检定

a. 效价测定。方法见重组人干扰素 α1b 的检验附录。用国家标准品校准确定效价（IU）。

b. 蛋白质含量。用 Lowry 法测定。

c. 比活性。应不低于 1.5×10^7 IU/mg 蛋白。

d. 纯度。ⓐ电泳法，用非还原型 SDS-PAGE 法。加样量应不低于 5μg（银染法）或 10μg（考马斯亮蓝 R-250 染色法）。经扫描仪扫描，纯度应不低于 95.0%。ⓑ高效液相色谱法，用波长 280nm 检测，应呈一个吸收峰，或主峰应不低于总面积的 95.0%。

e. 分子量。用还原型 SDS-PAGE 法。加样量应不低于 1μg，制品的分子质量应为 16.8kD±10%。

f. 外源性 DNA 残留量。用固相斑点杂交法，以地高辛标记的核酸探针法或经国家药品检定机构认可的其他敏感方法测定。其含量应不高于 10ng/剂量。

g. IgG 残留量。如采用单克隆抗体亲和色谱法纯化，应进行本项检定。采用双抗体夹心酶联免疫法测定。IgG 含量应不高于 100ng/剂量。

h. 宿主菌蛋白残留量。用酶联免疫法测定。宿主菌蛋白残留量应不高于总蛋白的 0.1%。

i. 残余抗生素活性。不应有残余氨苄青霉素活性。

j. 细菌内毒素含量。按本章第三节的基因工程药物常用检验方法 6. 细菌内毒素试验进行。细菌内毒素含量应不高于 $10EU/100\times10^4IU$。

k. 等电点。为 pI8.1～9.1，批与批之间等电点应一致。

l. 紫外光谱扫描。最大吸收峰波长应为（278±3）nm，批与批之间应一致。

m. 肽图（至少每半年测定1次）。应符合干扰素γ的图形，或与对照品图形一致。

n. N-末端氨基酸序列（至少每年测定1次）。用氨基酸序列分析仪测定。其N-末端序列应为：Gln-Asn-Pro-Tyr-Val-Lys-Glu-Ala-Glu-Asn-Leu-Lys-Lys-Tyr-Phe。

② 半成品检定

a. 细菌内毒素含量。细菌内毒素含量按本章第三节的基因工程药物常用检验方法 6. 细菌内毒素试验进行，细菌内毒素含量应不高于 $10EU/100×10^4IU$。

b. 无菌试验。按本章第三节的基因工程药物常用检验方法 5. 无菌试验进行。

③ 成品检定

a. 鉴别试验。用中和试验法，其抗病毒活性能被抗重组人干扰素γ血清中和。或用免疫印染法，应为阳性。

b. 外观。应为白色或微黄色疏松体。加入1mL蒸馏水后应迅速溶解为澄明液体，不得含有肉眼可见的不溶物。

c. 化学检定。按2010年版《中国药典》中生物制品、化学药品的检定方法进行。ⓐ pH 值，为 6.5～7.5；ⓑ 水分，应不高于 3.0%。

d. 效价测定。方法见重组人干扰素α1b 的检验附录，用国家标准品校准确定效价（IU）。效价应为标示量的 80%～150%。

e. 无菌试验。按本章第三节的基因工程药物常用检验方法 5. 无菌试验进行。

f. 异常毒性试验。按本章第三节的基因工程药物常用检验方法 7. 异常毒性试验进行小鼠试验项。

g. 热原质试验。按本章第三节的基因工程药物常用检验方法 8. 热原质试验进行。家兔每1kg体重注射剂量为 $5×10^4IU$，如单支剂量超过 $100×10^4IU$，则注射剂量按每支制品标示量的 3 倍除以 60 计算。

4. 重组人白细胞介素（recombinant human interlukin）

白细胞介素（IL）是由白细胞或其他体细胞产生的又在白细胞间起调节作用和介导作用的细胞因子，是一类重要的免疫调节剂，迄今发现的IL已多达15种，分别命名为IL-1，IL-2，…，IL-15。许多IL不仅介导白细胞的相互作用，还参与其他细胞，如造血干细胞、血管内皮细胞、纤维母细胞、神经细胞、成骨细胞和破骨细胞等的相互作用。白细胞介素的生物学功能十分广泛，主要功能有：① 激活并刺激 T、B 淋巴细胞的增殖和分化，② 刺激巨噬细胞和粒细胞的活性，③ 作为各种细胞的丝裂原，④ 其他功能（抗肿瘤作用、诱导发热、作为佐剂等）。白细胞介素在临床上主要用于治疗恶性肿瘤和病毒性疾病（如乙型肝炎、艾滋病等）。

随着分子生物学的进展，各种白细胞介素基因已相继克隆成功，并制成基因工程白细胞介素纯品，其中有几种已投放市场。国内 IL-2 已批准生产，IL-3、IL-4 和 IL-6 等其他白细胞介素也正在研制中。应用蛋白质工程技术在 IL-2 中 125 位 Cys 分别由 Ser 或 Ala 取代，制成生物活性、热稳定性和复性效果都比原 IL-2 强的新型 IL-2（125 Ser-IL-2 和 125 Ala-IL-2），现已获准临床应用。

【示例】 重组人白细胞介素-2(rhIL) 的检验

本品系将人白细胞介素-2（IL-2）基因重组质粒转化大肠杆菌，使其高效表达人白细胞介素-2，经高度纯化后，加入适量人白蛋白稳定剂冻干制成。用于治疗癌性胸腹腔积液以及肾癌、黑色素瘤等疾病。

(1) 原液检定

① 效价测定。应用 rHIL 依赖细胞株 CTLL-2 细胞/MTT 法，见（4）附录：重组人白细胞介素-2效价测定，用国家标准品校准确定效价（IU）。

② 蛋白质含量。用 Lowry 法测定。

③ 比活性。为生物学活性与蛋白质含量之比，应不低于 $1.0×10^7$ IU/mg 蛋白。

④ 纯度。a. 电泳法，用非还原型 SDS-PAGE 法，加样量应不低于 $5\mu g$（银染法）或 $10\mu g$（考马斯亮蓝 R-250 染色法）。经扫描仪扫描，纯度应不低于 95.0%。b. 高效液相色谱法，用波长 280nm 检测，应呈一个吸收峰，或主峰应不低于总面积的 95.0%。

⑤ 分子量。用还原型 SDS-PAGE 法。加样量应不低于 $1\mu g$，制品的分子质量应为 15.5kD±10%。

⑥ 外源性 DNA 残留量。用固相斑点杂交法，以地高辛标记的核酸探针法或经国家药品检定机构认可的其他敏感方法测定。其含量应不高于 10ng/剂量。

⑦ IgG 残留量。如采用单克隆抗体亲和色谱法纯化，应进行本项检定。采用双抗体夹心酶联免疫法测定。IgG 含量应不高于 100ng/剂量。

⑧ 宿主菌蛋白残留量。用酶联免疫法测定。宿主菌蛋白残留量应不高于总蛋白的 0.1%。

⑨ 残余抗生素活性。不应有残余氨苄青霉素及其他抗生素活性（如制品中含有 SDS，应将 SDS 浓度至少稀释至 0.01% 进行测定，每剂量制品中不应含有残余抗生素活性）。

⑩ 细菌内毒素含量。按本章第三节的基因工程药物常用检验方法 6. 细菌内毒素试验进行。如制品中含有 SDS，应将 SDS 含量至少稀释至 0.0025%，细菌内毒素含量应不高于 $10EU/100×10^4 IU$。

⑪ 等电点。用等电聚焦电泳法测定，其主区带等电点为 6.5~7.5。

⑫ 紫外光谱扫描。最大吸收峰波长应为（277±3）nm，批与批之间应一致。

⑬ 肽图（至少每半年测定 1 次）。应符合 IL-2 的图形，或与对照品图形一致。

⑭ N-末端氨基酸序列（至少每年测定 1 次）。用氨基酸序列分析仪测定。其 N-末端序列应为：Ala-Pro-Thr-Ser-Ser-Ser-Thr-Lys-Lys-Thr-Gln-Leu-Gln-Leu-Glu。

(2) 半成品检定

① 细菌内毒素含量。应用 rhIL 依赖细胞株 CTLL-2 细胞/MTT 法，见（4）附录：重组人白细胞介素-2 效价测定，用国家标准品校准确定效价（IU）。

② 无菌试验。按本章第三节的基因工程药物常用检验方法 5. 无菌试验进行。

(3) 成品检定

① 鉴别试验。用免疫双扩散试验或免疫印染法，应为阳性。

② 外观。为白色或微黄色疏松体。加入 1mL 蒸馏水后应迅速溶解为澄明液体，不得含有肉眼可见的不溶物。

③ 化学检定。按 2010 年版《中国药典》中生物制品、化学药品的检定方法进行。
a. pH 值，为 6.5~7.5，如不含 SDS 则为 3.5~7.0。b. 水分，应不高于 3.0%。

④ 效价测定。应用 rhIL 依赖细胞株 CTLL-2 细胞/MTT 法，见（4）附录：重组人白细胞介素-2 效价测定，用国家标准品校准确定效价（IU）。效价应为标示量的 80%~150%。

⑤ 无菌试验。按本章第三节的基因工程药物常用检验方法 5. 无菌试验进行。

⑥ 异常毒性试验。按本章第三节的基因工程药物常用检验方法 7. 异常毒性试验进行小鼠试验。

⑦ 热原质试验。按本章第三节的基因工程药物常用检验方法 8. 热原质试验进行。家兔每 1kg 体重注射剂量为 $5×10^4$ IU，如单支剂量超过 $100×10^4$ IU，则注射剂量按每支制品标示量的 3 倍除以 60 计算。

(4) 附录：重组人白细胞介素-2 效价测定（CTLL-2 依赖细胞株/MTT 比色法）

① 试验材料

a. 1640培养液。每1000mL加2.2g碳酸氢钠、5.9g 4-羟乙基哌嗪乙磺酸（HEPES），4℃保存。

　　b. 基础培养液。1640培养液添加10%（体积比）小牛血清，4℃保存。

　　c. 完全培养液。基础培养液添加rhIL-2至终浓度400~800IU/mL，4℃保存。

　　d. PBS。取8g氯化钠、0.2g氯化钾、1.44g磷酸氢二钠、0.24g磷酸二氢钾加蒸馏水配制成1000mL的溶液，经121℃、15min灭菌。

　　e. 噻唑蓝MTT溶液。用PBS配制成5.0mg/mL的溶液，经0.22μm滤膜过滤除菌。置于玻璃或塑料瓶中，4℃避光保存。

　　f. 裂解液。十二烷基硫酸钠（SDS，分析纯），用蒸馏水配制成15%的溶液。使用期限不得超过12个月。

　　g. CTLL-2细胞培养物。应为偏酸性、略微浑浊液体，传代后48~60h用于rhIL-2效价测定。

　　h. 标准品。rhIL-2国家标准品，效价测定用。

　　② 试验步骤。第1天进行a.~e.项，第2天进行f.~g.项，第3天进行h.项；其中，a.~g.项各步骤应于无菌条件下进行。

　　a. 制备细胞悬液。取足量CTLL-2细胞培养物，离心收集CTLL-2细胞，用基础培养液洗涤3次，然后重悬于基础培养液配制成5.0×10^5个细胞/mL的细胞悬液，置37℃备用。

　　b. 制备标准溶液。取1支标准品按说明书溶解后，用基础培养液稀释至200IU/mL。

　　c. 制备样品溶液。将待检样品按说明书要求溶解后，用基础培养液稀释成200IU/mL。

　　d. 在96孔细胞培养板中，对b.、c.项溶液继续以倍比稀释做梯度稀释，标准品和样品同做7个稀释度，每个梯度做3个复孔。

　　e. 加入细胞悬液并培养。每孔加入50μL细胞悬液，置37℃、5%CO_2培养18~24h（至H4~6各孔存活细胞数量不足A4~6各孔的10%）。

　　f. 加入MTT溶液并培养。每孔加入20μL MTT溶液，37℃、5%CO_2培养4~6h。

　　g. 加入裂解液并保温。每孔加入150μL裂解液，37℃保温18~24h。

　　h. 测定A值。在酶标仪上比色，测定波长570nm，参比波长630nm，记录测定结果。

　　③ 结果计算。用计算机程序或直线回归计算法进行处理。分别计算各待检样品的半效稀释倍数（即从待检样本溶液至相当于标准品50%最大效应点的稀释倍数），并按下式计算结果：

$$待检样品效价 = 标准品效价 \times \frac{待检样品预稀释倍数}{标准品预稀释倍数} \times \frac{待检样品半效稀释倍数}{标准品半效稀释倍数} \quad (11-5)$$

　　5. 重组人红细胞生成素〔recombinant human erythropoietin（CHO）Cell，CHO细胞〕

　　人红细胞生成素（hEPO，简称人促红素）是一种强有力的造血生长因子，专一性地刺激红细胞系细胞的增殖，形成成熟的红细胞集落。hEPO主要由肾小管内皮细胞合成并分泌到循环系统。肝细胞和巨噬细胞也能产生hEPO。hEPO的分泌受组织内氧分压的调节。

　　红细胞生成素是一种由肾脏分泌的重要激素，在病理状态下，与多种贫血尤其与终末期肾脏疾病贫血密切相关。在生理情况下，它能促进红细胞系列的增殖、分化及成熟。

　　1985年美国有两家公司同时报道了hEPO基因的克隆，1991年美国FDA已正式批准重组人红细胞生成素（rhEPO）上市，成为在临床上治疗慢性肾功能衰竭引起的贫血和治疗肿瘤化疗后贫血的最畅销新药。我国的rhEPO已于1995年开始进行临床验证。

　　【示例】 重组人红细胞生成素（rhEPO）的检验

本品系用含有高效表达人红细胞生成素（hEPO）基因的中国仓鼠卵巢（CHO）细胞，经细胞培养、分离和高度纯化后制成的液体制剂或冻干制剂。主要用于治疗慢性肾衰引起的贫血。

(1) 原液检定

① 蛋白质含量。用4g/L碳酸氢铵溶液将供试品稀释至0.5～2mg/mL，作为供试品溶液。以4g/L碳酸氢铵溶液作为空白测定供试品溶液在320nm、325nm、330nm、340nm、345nm和350nm处的吸光度。用读出的吸光度的对数与其对应波长的对数做直线回归，求得回归方程。照紫外-可见分光光度法（2010年版《中国药典》附录ⅣA紫外-可见分光光度法），在波长276～280nm处，测定供试品溶液最大吸光度A_{max}，将A_{max}对应波长代入回归方程求得供试品溶液由于光散射产生的吸光度$A_{光散射}$。按下式计算，应不低于0.5mg/mL。

$$蛋白质含量（g/100mL）=(A_{max}-A_{光散射})÷7.43×供试品稀释倍数 \quad (11-6)$$

② 活性测定

a. 体内活性。方法见（4）附录1：EPO体内活性测定（网织红细胞法）。

b. 体外活性，按酶联免疫法试剂盒说明书测定。

③ 比活性。应不低于$1.2×10^5$ IU/mg蛋白质。

④ 纯度

a. 电泳法，用非还原型SDS-PAGE考马斯亮蓝染色法，分离胶胶含量为12.5%，加样量应不低于10μg，经扫描仪扫描，纯度应不低于98.0%。

b. 高效液相色谱（HPLC）法，即用分子筛色谱法（SEC-HPLC）法测定，亲水硅胶体积排阻色谱柱，排阻极限300kD，孔径24nm，粒度10μm，直径7.5mm，长30cm；流动相为3.2mmol/L磷酸氢二钠、1.5mmol/L磷酸二氢钾和400.4mmol/L氯化钠的混合溶液，pH7.3；上样量20～100μg，于波长280nm处检测，以人促红素色谱峰计算理论塔板数应不低于1500。按面积归一化法计算人促红素纯度，应不低于98.0%。

⑤ 分子量。用还原型SDS-PAGE考马斯亮蓝染色法测定。加样量应不低于10μg，分子质量为36～45kD。

⑥ 紫外（UV）光谱分析。用水或生理盐水将供试品稀释至0.5～2mg/mL，在光路1cm、波长230～360nm下进行扫描，最大吸收峰279nm±2nm，最小吸收峰250nm±2nm；在320～360nm处无吸收峰。

⑦ 等电点。用等电聚焦电泳法测定，使用pH值为3.0～5.0的两性电解质，hEPO区带应在pH3.3～4.3。

⑧ 唾液酸含量。用间苯二酚显色法测定，见2010年版《中国药典》附录ⅥC。每1mol hEPO应不低于10.0mol。

⑨ 外源性DNA残留量。以地高辛标记的核酸探针，用固相斑点杂交法或经国家药品检定机构认可的其他方法测定。

⑩ EPO中残余外源DNA含量。应不高于100pg/10 000IU EPO

⑪ 细菌内毒素含量。按本章第三节的基因工程药物常用检验方法6.细菌内毒素试验进行。细菌内毒素含量应小于2EU/10 000 IUEPO。

⑫ 牛血清白蛋白残留量。用反相间接血凝法或经国家检定机构认可的其他方法测定。应不高于0.01%。

⑬ 肽图（至少每半年测定1次）。用胰蛋白酶水解后，反相HPLC法测定。肽图应与EPO对照品一致。

⑭ 免疫印迹（至少每半年测定1次）。用免疫印迹法测定。在相应分子量处出现单一阳性带。

⑮ N-末端氨基酸序列（至少每年测定 1 次）。用氨基酸序列分析仪测定。其 N-末端序列应为：Ala-Pro-Pro-Arg-Leu-Ile-Cys-Asp-Ser-Arg-Val-Leu-Glu-Arg-Tyr。

(2) 半成品检定

① 细菌内毒素含量。按本章第三节的基因工程药物常用检验方法 6. 细菌内毒素试验进行。细菌内毒素含量应小于 2EU/10 000IUEPO。

② 无菌试验。按本章第三节的基因工程药物常用检验方法 5. 无菌试验进行。

(3) 成品检定

① 物理检查

a. 外观。冻干制剂应为白色疏松体，液体制剂和冻干制剂重溶后应为无色澄明液，不应有异物、浑浊和沉淀。

b. 溶解时间。加入标示量的灭菌注射用水，溶解时间应不超过 2min。

c. 装量（液体剂型）。应不低于标示量。

② 化学检定。按 2010 年版《中国药典》中生物制品、化学药品的检定方法进行。

a. pH 值。为 6.4～7.4。

b. 水分。应不高于 3.0%。

c. 钠离子含量。为 130～190mmol/L。

d. 枸橼酸离子含量。用 HPLC 法测定。枸橼酸离子含量为 15～25mmol/L。

e. 蛋白质含量。用 Lowry 法测定。应符合国家药品管理当局批准的蛋白质含量范围。

③ 活性测定

a. 体内活性。方法见（4）附录 1：EPO 体内活性测定（网织红细胞法），体内活性为标示量的 80%～140%。

b. 体外活性。用酶联免疫法，按试剂盒操作方法测定。体外活性为标示量的 80%～120%。

④ 无菌试验。按本章第三节的基因工程药物常用检验方法 5. 无菌试验进行。

⑤ 细菌内毒素含量。按本章第三节的基因工程药物常用检验方法 6. 细菌内毒素试验进行。细菌内毒素含量应小于 2EU/1000IU EPO。

⑥ 异常毒性试验。按本章第三节的基因工程药物常用检验方法 7. 异常毒性试验进行小鼠试验。

⑦ 热原质试验。按本章第三节的基因工程药物常用检验方法 8. 热原质试验进行。注射剂量为每只家兔注射 2000IU。

(4) 附录

附录 1：EPO 体内活性测定（网织红细胞法）

① 试验材料

a. EPO 标准品。

b. 稀释液。含 0.1% 牛血清白蛋白的生理盐水。

c. 瑞氏染液。瑞氏染料 1g，加无水甲醇 600mL，充分研磨使染料完全溶解，过滤，入棕色试剂瓶内，置室温下放置 1 个月后备用。

d. 煌焦油蓝乙醇溶液。煌焦油蓝 1g，置乳钵中研碎，溶于 100mL 无水乙醇中，过滤后贮存于棕色试剂瓶中，置室温下放置 1 个月后备用。

e. PBS（pH6.8）溶液。磷酸二氢钾 0.3g，磷酸氢二钠（$Na_2HPO_4 \cdot 12H_2O$）0.2g，加蒸馏水至 1000mL，调 pH 值至 6.8。

f. 乙二胺四乙酸二钾（$EDTA-K_2$）抗凝剂。400mg 乙二胺四乙酸二钾加蒸馏水至 10mL。每管加此抗凝剂 50μL，烘干后备用。

g. 动物。清洁级雌性 BALB/C 小鼠，6～8 周龄。

② 试验步骤

a. 用稀释液将标准品及样品稀释成等单位浓度。按低、中、高 3 个剂量组分别皮下注射小鼠（相邻高低剂量组的比值要相等，例如：1.8IU/只、3.6IU/只、7.2IU/只，但最高剂量组应不高于 8.0IU/只）。每剂量组注射 3 只小鼠，连续注射 3d。

b. 于第 4 天眼眶采血，用乙二胺四乙酸二钾抗凝血（1～2mg/mL）。

c. 取 b. 项抗凝血做血涂片。煌焦油蓝及瑞氏色素染色，油镜下计数每只小鼠的网织红细胞数对红细胞数的比值（R）。

③ 结果计算。按注射剂量（IU）对 R 值的量反应平行线法计算待检样品的活性，计算方法见 2010 年版《中国药典》附录ⅩⅣ。

附录 2：EPO 纯度测定（SEC-HPLC 法）

① 试验材料

a. 仪器。高压液相色谱系统、亲水硅胶体积排阻色谱柱，粒度 10μm 或 13μm，孔径 14nm，内径 7.5mm（或 7.8mm），柱长 30cm。

b. 试剂。流动相：8.1mmol/L 磷酸氢二钠，1.5mmol/L 磷酸二氢钾，400.4mmol/L 氯化钠，pH7.3，分别称 0.20g 磷酸二氢钾，1.15g 磷酸氢二钠（$Na_2HPO_4 \cdot 12H_2O$），23.4g 氯化钠，用超纯水溶解，并定容至 1000mL，用 0.45μm 水溶性膜过滤并超声脱气。

② 试验步骤

a. 样品处理。待检样品需用 0.45μm 水溶性膜过滤。

b. 色谱条件。流速 0.6mL/min，上样量 10μL（原浓度），柱温 20～25℃，紫外波长 280nm，样品池温度 4℃，环境温度 2～25℃。

c. 测定。用流动相以 0.6mL/min 流速平衡高压液相系统至基线平稳。取待检样品 10μL 上柱，用流动相以 0.6mL/min 流速洗脱，同时在紫外检测器 280nm 波长处记录色谱图及有关数据，记录数据时间为 30min。

③ 结果计算。用高压液相系统的色谱工作站对试验结果进行数据处理，用面积归一化法算出其纯度。

附录 3：CHO 细胞蛋白残留量测定（ELISA 法）

① 试验材料

a. CHO 细胞蛋白抗原标准。CHO 细胞蛋白抗原含量应不低于 1.0mg/mL。

b. 兔抗 CHO 细胞蛋白血清。兔抗 CHO 细胞蛋白血清双扩散效价应不低于 1∶16。

c. 羊抗兔 Ig-HRP。Sigma 或其他公司产品，按说明书稀释。

d. 包被缓冲液。[0.05mol/L 碳酸盐缓冲液（pH9.6）]。称取碳酸钠 1.59g、碳酸氢钠 2.93g，加蒸馏水溶解并稀释至 1000mL。

e. 稀释液（0.02mol/L PB，pH7.2，含 0.05％聚山梨酯 20）。称取 3.12g 磷酸氢二钠，加蒸馏水至 1000mL；称取 7.16g 磷酸二氢钠加蒸馏水溶解并稀释至 1000mL；用上述两种溶液配制 pH7.2 PBS，再加聚山梨酯 20 使其终含量为 0.05％。

f. 洗板液。同 e. 项稀释液。

g. 底物溶液。A 液：称取柠檬酸 1.051g，加蒸馏水 100mL，使成 0.05mol/L 柠檬酸溶液；B 液：称取磷酸氢二钠（$Na_2HPO_4 \cdot 12H_2O$）3.581g，加蒸馏水 100mL，使成 0.1mol/L 磷酸氢二钠溶液；底物溶液：取 A 液 48.6mL、B 液 51.4mL，混合。临用前加 40mg 邻苯二胺和 0.15mL 30％双氧水。

h. 终止液（1mol/L 硫酸）。取分析纯浓硫酸 5.5mL，加蒸馏水至 100mL。

② 试验步骤

a. 待检样品。用包被缓冲液将待检样品蛋白质浓度调至 $A_{280}=0.6$。

b. 标准。用包被缓冲液将 CHO 细胞蛋白抗原标准稀释成 500ng/50μL。然后倍比稀释即成 7.8ng/50μL、15.6ng/50μL、31.2ng/50μL、62.5ng/50μL、125ng/50μL、250ng/50μL、500ng/50μL。

c. 将标准和待检样品分别取 50μL 加入酶标板中（待检样品和标准均做复孔），4℃ 包被过夜。用洗板液洗 3 次，加适当稀释的兔抗 CHO 血清 50μL/孔，37℃ 培养 1h。用洗板液洗 3 次，加稀释的羊抗兔 Ig-HRP 50μL/孔，37℃ 培养 1h，用洗板液洗 5 次，加入 100μL/孔底物溶液，室温放置 30min；加入 100μL/孔终止液，于 490/600nm 下测 A 值。

③ 结果计算。用标准品的浓度和对应 A 值的双对数做直线回归，得直线回归方程（r 应不低于 0.98）。将待检样品的 A 值取对数后代入直线回归方程，求出待检样品 CHO 细胞蛋白含量 F（ng/50μL）。

$$待检样品 CHO 细胞蛋白残留含量（\%）=\frac{50\mu L \text{ 待检样品 CHO 细胞蛋白质量}}{50\mu L \text{ 待检样品总蛋白质量}}\times 100\%$$

$$=\frac{F\text{（ng）}}{A_{280}\times 1.345\text{（mg/mL）}\times 50\mu L\times 10^{-3}\text{（mL/}\mu L\text{）}\times 10^{6}\text{（ng/mg）}}\times 100\% \quad (11\text{-}7)$$

$$=\frac{F}{0.03\times 10^{6}\times 1.345}\times 100\%$$

6. 重组人集落刺激因子（recombinant human colony-stimulating factor，rh-CSF）

集落刺激因子（CSF）是一类能参与造血调节过程的糖蛋白分子，故又称造血刺激因子或造血生长因子。现在已知的 CSF 主要有 4 种：①粒细胞集落刺激因子（G-CSF）；②巨噬细胞集落刺激因子（M-CSF）；③粒细胞-巨噬细胞集落刺激因子（GM-CSF）；④多能集落刺激因子（Multi-CSF，即 IL-3）。

CSF 的功能可概括为：刺激造血细胞增殖、维系细胞存活、分化定型、刺激终末细胞的功能活性等。近年来的研究表明，CSF 不仅在造血细胞的增殖与分化中起重要作用，而且也参与对成熟细胞的功能调节，并在宿主抗感染免疫中起着重要作用。上述 4 种 CSF 在注入人体后均有促使各类白细胞增殖和成熟、增加血小板和红细胞数量的作用，因此 CSF 在临床上多用作癌化疗的辅佐药物，如化疗后产生的中性白细胞减少症，也用于骨髓移植促进生血作用，还可用于治疗白血病、粒细胞缺乏症、再生障碍贫血等多种疾病。

各类 CSF 的基因结构及其功能早已研究清楚，并在各种宿主细胞中成功表达，1991 年美国 FDA 已批准 G-CSF 和 GM-CSF 作为新药投入市场。美国 2005 年 G-CSF 的年销售额超过 20 亿美元。我国研制的 GM-CSF 和 G-CSF 已进入临床试验阶段，即将进行试产。目前 CSF 的蛋白质工程研究也取得很大进展。

【示例】 重组人粒细胞集落刺激因子（rhG-CSF）的检验

本品系将人粒细胞集落刺激因子（G-CSF）基因的重组质粒转化大肠杆菌，使其高效表达人粒细胞集落刺激因子，经发酵、分离、纯化制成。主要用于治疗放疗、化疗引起的白细胞减少症，提高人体白细胞数量和免疫功能。

(1) 原液检定

① 效价测定。用 MTT 法，见（4）附录：rhG-CSF 效价测定进行。

② 蛋白质含量。用 Lowry 法测定。

③ 比活性。应不低于 1.0×10^{8} U/mg 蛋白。

④ 纯度。a. 电泳法。用非还原型 SDS-PAGE 法。加样量应不低于 5μg（银染法）或 10μg（考马斯亮蓝 R-250 染色法）；结果除 G-CSF 外应无明显杂蛋白出现，经扫描仪扫描，G-CSF 单体蛋白量应不低于总蛋白量的 95.0%。b. 高效液相色谱法。用波长 280nm 检测，

应呈一个吸收峰，或主峰应不低于总面积的 95.0％。

⑤ 分子量。用还原型 SDS-PAGE 法。加样量不小于 $1\mu g$，制品的分子质量应为 $18.8kD\pm1.88kD$。

⑥ 外源性 DNA 残留量。用固相斑点杂交法，以地高辛标记的核酸探针法或经国家药品检定机构认可的其他敏感方法测定。其含量应不高于 10ng/剂量。

⑦ 宿主菌蛋白残留量。用酶联免疫法，按试剂盒操作方法进行测定。宿主菌蛋白残留量应不高于总蛋白的 0.1％。

⑧ 残余抗生素活性。不应有残余氨苄青霉素及其他任何抗生素活性。

⑨ 细菌内毒素含量。按本章第三节的基因工程药物常用检验方法 6. 细菌内毒素试验进行。细菌内毒素含量应不高于 $10EU/300\mu g$ 蛋白质。

⑩ 等电点。用等电聚焦电泳法测定，其主区带等电点应在 5.8～6.6。

⑪ 紫外光谱扫描。最大吸收峰波长应为 $278nm\pm3nm$，批与批之间应一致。

⑫ 肽图（至少每半年做 1 次）。应符合 rhG-CSF 的图形，或与对照品图形一致。

⑬ N-末端氨基酸序列（至少每年测定 1 次）。用氨基酸序列分析仪测定。其 N-末端序列为：Thr-Pro-Leu-Gly-Pro-Ala-Ser-Ser-Leu-Pro-Gln-Ser-Phe-Leu-Leu。

（2）半成品检定

① 细菌内毒素含量。按本章第三节的基因工程药物常用检验方法 6. 细菌内毒素试验进行测定。细菌内毒素含量应不高于 $10EU/300\mu g$ 蛋白质。

② 无菌试验。按本章第三节的基因工程药物常用检验方法 5. 无菌试验进行。

（3）成品检定

① 鉴别试验。用免疫双扩散或免疫印染法，应呈阳性。

② 物理检查。a. 外观，应为澄明液体，不得含有肉眼可见的不溶物。b. 装量，按 2010 年版《中国药典》规定进行。

③ pH 值。按 2010 年版《中国药典》中生物制品、化学药品的检定方法进行。pH 值为 3.5～4.5。

④ 效价测定。方法见（4）附录：rhG-CSF 效价测定进行。效价应为标示量的 80％～150％。

⑤ 无菌试验。按本章第三节的基因工程药物常用检验方法 5. 无菌试验进行。

⑥ 异常毒性试验。按本章第三节的基因工程药物常用检验方法 7. 异常毒性试验进行小鼠试验。

⑦ 热原质试验。按本章第三节的基因工程药物常用检验方法 8. 热原质试验，家兔每 1kg 体重注射剂量为 20pg。

⑧ 残余抗生素活性。应为阴性。

（4）附录：rhG-CSF 效价测定（NFS-60 依赖株/MTT 比色法）

① 试验材料。所用试剂均需分析纯或与指定产品相当。

a. 1640 培养液。每 1L 添加 2.2g 碳酸氢钠、5.9g HEPES，4℃保存。

b. 基础培养液。1640 培养液添加 2.5％小牛血清（FBS，体积比），12.5％马血清（体积比），每 1L 补加 10mL 丙酮酸钠溶液、10mL 谷氨酰胺溶液。4℃下保存。

c. 完全培养液。基础培养液添加 rhG-CSF 至终浓度 20ng（3000IU）/mL。4℃保存。

d. PBS。取 8g 氯化钠、0.2g 氯化钾、1.44g 磷酸氢二钠、0.24g 磷酸二氢钾用蒸馏水配成 1000mL 的溶液，经 121℃、15min 高压灭菌。

e. 噻唑蓝 MTT 溶液。用 PBS 配制成 5.0mg/mL 的溶液，经 $0.22\mu m$ 滤膜过滤除菌。4℃避光保存。

f. 裂解液。含1%浓盐酸，10%TritonX-100（一种非离子表面活性剂）的异丙醇溶液。室温避光保存。

g. NFS-60 细胞培养物。应为偏酸性、略微浑浊液体，上次传代后 48~60h 用于 rhG-CSF 效价测定。

h. rhG-CSF 效价测定用参考品。

② 试验步骤。a.~b. 项各步骤应于无菌条件下进行。

a. 试验准备。将试验所用溶液预温至 37℃。

b. 制备细胞悬液。取足量 NFS-60 细胞培养物，离心收集 NFS-60 细胞，用基础培养液洗涤 3 次，然后重悬于基础培养液，配成 2.0×10^5 个细胞/mL 的细胞悬液，置 37℃ 备用。

c. 参考品溶液。取 1 支参考品按说明书溶解后，用基础培养液稀释至 50~100IU/mL。

d. 样品溶液。将待检样品按标示量溶解后，用基础培养液稀释成 100IU/mL。

e. 在 96 孔细胞培养板中，对 c.、d. 项溶液继续以 2 倍稀释度做梯度稀释，参考品和待检样品同做 7 个稀释度，每个梯度做 2 个复孔。

f. 加入细胞悬液并培养。每孔加入 50μL 细胞悬液，37℃、5%CO_2 培养 40~48h。

g. 加入 MTT 溶液并培养。每孔加入 20μL MTT 溶液，37℃、5%CO_2 培养 5h。

h. 加入裂解液并测定结果。每孔加入 200μL 裂解液，混匀后在酶标仪上比色，测定波长 570nm，参比波长 630nm，记录测定结果。

③ 结果计算。试验数据采用计算机程序或直线回归计算法进行处理。并按下列公式计算结果：

$$待检样品效价 = 参考品效价 \times \frac{待检样品预稀释倍数}{参考品预稀释倍数} \times \frac{待检样品半效稀释倍数}{参考品半效稀释倍数} \quad (11-8)$$

7. 重组人组织型纤溶酶原激活剂（recombinant human tissue plasminogen activator）

组织型纤溶酶原激活剂（tPA）是一种丝氨酸蛋白酶，存在于哺乳动物的血浆中。tPA 是由血管内皮细胞合成的多肽，本质上属于丝氨酸蛋白酶而不属于细胞生长因子的范畴，但其分子结构中含有表皮生长因子样结构域。tPA 能将纤溶酶原转化为纤溶酶，纤溶酶水解血凝块中的纤维蛋白网，促使血栓溶解，主要用于治疗血栓性疾病。由于 tPA 只特异性地激活血栓块中的纤溶酶原，是血栓块专一性纤维蛋白溶解剂，对人体无抗原性，故它是一种较好的治疗血栓疾病药物。

重组 tPA 已于 1987 年由美国 FDA 批准作为治疗急性心肌梗死药物投放市场，1990 年 FDA 又批准用于治疗急性肺栓塞，是目前市场上销售额最高的基因工程产品之一。为了延长 tPA 在体内的半衰期和进一步提高 tPA 的效力，应用蛋白质工程技术已经研究开发出第二代新型 tPA。

【示例】 重组人组织型纤溶酶原激活剂（rhtPA）的检验

（1）原液检定

① 效价。用纤维蛋白平板法进行检定，见（4）附录：重组人组织型纤溶酶原激活剂效价测定。

② 蛋白含量。用 Lowry 法测定。

③ 比活性。根据效价测定及蛋白含量计算比活性，以标准品为参照，比活性应不低于 5.0×10^5 IU/mg。

④ 纯度

a. 电泳纯度。用非还原型 SDS-PAGE 法。加样量不低于 5μg，用银染法染色；或用考马斯亮蓝 R-250 染色，加样量不低于 10μg，结果中除 tPA 外应无明显杂蛋白出现，经扫描仪扫描，tPA 蛋白量应不低于总蛋白量的 95%，寡聚体含量不应超过 tPA 总蛋白量的 5%。

b. 高效液相色谱纯度。采用性能良好的反相色谱柱，每次进样量应不小于30ng。检测结果应呈一个吸收峰，或主峰占总面积的95%以上，寡聚体含量不应超过tPA总蛋白量的5%。

⑤ 分子量。用还原型SDS-PAGE法，加样量不低于5μg，制品的分子质量为39.6kD，误差不超过10%。

⑥ 残余外源性DNA含量。用固相斑点杂交法，用地高辛标记检测试剂盒测定，其外源性DNA残余量应小于10ng/人用剂量。

⑦ 内毒素含量。用鲎试剂法，内毒素含量应小于10EU/剂量。

⑧ 残余菌体蛋白含量。采用ELISA法，应小于0.1%。

⑨ 残余抗生素活性。用生物法进行测定，阳性对照管周围应出现光滑、清晰的抑菌圈并与所含氨苄青霉素量呈显著的量效关系，阴性对照管周围应无抑菌圈出现，待检样品结果阴性者判为合格。

⑩ 肽图测定。应符合tPA的图形，批与批之间图形应一致。

⑪ 等电聚焦。测定等电点，应有固定的范围pH6.2～7.7。

⑫ 紫外光谱扫描。以生理盐水为对照，在200～300nm范围内对待检样品溶液进行扫描。批与批之间的紫外吸收图谱应一致，且最大吸收波长应与理论值相符（280nm±3nm）。

⑬ N-末端氨基酸序列。按Edman降解法，采用适当的分析手段测定，N-端前15个氨基酸序列（不包括末端的甲硫氨酸）测定结果应与下述序列相符：Ser-Tyr-Gln-Gly-Asn-Ser-Asp-Cys-Tyr-Phe-Gly-Asn-Gly-Ser-Ala。

(2) 半成品检定

① 内毒素含量。按本章第三节的基因工程药物常用检验方法6.细菌内毒素试验进行，含量应小于10EU/人用剂量。

② 无菌试验。按本章第三节的基因工程药物常用检验方法5.无菌试验进行。

(3) 成品检定

① 鉴别试验。采用免疫印迹法检测，应为阳性。

② 外观。应为冷冻干燥的白色疏松体，加入注射用水后应迅速溶解。其溶液应为无色、澄清透明液体，对光检查应无异物和浑浊现象。

③ pH值。pH值应为7.0±0.5。

④ 水分。应小于3.0%。

⑤ 无菌试验。按本章第三节的基因工程药物常用检验方法5.无菌试验进行。

⑥ 热原质试验。按本章第三节的基因工程药物常用检验方法8.热原质试验进行。取体重1.7～2.5kg家兔三只，注射量为人用剂量3倍（公斤体重计算），每只家兔耳静脉注射，判定标准按该规程要求。

⑦ 小白鼠安全试验。用体重18～20g小白鼠5只，每只腹腔注射0.5mL，观察7d，动物全部存活，每只体重增加为合格。

⑧ 生物学活性（效价）。按纤维蛋白平板法进行检定，见(4)附录：重组人组织型纤溶酶原激活剂效价测定，生物学活性应不低于标示量的80%。

⑨ 氨苄青霉素残留量。用生物法进行测定，阳性对照管周围应出现光滑、清晰的抑菌圈并与所含氨苄青霉素量呈显著的量效关系，阴性对照管周围应无抑菌圈出现，待检样品结果阴性者判为合格。

(4) 附录：重组人组织型纤溶酶原激活剂效价测定（纤维蛋白平板法）

① 试验材料

a. 琼脂糖。

b. 生理盐水。

c. 人凝血酶。用生理盐水配制成 100IU/mL，分装成 40μL/管，于 -20℃ 保存。

d. 纤溶酶原。用生理盐水配成 0.5mg/mL。

e. 人纤维蛋白原。试验前配制，配制前人纤维蛋白原和备用的生理盐水均在 37℃ 水浴中预热 15min，然后用适量生理盐水溶解，37℃ 水浴静置保温 30min 使其完全溶解，配制成 6mg/mL 溶液待用。

f. WHO 国际标准品或国家标准品供活性测定用。

② 试验步骤

a. 纤维蛋白平板的制备。称取 125mg 琼脂糖，加入 23mL 生理盐水，煮沸溶解，60℃ 水浴平衡，加凝血酶 14μL（100IU/mL）、纤溶酶原 280μL（0.5mg/mL），边加边摇匀，加 2.2mL 人纤维蛋白原（6mg/mL），不停地摇匀，浑浊后立即倒平皿（直径 8cm），水平放置充分凝固后于 4℃ 放置至少 30min 待用（应在 2d 之内使用）。

b. 标准品和待检样品的稀释。标准品用生理盐水稀释成以下 5 个稀释度（IU/mL）：1000、250、62.5、15.6、3.9，待检样品根据标示量稀释至大约 100IU/mL 或 1μg/mL 的浓度，待用。

c. 打孔及点样。在形成的纤维蛋白平皿内打孔（直径 2mm），每孔点样 10μL，每个待检样品和标准品各点两个孔，37℃ 湿盒（在饭盒内加少量水以保持一定的湿度）水平放置 24h。

③ 结果计算。纵横两次量取溶解圈直径，以各个稀释度的活性的对数（x）为横坐标，以溶解圈直径的平均数（4 次量取的数值）的对数为纵坐标（y），按生物统计学方法分析结果，并求得 $y=a+bx$ 中的 a 和 b 及线性回归系数 γ 值，根据待检样品的溶圈直径可求得待检样品的活性。

8. 重组链激酶 [recombinant streptokinase（SK）]

链激酶（SK）是血液中降解纤维蛋白的重要酶，又称纤溶酶。当血液凝固时，所生成的纤维蛋白可被纤溶酶溶解，故该酶在防止血栓生成和保持血流畅通上具有重要意义。纤溶过程可分为纤维蛋白溶酶的生成和纤维蛋白溶解两个阶段，从而达到溶解血栓的效果。当链激酶与血纤溶酶原比值为 0.1～1.0 时形成纤溶酶最多，其纤溶活性最强。

链激酶在临床上用于多种血栓栓塞疾病，以急性广泛深静脉血栓形成、急性大块肺栓塞、周围动脉急性血栓栓塞最有效。有人报道链激酶滴注于冠状动脉内治疗进展期心肌梗死有一定疗效。

重组链激酶系将带有链激酶（SK）基因的重组质粒转化大肠杆菌，使其高效表达链激酶，经高度纯化后加入适量人血白蛋白稳定剂冻干制成。用于治疗血栓性疾病，更适于急性心肌梗死的溶血栓治疗。

【示例】 重组链激酶（rSK）的检验

(1) 原液检定

① 效价测定。用纤维蛋白凝块溶解法，方法见（4）附录：链激酶活性测定，并用标准品校准确定效价（IU）。

② 蛋白质含量。用 Lowry 法测定。

③ 比活性。应不低于 9.0×10^4 IU/mg 蛋白质。

④ 纯度。a. 电泳法。用非还原型 SDS-PAGE 法。加样量应不低于 10μg，用考马斯亮蓝 R-250 染色。经扫描仪扫描，纯度应不低于 95.0%。b. 高效液相色谱法。在波长 280nm 处检测，主峰应不低于总面积的 95.0%。

⑤ 分子量。用还原型 SDS-PAGE 法。加样量应不低于 1μg，制品的分子质量应为 47.0kD±4.7kD。

⑥ 外源性 DNA 残留量。用固相斑点杂交法，以地高辛标记的核酸探针法或经国家药品检定机构认可的其他敏感方法测定。其含量应不高于 10ng/剂量。

⑦ 宿主菌蛋白残留量。用酶联免疫法。残余宿主菌蛋白应不高于总蛋白的 0.05%。

⑧ 残余抗生素活性。不应有残余氨苄青霉素活性。

⑨ 细菌内毒素含量。按本章第三节的基因工程药物常用检验方法 6. 细菌内毒素试验进行测定。细菌内毒素含量应不高于 3EU/mg。

⑩ 等电点。用等电聚焦电泳法测定。其主区带等电点应在 pH4.6～5.6，批与批之间等电点应一致。

⑪ 紫外光谱扫描。最大吸收峰波长应为 277nm±3nm，批与批之间应一致。

⑫ 肽图（至少每半年测定 1 次）。应符合链激酶的图形，或与对照品图形一致。

⑬ N-末端氨基酸序列（至少每年测定 1 次）。用氨基酸序列分析仪测定，其 N-末端序列应为：Val-Lys-Pro-Val-Gln-Ala-Ile-Ala-Gly-Ser-Glu-Trp-Leu-Leu-Asp。

(2) 半成品检定

① 细菌内毒素含量。按本章第三节的基因工程药物常用检验方法 6. 细菌内毒素试验进行测定。细菌内毒素含量应不高于 3EU/mg。

② 无菌试验。按本章第三节的基因工程药物常用检验方法 5. 无菌试验进行。

(3) 成品检定

① 鉴别试验。用免疫双扩散试验或免疫印染法。应为阳性。

② 外观。应为白色或微黄色疏松体。加入 1mL 蒸馏水后应迅速溶解为澄明液体，不应含有肉眼可见的不溶物。

③ 化学检定。按 2010 年版《中国药典》中生物制品、化学药品的检定方法进行。

a. pH 值，为 6.9～7.9。b. 水分，应不高于 3.0%。

④ 效价测定。方法见（4）附录：链激酶活性测定，效价应为标示量的 80%～150%。

⑤ 无菌试验。按 2010 年版《中国药典》中生物制品、化学药品的检定方法进行。

⑥ 异常毒性试验。按本章第三节的基因工程药物常用检验方法 7. 异常毒性试验进行小鼠试验。

⑦ 热原质试验。按本章第三节的基因工程药物常用检验方法 8. 热原质试验进行。家兔每 1kg 体重注射剂量为 9×10^4IU，如单支剂量超过 150×10^4IU，则注射剂量按每支制品标示量的 3 倍除以 60 计算。

(4) 附录：链激酶活性测定

① 试验材料

a. 琼脂糖。

b. 生理盐水。

c. 人凝血酶。用生理盐水配制成 100IU/mL，分装成 40μL/管，于 -20℃ 保存。

d. 纤溶酶原。用生理盐水配制成 0.5mg/mL。

e. 人纤维蛋白原。试验前配制，配制前人纤维蛋白原和备用的生理盐水均在 37℃ 水浴预热 15min，然后用适量生理盐水溶解，37℃ 水浴静置保温 30min 使其完全溶解，配制成 6mg/mL 溶液待用。

f. WHO 国际标准品或国家标准品供活性测定用。

② 试验步骤

a. 纤维蛋白平板的制备。称取 125mg 琼脂糖，加入 23mL 生理盐水，煮沸溶解，60℃

水浴平衡，加凝血酶 14μL（100IU/mL）、纤溶酶原 280μL（0.5mg/mL），边加边摇匀，加 2.2mL 人纤维蛋白原（6mg/mL），不停地摇匀，浑浊后立即倒平皿（直径 8cm），水平放置充分凝固后于 4℃放置至少 30min 待用（应在 2d 之内使用）。

b. 标准品和待检样品的稀释。标准品用生理盐水稀释成以下 5 个稀释度（IU/mL）：1000、250、62.5、15.6、3.9，待检样品根据标示量稀释至大约 100IU/mL 或 1μg/mL 的浓度，待用。

c. 打孔及点样。在形成的纤维蛋白平皿内打孔（直径 2mm），每孔点样 10μL，每个待检样品和标准品各点两个孔，37℃湿盒（在饭盒内加少量水以保持一定的湿度）水平放置 24h。

③ 结果计算。纵横两次量取溶圈直径，以各个稀释度的活性的对数（x）为横坐标，以溶圈直径的平均数（4 次量取的数值）的对数为纵坐标（y），按生物统计学方法分析结果，并求得 $y=a+bx$ 中的 a 和 b 及线性回归系数 γ 值，根据待检样品的溶圈直径可求得待检样品的活性。

9. 重组人表皮生长因子［recombinant human epidermal growth factor（EGF）］

表皮生长因子（EGF）是在 1962 年由 Cohen 首次从雄性小白鼠下颌腺中分离纯化的一种多肽生长因子，由 53 个氨基酸组成，称为 mEGF。1977 年，又从人尿中分离出 EGF，称为 hEGF，与 mEGF 具有 70%的氨基酸序列同源性，具有抑制胃酸分泌作用，故又称为尿抑胃素。人体体液如尿、血液、唾液、泪液、精液、乳汁、胃液、骨髓液中均含有 hEGF，其中尿、精液、乳汁中含量最高。

hEGF 的成熟肽不含糖基化位点，活性与糖基无关，故适于在 E.coli 中表达。国内外已有多家实验室和公司在 E.coli 中成功表达了 hEGF。由于 hEGF 是小分子多肽，在细菌细胞中不易形成包含体，且在胞内聚集会招致蛋白酶攻击而降解。因此，表达的最佳策略是采用分泌型表达。目前最成功的是采用 E.coli 碱性磷酸酯酶基因（phoA）启动子和信号肽的分泌型表达。

由于 hEGF 能刺激表皮和内皮细胞、成纤维细胞及毛细血管生长，因此用于治疗创伤烧伤，促进外科伤口的愈合，加速移植的表皮生长。hEGF 能促进角膜上皮细胞、实质细胞生长，治疗外伤性角膜糜烂，角膜溃疡，角膜损伤，化学试剂灼伤角膜以及用于角膜移植。hEGF 可抑制胃酸分泌，可促使胃、十二指肠溃疡愈合。国外用大剂量 hEGF 与毒素结合治疗神经胶质瘤、乳腺癌、皮肤癌取得一定疗效，尤其对鳞状细胞皮肤癌疗效显著。重组 hEGF 有多种生理功能，可刺激细胞生长。

【示例】 重组人表皮生长因子（rhEGF）的检验

（1）原液检定

① 效价检定。测定方法见（4）附录：EGF 生物学活性测定。

② 蛋白质含量测定。按蛋白质微量测定法的 Lowry 法测定。

③ 比活性。应不低于 5.0×10^5 IU/mg 蛋白。

④ 纯度。a. 高效液相色谱法，按 2010 年版《中国药典》附录Ⅲ B，色谱柱采用十八烷基硅烷键合硅胶为填充剂；以 A 相［三氟醋酸-水溶液（取 1.0mL 三氟醋酸加水 999mL，摇匀）］、B 相［三氟醋酸-乙腈溶液（取 1.0mL 三氟醋酸加乙腈 999mL，摇匀）］为流动相，梯度洗脱，B 相 0、35min、38min 比例依次为 5%、70%、100%，检测波长 280nm，理论塔板数不低于 500。按峰面积归一化法计算主峰，应不得低于总面积的 95.0%。b. 电泳法，按 2010 年版《中国药典》附录Ⅳ C：SDS-聚丙烯酰胺凝胶电泳法测定。采用非还原型 SDS-PAGE 法，加样量不得低于 5μg（银染法）或 10μg（考马斯亮蓝 R-250 染色法）。经扫描仪扫描，按峰面积归一化法计算纯度不得低于 95.0%。

⑤ 分子量。按 2010 年版《中国药典》附录Ⅳ C：SDS-聚丙烯酰胺凝胶电泳法测定。采用还原型 SDS-PAGE 法，加样量不得低于 $1\mu g$，分子质量为 $6.2kD\pm0.62kD$。

⑥ 外源性 DNA 残留量。按 2010 年版《中国药典》附录Ⅸ B：外源性 DNA 残留量测定法测定，每人 1 支/次的人用剂量外源 DNA 残留量应不高于 10ng。

⑦ 宿主菌蛋白残留量。按 2010 年版《中国药典》附录Ⅸ C：宿主菌蛋白残留含量测定法测定，残余宿主菌蛋白应为不高于总蛋白的 0.05%。

⑧ 等电点。按 2010 年版《中国药典》附录Ⅳ D：等电点测定法测定，主区带等电点应为 4.0~5.0。

⑨ 紫外吸收光谱。本制品用蒸馏水稀释至蛋白浓度约为 $100\sim500\mu g/mL$ 后，按 2010 年版《中国药典》附录Ⅱ A：紫外光谱测定法测定，最大吸收峰波长应为 $277nm\pm3nm$。

⑩ 肽图分析。按本章第三节的基因工程药物常用检验方法 2. 肽图分析法测定，应与对照品图形一致。

⑪ N-末端氨基酸序列。用氨基酸序列分析仪测定，其 N-端序列应为：Asn-Ser-Asp-Ser-Glu-Cys-Pro-Leu-Ser-His-Asp-Gly-Tyr-Cys-Leu。

⑫ 鉴别试验。用免疫印迹法测定，应为阳性。

(2) 成品检定规程

① 外观检查。本品应为白色疏松状或粉状冻干品，加入 1mL 蒸馏水后能迅速溶解，不得含有肉眼可见的不溶物。

② pH 值。取 5 支样品，每支用 1mL 蒸馏水溶解，合并后按 2010 年版《中国药典》附录测定，pH 值应为 6.5~7.5。

③ 效价测定。效价应为标示量的 70%~200%。测定方法见 (4) 附录：EGF 生物学活性测定。

④ 无菌试验。按本章第三节的基因工程药物常用检验方法 5. 无菌试验进行。应符合规定。

⑤ 水分。按 2010 年版《中国药典》附录Ⅷ D：费休水分测定法测定，含水分不得超过 3.0%。

(3) 规格　2×10^4 IU/瓶（或 $20\mu g$/瓶），5×10^4 IU/瓶（或 $50\mu g$/瓶），7.5×10^4 IU/瓶（或 $75\mu g$/瓶），10×10^4 IU/瓶（或 $100\mu g$/瓶）。即 $1\mu g$EGF 相当于 1000IU。

(4) 附录：EGF 生物学活性测定

原理：EGF 效价测定采用 BALB/C3T3（BALB/C 小鼠胚成纤维细胞）细胞株/MTT（噻唑蓝）比色法。MTT 在活细胞的线粒体中可以定量地被还原为 3,5-二苯基-1-(4,5-二甲基-2-噻唑基) 甲 (MTT Formazan)，通过测定 MTT Formazan 的量可以直接表示 BALB/C3T3 细胞的生长状态。以最大效应点的 50% 所对应的稀释倍数折算待检样品中 EGF 的效价，结果用标准品校正。

① 材料和试剂

a. 1640 培养液。

b. 完全培养液 1。1640 培养液添加 10%FBS（体积比）。

c. 完全培养液 2。1640 培养液添加 0.4%FBS（体积比）。

d. BALB/C3T3 细胞株。

e. 磷酸盐缓冲液。$8gNaCl$，$0.2gKCl$，$1.44g\ Na_2HPO_4$，$0.24gKH_2PO_4$，加水定容至 1L，用 HCl 调节溶液的 pH 值至 7.4，高压灭菌，室温保存。

f. MTT 溶液。MTT 用磷酸盐缓冲液配成 $5.0mg/mL$ 的溶液。过滤除菌，4℃避光保存。

g. 裂解液。DMSO。

h. EGF 国家标准品，EGF 样品。

② 操作

a. 收集对数生长期的 BALB/C 3T3 细胞，悬浮于完全培养液 1 中，调整细胞浓度约为 6.0×10^4 个/mL 左右。

b. 将细胞悬液接种于 96 孔板中，每孔 $100 \mu L$，37℃、5%CO_2 条件下培养过夜。

c. 饥饿培养。吸去上清液，加入完全培养液 2，每孔 $100 \mu L$，37℃、5%CO_2 条件下培养过夜。

d. 加样。ⓐ标准品预稀释。用完全培养基 2 将标准品稀释至 50IU/mL 起始。ⓑ样品预稀释。用完全培养基 2 将样品稀释至和标准品相同浓度起始，或按蛋白含量将样品稀释至 50ng/mL 起始。ⓒ将预稀释好的标准品、样品在稀释板上做 4 倍稀释。ⓓ吸去经饥饿处理细胞板各孔上清液，将稀释板上 4 倍稀释好的标准品、样品加入细胞板，每稀释度做两孔，每孔 $100 \mu L$，37℃、5%CO_2 条件下培养 72h。由于边缘效应，一般 A 排的 1、12 列不用于检测。

e. 每孔加入 MTT 溶液 $20 \mu L$，37℃、5%CO_2 条件下培养 5h。

f. 每孔吸去 $80 \mu L$ 上清液，加入裂解液 $100 \mu L$，室温下放置 30min 后比色，测定波长 490nm，记录测定结果。

③ 结果处理。用计算机程序或直线回归计算法进行处理。分别计算各待检样品的半价稀释倍数（即从待检样本溶液至相当于标准品 50%最大效应点的稀释倍数），并按下式计算结果。

$$待测样品效价 = 标准品效价 \times \frac{待检样品预稀释倍数}{标准品预稀释倍数} \times \frac{待检样品半效稀释倍数}{标准品半效稀释倍数} \quad (11-9)$$

10. 重组乙型肝炎疫苗（recombinant hepatitis B vaccine）

重组乙肝疫苗是以基因工程技术研制的第二代乙型肝炎（HB）疫苗，已取得了突破性和实用性进展，是基因工程疫苗中最成功的例子之一。目前，乙肝病毒（HBV）基因在真核细胞中的表达已出现了 4 条途径：① 将 HBV 的 S、S_2 或 S_1 基因重组质粒转化酵母，用重组酵母生产 HB 疫苗（如深圳康泰生物制品公司）；② 将 S、S_2 或 S_1 基因重组质粒转化哺乳动物细胞（中华仓鼠卵巢细胞），大量培养重组动物细胞株生产 HB 疫苗（如我国长春生物制品研究所）；③ 将 S、S_2 或 S_1 基因插入痘苗病毒 DNA 非必需区，转染中华仓鼠卵巢细胞，大量培养该动物细胞株生产 HB 疫苗；④ 将 S、S_2 或 S_1 基因插入昆虫核多角体病毒 DNA 非必需区，转染家蚕和蝶蛹生产 HB 疫苗。上述几种表达系统各有其特点。

美国的重组酵母疫苗已于 1986 年正式投放市场，法国的哺乳动物细胞疫苗也已于 1988 年投入批量生产。现在国内外正在开展第三代 HB 疫苗的研究，如美国、法国和德国都已研制出人工合成的前 S 多肽疫苗，具有很强的免疫原性。此外，化学合成的 HBsAg 多肽与破伤风类毒素偶联形成复合蛋白分子制成的疫苗，既可预防乙肝，又能预防破伤风。

【示例 1】 重组乙型肝炎疫苗（酿酒酵母）的检验

本品系由重组酵母表达的乙型肝炎表面抗原（HBsAg）经纯化、加佐剂吸附后制成。本疫苗接种后，可刺激机体产生抗乙型肝炎病毒的免疫力，用于预防乙型肝炎。本疫苗适用于乙型肝炎易感者，尤其是下列人员：①新生儿，特别是母亲为 HBsAg、HBeAg 阳性者。②从事医疗工作的医护人员及接触血液的实验人员。患有发热、急性或慢性严重疾病患者及对酵母成分过敏者禁用。

(1) 原液检定

① 吸附完全性试验。吸附率应不低于 95%。

取铝佐剂吸附后原液于6500g离心5min,取上清液,测定参考品、原液及原液上清液HBsAg的含量。以参考品HBsAg含量的对数对应其吸光度值对数进行直线回归,相关系数应不低于0.99,将原液及原液上清液的吸光度值代入回归方程,计算其HBsAg含量,再按下式计算吸附率,应不低于95%。

$$P = (1 - 上清液的HBsAg含量/原液的HBsAg含量) \times 100\% \qquad (11-10)$$

式中,P为吸附率。

② 硫氰酸盐含量。应小于$1.0\mu g/mL$。

取加硫柳汞之前的原液,于6500g离心5min,取上清液。分别取含量为$1.0\mu g/mL$、$2.5\mu g/mL$、$5.0\mu g/mL$、$10.0\mu g/mL$的硫氰酸盐标准溶液以及原液上清液、生理盐水各5.0mL于试管中。每一原液取2份,在每管中依次加入硼酸盐缓冲液(pH9.2)5.0mL、2.25%氯胺T-生理盐水0.5mL、50%吡啶溶液(用生理盐水配制)1.0mL,每加一种溶液后立即混匀,加完上述溶液后静置10min,以生理盐水为空白对照,在波长415nm处测定各管吸光度。以标准溶液中硫氰酸盐的含量对应其吸光度均值,进行线性回归,计算相关系数,应不低于0.99。将原液上清液的吸光度代入线性回归方程,计算出硫氰酸盐含量。

③ TritonX-100含量。应小于$15.0\mu g/mL$。

取加硫柳汞之前的原液,于6500g离心5min,取上清液。分别取含量为$5\mu g/mL$、$10\mu g/mL$、$20\mu g/mL$、$30\mu g/mL$、$40\mu g/mL$的TritonX-100的标准溶液以及原液上清液、生理盐水各5.0mL于试管中。每一原液取2份,在每管中分别加入5%(体积比)苯酚溶液1.0mL,迅速振荡,室温放置15min。以生理盐水为空白对照,在波长340nm处测定各管吸光度。以标准溶液中TritonX-100的含量对应其吸光度均值,进行线性回归,计算相关系数,应不低于0.99。将原液上清液的吸光度代入线性回归方程,计算出TritonX-100含量。

(2) 半成品检定

① 化学检定。按2010年版《中国药典》中生物制品、化学药品的检定方法进行。

② 游离甲醛含量。应小于$20.0\mu g/mL$。

③ pH值。为5.5~7.2。

④ 铝含量。为$0.35\sim0.62mg/mL$。

⑤ 硫柳汞含量。为$30.0\sim70.0\mu g/mL$。

⑥ 细菌内毒素。应小于10EU/mL。

⑦ 渗透压摩尔浓度。为280mOsmol/kg。

(3) 成品检定

① 鉴别试验。酶联免疫法检测,证明为HBsAg。

② 外观。应为乳白色混悬液体,可因沉淀而分层,易摇散,不应有摇不散的块状物。

③ 化学检查。按2010年版《中国药典》中生物制品、化学药品的检定方法进行。

a. 铝含量为$0.35\sim0.62mg/mL$。

b. 硫柳汞含量为$30.0\sim70.0\mu g/mL$。

c. pH值为5.5~7.2。

④ 效价测定。将疫苗连续稀释,每个稀释度接种4~5周龄的NIH小鼠或BALB/C小鼠10只,每只腹腔注射1.0mL,4~6周后采血,用RIA或EIA法测抗-HBs,计算所得ED_{50}。应不高于$1.5\mu g$。

⑤ 无菌试验。按本章第三节的基因工程药物常用检验方法5.无菌试验进行。

⑥ 异常毒性试验。按本章第三节的基因工程药物常用检验方法7.异常毒性试验进行。

⑦ 细菌内毒素。按本章第三节的基因工程药物常用检验方法6.细菌内毒素试验进行,

应小于10EU/mL。

【示例2】 重组乙型肝炎疫苗（CHO细胞）的检验

本品系由重组CHO细胞（中国仓鼠卵巢细胞）表达的乙型肝炎病毒表面抗原（HBsAg），经纯化加佐剂吸附后制成，用于预防乙型肝炎。本疫苗接种后，可刺激机体产生抗乙型肝炎病毒的免疫力，用于预防乙型肝炎。本疫苗适用于乙型肝炎易感者，患有发热、急性或慢性严重疾病者及过敏体质者禁用。

(1) 原液检定

① 无菌试验。按本章第三节的基因工程药物常用检验方法5.无菌试验进行。

② 支原体检查。按本章第三节的基因工程药物常用检验方法5.无菌试验进行。

③ 蛋白质含量。用Lowry法测定，蛋白质浓度应为100～200μg/mL。

④ 特异肽谱及纯度。a.主蛋白带。在分离胶中应有23kD、27kD蛋白带，可以有30kD蛋白带及HBsAg二聚体蛋白带。b.纯度。采用高效液相色谱法测定，HBsAg纯度应不低于95.0%。

⑤ 牛血清白蛋白残留量。可用反向间接血凝、放射免疫或国家药品检定机构认可的其他方法进行，牛血清白蛋白残留量应不高于50ng/剂。

⑥ CHO细胞DNA残留量。用点杂交法检测DNA含量，应不高过10pg/剂。

⑦ CHO细胞蛋白残留量。用酶联免疫法测定，应不高于总蛋白含量的0.05%。

(2) 半成品检定

① 无菌试验。按本章第三节的基因工程药物常用检验方法5.无菌试验进行。

② 细菌内毒素。按本章第三节的基因工程药物常用检验方法6.细菌内毒素试验进行，应不高于10EU/剂。

(3) 成品检定

① 鉴别试验。以酶联免疫法测试，证明为HBsAg。

② 外观。应为乳白色悬浊液体，可因沉淀而分层，易摇散，不应有摇不散的块状物。

③ 化学检定。a.pH值为5.5～6.8。b.铝含量不高于0.43mg/mL。c.硫柳汞含量应不高于60μg/mL。d.游离甲醛含量。应不高于50μg/mL。

④ 效价测定。将疫苗连续稀释，每个稀释度接种4～5周龄NIH或BABL/C未孕雌性小鼠20只，每只腹腔注射1mL，用参考疫苗做平行对照，4～6周后采血，用RIA或EIA法测抗-HBs，计算ED_{50}，被检苗ED_{50}/参考疫苗ED_{50}之值应不低于1.0。

⑤ 无菌试验。依法检查，应符合规定。

⑥ 异常毒性实验。按本章第三节的基因工程药物常用检验方法7.异常毒性试验进行。

⑦ 细菌内毒素含量测定。按本章第三节的基因工程药物常用检验方法6.细菌内毒素试验进行，应低于10EU/剂。

本 章 小 结

基因工程药物是医药家族的新成员，具有活性高、多功能性、低免疫原性等显著特点，使其区别于一般生物制品药物的质量要求，如需要提供表达体系、工程菌的详细资料以及培养方法、鉴定方法等。因此，基因工程药物的质量控制首先是从表达载体、宿主细胞和基因等开始，涉及生产和终产品质量控制的内容、技术方法；基因工程药物的制造规程，包括工程菌种、原液制备、半成品和成品等内容。

本章重点介绍了基因工程药物的9种检验方法，如肽图分析、无菌试验、内毒素试验、热原质试验、效价测定等，其中效价测定因药物不同而异，将其分布在10种临床常用基因工程药物的检验实例中,如重组人胰岛素、重组人生长激素、重组人干扰素、重组链激酶、重组人表皮生长因子、重组乙型肝炎疫苗等。通过这些实例的学习,使读者对基因工程药物的检验能够有全面而深入的认识。

思 考 题

1. 阐述基因工程药物的特点。
2. 基因工程药物有哪些区别于一般生物制品药物的质量要求?
3. 阐述基因工程药物终产品的主要检定方法及其内容。
4. 阐述重组蛋白质药物的常用鉴定方法。
5. 目前临床常用的基因工程药物有哪些?

参 考 文 献

[1] 杨汝德，吴晓英编著．生物药物分析与检验［M］．广州：华南理工大学出版社，2002．
[2] 国家药典委员会．中华人民共和国药典［M］．2010年版二部．北京：化学工业出版社，2010．
[3] 刘文英．药物分析［M］．第5版．北京：人民卫生出版社，2005．
[4] 刘文英．药物分析［M］．第6版．北京：人民卫生出版社，2008．
[5] 冯芳．药物分析［M］．北京：化学工业出版社，2003．
[6] 剑文等主编．现代药品检验学［M］．北京：人民军医出版社，1994．
[7] 董纯定编．生化药物分析（讲义）．北京：中国药科大学，1995．
[8] 马广慈主编．药物分析方法与应用［M］．北京：科学出版社，2000．
[9] 清水祥一等著．酶分析法的原理和应用［M］．陈石根译．上海：上海科学技术文献出版社，1982．
[10] 吉尔鲍特ＧＧ编．酶法分析手册［M］．缪辉南译．上海：上海科学技术出版社，1983．
[11] 赵永芳编著．生物化学技术原理及其应用［M］．第2版．武汉：武汉大学出版社，1994．
[12] 华家柽等编译．实用蛋白质化学技术［M］．上海：上海科学技术文献出版社，1982．
[13] 哈密斯ＢＤ，利克伍德Ｄ著．蛋白质的凝胶电泳实践方法［M］．刘毓秀，程桂芳译．北京：科学出版社，1994．
[14] 杨根元等主编．实用仪器分析［M］．第2版．北京：北京人民出版社，1997．
[15] 王亚辉著．分子免疫学［M］．北京：科学出版社，1982．
[16] 李成文编著．现代免疫化学技术［M］．上海：上海科学技术出版社，1992．
[17] 卢锦汉等主编．医学生物制品学［M］．北京：人民卫生出版社，1995．
[18] 陈坚，堵国成，李寅等．发酵工程实验技术［M］．北京：化学工业出版社，2003．
[19] 熊宗贵．发酵工艺原理［M］．北京：中国医药科技出版社，1995．
[20] 梁世中．生物制药理论与实践［M］．北京：化学工业出版社，2005．
[21] 胡昌勤．中国药典2010年版抗生素质量标准增修订情况介绍［J］．中国抗生素杂志，2009，34（zl）：97-101．
[22] 张冬青主编．生物药物分析［M］．广州：华南理工大学出版社，2008．
[23] 周海钧主编．药品生物检定［M］．北京：人民卫生出版社，2005．
[24] 何华主编．生物药物分析［M］．北京：化学工业出版社，2008．
[25] 白秀峰主编．生物药物分析［M］．北京：中国医药科技出版社，2007．
[26] 丁黎主编．药物色谱分析［M］．北京：人民卫生出版社，2008．
[27] 盛龙生主编．药物分析［M］．北京：人民卫生出版社，2003．
[28] 孙毓庆主编．现代色谱法及其在药物分析中的应用［M］．北京：科学出版社，2006．
[29] 尹海滨等．高效液相色谱法测定生长抑素含量及有关物质［J］．中国现代应用药学杂志，2007，24（5）：388-390．
[30] 徐溢主编．药物分析［M］．北京：化学工业出版社，2009．
[31] 董文宾等．生物工程分析［M］．第2版．北京：化学工业出版社，2009．
[32] 徐明明等．CZE分析抑肽酶中去丙氨酸-抑肽酶和去丙氨酸-去甘氨酸-抑肽酶［J］．中国药品标准，2009，10（6）：441-444．